安徽省五年制护理专业高职规划教材

医用化学

（第3版）

（供五年制高职护理、助产、医学检验技术、口腔医学技术、医学影像技术、眼视光技术、康复治疗技术、医学营养、医疗美容技术等专业使用；也可供医药卫生类中职护理等专业使用）

主　编　丁宏伟

副主编　丁　博　赵静茹

编　者　（按姓氏笔画为序）

　　　　丁　博　丁宏伟　刘要妹　陆　梅

　　　　胡高峰　赵静茹　顾　伟　曹　杰

U0380117

东南大学出版社

·南京·

内容简介

本书主要介绍医用化学基本知识、物质结构和元素周期律、溶液、化学反应速率和化学平衡、电解质溶液、烃、醇酚醚、醛和酮、羧酸和取代羧酸、酯和油脂、糖类、胺和酰胺、杂环化合物和生物碱、氨基酸和蛋白质、化学与环境。书后附有实验指导、各章复习检测题答案和元素周期表。本书修订后删除了偏深、偏难的内容，每章增加了"学习重点""学与问""知识链接""科学视野""知识点归纳"等内容，以便于教师教学及学生掌握重点和拓宽知识面。

本书可供护理、助产、医学检验技术、口腔医学技术、医学影像技术、眼视光技术、康复治疗技术、医学营养、医疗美容技术等高职高专医学各专业使用，也可作为卫生类中职各专业的教材或参考书。

图书在版编目(CIP)数据

医用化学 / 丁宏伟主编. -- 3 版. -- 南京：东南
大学出版社，2024. 6. -- ISBN 978-7-5766-1437-4

Ⅰ. R313

中国国家版本馆 CIP 数据核字第 2024Z5D060 号

责任编辑：胡中正　　责任校对：张万莹　　封面设计：顾晓阳　　责任印制：周荣虎

医用化学(第 3 版)　**Yiyong Huaxue(Di 3 Ban)**

主　　编	丁宏伟	
出版发行	东南大学出版社	
出 版 人	白云飞	
社　　址	南京市四牌楼 2 号(邮编：210096　电话：025 - 83793330)	
经　　销	全国各地新华书店	
印　　刷	南京京新印刷有限公司	
开　　本	787 mm×1092 mm　1/16	
印　　张	18	
彩　　图	2 页	
字　　数	455 千字	
版　　次	2024 年 6 月第 3 版	
印　　次	2024 年 6 月第 1 次印刷	
书　　号	ISBN　978-7-5766-1437-4	
定　　价	68.00 元	

本社图书若有印装质量问题，请直接与营销部联系，电话：025 - 83791830。

第三版前言

《医用化学》第2版于2012年7月出版,作为医药卫生类职业教育化学课程的主选教材,已使用12年。实践证明,本教材第2版对第1版编写体例的大幅度调整和对教材基本理论与基本知识的优化选用是必要的,由于教材能更好地满足五年制高职及中职护理专业和相关医药卫生类专业教育教学需要而受到使用者的肯定和好评。

《医用化学》第3版在修订编写过程中,深入贯彻落实《中华人民共和国职业教育法》,进一步加强教材的先进性、思想性、科学性、启发性和适用性,突出卫生职业教育特色,更加贴近实际、贴近学生、贴近岗位,向高质量、精品、经典教材建设目标迈进。

在编写体例上,第3版教材保留了第2版教材的"学习重点""学与问""知识链接""知识点归纳""科学视野"等特色模块。"学习重点"便于学生学习和掌握重要知识点;"学与问"是在每个重要知识点后插入紧扣该知识点的若干检测题,有利于学生及时检测、思考讨论问题、巩固所学知识点;"知识链接"主要介绍与教材相关的内容或联系实际的知识,作为对正文的补充和延伸,扩大学生的知识面;每章末的"知识点归纳"系统归纳、整理并用表格列出了该章的知识点和知识内容,一目了然,有助于学生复习和掌握本章的知识点和知识内容;每章后的"科学视野",介绍医用化学有关的知识,反映医用化学学科的新进展,拓展学生的科学视野。鉴于学生学习巩固知识的需要,教材修订适当加大了每章后的复习检测题并使题型多样化,书后附有各章复习检测题参考答案,便于学生自我检测和巩固学习效果。

本次修订,删去了正文中部分应用性不强的章和节,将其精选缩编成"知识链接"插入教材中。对部分偏深偏难的知识内容进行了简化,使其精练实用、通俗易懂。

全书内容按 72 学时编写,包括绪论、15 章主体内容和 9 个化学实验,书后附有课程性质和任务、课程教学目标、教学内容和要求、教学大纲说明、学时分配方案。各校教师在使用时,可以根据本校医用化学教学实际情况酌情选用教材内容。

参加第 3 版修订和编撰的有安徽省淮南卫生学校的丁宏伟、顾伟、陆梅、曹杰,安徽省淮北卫生学校的丁博、胡高峰,安徽省阜阳卫生学校的赵静茹、刘要妹。具体分工如下(按章节顺序排列):丁宏伟修订绪论、第一章、化学实验概述、实验一、实验九,丁博修订第二章、第四章、实验二、实验四,赵静茹修订第三章、第十五章、实验三,顾伟修订第五章、第六章、实验五,胡高峰修订第七章、第八章、实验六,陆梅修订第九章、第十章、实验七,曹杰修订第十一章、第十二章,刘要妹修订第十三章、第十四章、实验八。本次修订由丁宏伟主编、策划、统稿。

本教材的修订工作得到了各位编者所在学校和东南大学出版社的大力支持,在此一并表示衷心感谢! 并对本书所引用参考资料的作者及编者深表谢意!

本次教材修订,全体编者做了很大努力,力求做到教学内容选材更适当、知识结构更合理、内容更简洁实用、语言文字更流畅,但由于水平有限,不足之处在所难免,敬请同行专家、学者和广大读者批评指正,以便再次修订时使之更趋完善。

丁宏伟

2024 年 4 月

第一版前言

　　本书是在安徽省卫生厅和安徽省教育厅的关心指导下,由安徽省医学会医学教育分会组织编写的安徽省五年制护理专业高职规划教材,除可供五年一贯制高职护理专业使用外,还可供高职临床医学、医学影像、口腔工艺技术、妇幼卫生等专业使用,也可作为卫生类中专护理等专业的教材或参考书。

　　高等职业教育是我国教育教学改革的新事物,而教学改革的中心工作是教材建设。教材不仅是学生获得系统知识进行学习的主要依据,而且也是教师教学的主要依据。本教材的编写旨在进一步提高学生的思想道德品质、文化科学知识水平、审美情趣和心理素质,培养学生的创新精神、实践能力、终身学习的能力和适应社会生活的能力,促进学生的全面发展,同时为学生学习生物化学、生理学等后续课程打下坚实的基础。

　　本教材编写的指导思想是在充分体现教材的"思想性、科学性、先进性、启发性和适应性"的基础上,坚持"实用为本、够用为度"的原则,强调教材"以培养目标为依据,适当淡化学科意识",以适应医学教育和医学科学发展的需要。

　　在编写中,本教材注意与中学化学教材的相互衔接,考虑到学生的实际情况,增写了"化学基本知识"一章,便于教学时对初中化学基本知识的复习。教材在不影响化学知识前后相继的前提下，不强求学科知识的系统性和完整性，在教材内容的选择上，删除了偏深、偏难的理论知识，补充了过去被忽略但后续课程必需的内容。以小字排版的内容可作为选学知识。为便于学生复习巩固，适当增大了习题量。

全书内容按 102 学时编写，除绪言外共分 17 章和 10 个学生实验。教师可根据本校具体情况酌情选用。

本书由安徽省淮南卫生学校高级讲师丁宏伟主编并统稿。参加编写的有（按章节顺序排列）：丁宏伟（绪言、第一章、第四章、第八章、实验一、实验十），安徽省阜阳卫生学校高级讲师滕燕（第二章、第六章、实验二），安徽省巢湖职业技术学院副教授朱道林（第三章、实验三），安徽医学高等专科学校副教授宋海南（第五章、第十七章、实验四），安徽省安庆卫生学校高级讲师张启明（第七章、实验六），安徽省宿州卫生学校高级讲师梁永建（第九章、第十章、实验七），安徽省阜阳卫生学校高级讲师徐常怡（第十一章、第十二章、实验八），安徽省芜湖地区卫生学校高级讲师贾玮（第十三章、第十四章、实验五），安徽省宿州卫生学校高级讲师张勇（第十五章、第十六章、实验九）。

本书的编写工作得到了安徽省卫生厅、安徽省教育厅、安徽省医学会医学教育分会、东南大学出版社、巢湖职业技术学院、安徽省淮南卫生学校以及各位编者所在学校的大力支持，编者在此一并表示衷心的感谢！并对本书所引用参考资料的作者及编者深表谢意！

本书编写虽做了一些新的尝试，但限于编者水平，书中不妥和错误之处在所难免，恳请专家和同行以及使用本书的师生提出意见和建议，以便修改完善。

丁宏伟
2006 年 1 月

目 录

绪　论

一、化学研究的对象

世界是由物质构成的,物质是人类赖以生存的基础。虽然自然界中物质种类繁多,存在形式各异,但是它们都处于不停的运动、变化和发展之中。物质和运动是不可分割的。宇宙间,不存在没有物质的运动,也不存在没有运动的物质。物质是运动的承担者,是一切运动、变化和发展的实在基础;运动是物质的根本属性和存在方式。

物质世界是丰富多彩的,物质运动形式也是多种多样的。根据当今科学技术水平已经达到的认识,按照由低级到高级、由简单到复杂的顺序,分为五种基本运动形式,即机械运动、物理运动、化学运动、生物运动和社会运动。在每一种基本的运动形式中,又包含着无限多样的具体运动形式。

物质运动形式多种多样、千变万化,但并非杂乱无章、毫无秩序的,一切物质的运动都是有规律的,规律体现了事物运动过程中内在的根本性质和必然要发生的、不可避免的趋势。人们在实践的过程中是可以逐步认识和利用规律的。根据发挥作用的领域,规律可分为自然规律、社会规律和思维规律三种类型。分别以自然规律、社会规律和思维规律为研究对象则产生了自然科学、社会科学和思维科学等三大科学。

化学是研究物质的组成、结构、性质及其变化规律的自然科学。化学与数学、物理学等同属于自然科学的基础科学。

化学是一门充满活力的学科,化学学科发展迅速,推动和影响着其他学科的发展及相互渗透。由于研究的范围非常广泛,根据其研究的对象和任务不同,化学可以分为无机化学、有机化学、分析化学、物理化学、生物化学、药物化学等分支学科。本书主要讨论无机化学和有机化学。无机化学是研究无机物的组成、结构、性质及其变化规律的化学。有机化学是研究碳氢化合物及其衍生物的化学。

二、化学发展简史

化学具有悠久的历史，化学的发展经历了古代、近代和现代等不同的时期。烧制陶器、染色、酿造、冶炼青铜器及铁器等都是化学的早期成就。煤、石油、天然气等化石燃料的开采和利用，造纸术的发明和发展等，对人类文明的进步产生了重要作用。药物化学的兴起和冶金化学的广泛探究，则为近代化学的诞生和发展奠定了良好的基础。原子分子论的提出是近代化学发展的里程碑。在近代化学发展中，相继发现了大量的元素，同时揭示出元素周期律这一物质世界的根本规律。元素周期律不仅使无机化学形成了比较完整的学科体系，并且与原子分子论相结合，形成了化学理论体系。社会的需要、生产技术的发展推动了化学工业的发展，大规模制碱、制酸、染料工业、合成氨工业及其他有机合成工业相继涌现。解决了生产过程和生活中出现的大量问题，促进了无机化学和有机化学的发展。在原子核模型的建立、高度准确的光谱实验数据的获得、辐射实验现象以及光电效应的发现等基础上建立的现代物质结构理论，使化学对物质的研究进入原子、分子层次的微观领域。同时化学与其他学科之间的相互渗透，使化学涉及的领域越来越广，形成了生物化学、环境化学、核化学、高分子化学、材料化学、元素有机化学、药物化学等学科。

我国是世界四大文明古国之一，在化学发展史上曾经有过杰出的贡献。造纸、火药、瓷器等的发明早已闻名世界，冶金、酿造、染料、油漆、制糖等化学工艺方面，我国都有重大贡献。著名医药学家李时珍的巨著《本草纲目》中，记载了许多有关化学鉴定的试验方法。新中国成立后，我国的化学和化学工业以及化学基础理论研究等方面都取得了令人瞩目的成就。1965 年，我国科技工作者合成了结晶牛胰岛素，这是人类历史上首次用人工方法合成的具有生物活性的蛋白质。20 世纪 80 年代，又在世界上第一次用人工方法合成了一种具有与天然分子相同的化学结构和完整生物活性的酵母丙氨酸转移核糖核酸，为揭开生命奥秘作出了贡献。此外，我国还人工合成了叶绿素、血红素、维生素及一些特效药物等许多结构复杂的天然有机化合物。随着我国经济社会的发展和综合国力的增强，我国的化学事业和其他科学事业一样，必将取得更加辉煌的成就，一定会在建设中国式现代化国家中发挥更大的作用。

三、化学与医学的关系

化学不仅与国民经济和人们的衣、食、住、行关系密切，而且与医学和护理学也有着紧密的联系。化学在医药卫生类专业中，既是一门普通文化课，又是一门重要的专业基础课。因为医学研究的对象是人体，而人体中各部分组织都是由蛋白质、糖类、脂肪、无机盐和水等化学物质组成，人体内含有几十种化学元素，各种物质时刻都在发生着各种化学变化。食物的消化、吸收及药物的利用都是化学变化的反映。生物化学就是应用化学的原理、技术和方法研究人体内进行的种种复杂的化学变化的一门科学。通过生物化学的深入研究能从本质上揭示生命的奥秘，从而认识和利用生命运动的规律。

人类生命过程中的生长、发育、遗传、变异、疾病、衰老甚至死亡都是极其复杂的化学过程。在疾病诊断过程中，常要对血液、尿液、粪便等进行化学检验，作为正确诊断疾病的依据。为了科学合理地使用各类药物，从而达到治疗疾病的目的，必须对每种药物的组成成分、化学结构、物理性质、化学性质以及它们在人体内所发生的各种变化和作用认识全面。

药物的合成制备和提取等都要有丰富的化学知识。在卫生防疫和环境监测中进行的水质分析、食品监制、粉尘测定以及废气、废液、废渣检验同样也用到大量的化学知识。尤其是随着科学技术的日新月异和人们延年益寿的愿望不断提高，人类对生命过程的研究不断深入，人造器官、人造血浆、人造皮肤、人造血管等分子生物学、分子生理学、分子遗传学的新成果以及放射性同位素在临床上的应用，更加密切了化学和医学的联系。因此，要想成为一名合格的医务工作者，必须掌握丰富的化学知识。

四、学好化学的方法

怎样才能学好化学呢？

一要培养浓厚的学习兴趣。只有对学习产生兴趣，自觉地进入学习状态，才能取得较好的成绩。要把学习兴趣与个人理想和奋斗目标结合起来。一方面要使自己的理想具有明确的近期目标，从而脚踏实地完成当前的各项学习任务；另一方面要使自己的理想具有人生的远大目标，从而执着地追求人生的未来。这样学习兴趣就会越来越浓，最终实现从"苦学"到"乐学"的转变。

二要养成良好的学习习惯。要养成计划学习的习惯、专时专用讲求效益的习惯、认真观察独立钻研的习惯、主动学习善于思考的习惯、合理把握学习过程的习惯等。

三要掌握科学的学习方法。科学的学习方法一般包括下面八个环节：(1) 制订计划。首先要制定一个符合本人实际的切实可行的学习计划，用来指导自己的学习，以便合理安排时间。(2) 课前预习。课前预习是学好新课，取得高效率学习成果的基础。预习后可以做到上课心中有数，掌握学习的主动权，培养自学能力。(3) 专心上课。上课是学生理解和掌握基础知识和基本技能及发展认识能力的关键环节。带着预习中的问题，有目的地认真听课，始终保持高度集中的注意力，积极思维，力争当堂消化当堂课的学习内容，同时认真做好课堂笔记。(4) 及时复习。课后及时复习能加深和巩固对新学知识的理解和记忆。复习时间的长短，可根据教材难易、课余时间和自己的理解程度来定。(5) 独立作业。独立作业是经过独立思考，自觉灵活地分析问题和解决问题，进一步加深和巩固对新知识理解的过程。(6) 解决疑难。经过反复独立思考，如果还有疑难不能解决，可请教老师和同学，直至问题解决。(7) 系统小结。以教材为依据，参照课堂笔记、作业和有关学习资料，对学过的知识在系统复习的基础上做到系统小结。(8) 课外学习。课外学习活动是课内学习的延伸，不仅能丰富文化科学知识，加深和巩固课内学习的知识，而且能满足和发展兴趣爱好，培养独立学习和工作的能力，激发求知欲望和学习积极性。

学习化学不仅要掌握化学基本知识、基本理论和基本技能，注重化学实验的作用，还要把学习化学理论与社会、生活、生产等实际紧密联系，细心观察，要善于发现和提出问题，逐步提高分析和解决问题的能力，养成严谨和实事求是的科学态度。化学世界奥妙无穷，只要积极主动，努力培养化学学习兴趣，养成良好的学习习惯，掌握适合自己的科学学习方法，就可以学好化学课程，从而为学习医学专业课程打下坚实的基础。

一、名词解释

1. 无机化学　2. 有机化学

二、填空题

1. 物质的基本运动形式包括_____、_____、_____、_____、_____五种。

2. 根据发挥作用的领域,规律可分为_____、_____和_____三种类型。化学是研究_____的科学。

3. 科学分为_____、_____和_____。化学与数学、物理学等_____的基础科学。

4. 化学在医药卫生类专业中,既是一门_____,又是一门重要的_____。

5. 学好化学,一要_____,二要_____,三要_____。

三、简答题

1. 化学研究的对象是什么?

2. 科学的学习方法有哪八个环节?

科技视野

化学的作用

化学在科学体系中是一门重要的基础科学。化学与人类生活各方面、国民经济各部门及尖端科学技术各领域都有着密切联系。化学知识的普及是社会发展的需要,也是提高公民文化素质的需要。

1. 化学在生活中的作用。色泽鲜艳的衣料需要经过化学处理和印染,丰富多彩的合成纤维更是化学的一大贡献。加工制造色香味俱佳的食品,离不开各种食品添加剂。现代建筑所用的水泥、油漆、玻璃和塑料等材料都是化工产品。各种现代交通工具,不仅需要汽油、柴油作动力,还需要各种汽油添加剂、防冻剂以及润滑剂,这些都是石油化工产品。此外,人们需要的药品、洗涤剂、美容品和化妆品等日常生活必不可少的用品也都是化学制剂。

2. 化学在社会发展中的作用。农业要大幅度的增产,农、林、牧、副、渔各业要全面发展,在很大程度上要依赖化学科学的成就。化肥、农药、植物生长激素和除草剂等化学产品,不仅可以提高产量,而且也改进了耕作方法。高效、低污染新农药的研制,长效、复合化肥的生产,农、副业产品的综合利用和合理贮运,都需要应用化学知识。在工业现代化和国防现代化方面,急需研制各种性能迥异的金属材料、非金属材料和高分子材料。在煤、石油和天然气的开发、炼制和综合利用中包含着极为丰富的化学知识,并已形成煤化学、石油化学等专门领域。人造卫星和载人航天器的发射,需要高能燃料、高能电池、高敏胶片及耐高温、耐辐射的材料等多种具有特殊性能的化学产品。

3. 化学在未来的作用和地位。"三废"的治理和利用,寻找净化环境的方法和对污染情况的监测,都是现今化学工作者的重要任务。在能源开发和利用方面,化学工作者为开发新能源积极努力。利用太阳能和氢能源的研究

科学视野

工作是化学科学研究的前沿课题。材料科学是以化学、物理和生物学等为基础的边缘科学，它主要是研究和开发具有电、磁、光和催化等各种性能的新材料，如高温超导体、非线性光学材料和功能性高分子合成材料等。生命过程中充满着各种生物化学反应，当今化学家和生物学家正在通力合作，探索生命现象的奥秘，从原子、分子水平上对生命过程做出化学的说明则是化学家的优势。

医用化学　YI YONG HUA XUE

第一章

化学基本知识

第一节　分子、原子和离子

　　世界是由物质构成的,各种物质是人类赖以生存的基础。世界上的物质种类繁多、形形色色,有的物质是由分子构成的,如水和氧气等;有的物质是由原子构成的,如铁和金刚石等;还有的物质是由离子构成的,如氯化钠和碘化钾等。因此,构成物质的微观粒子可以是分子、原子或离子。

一、分子

（一）分子的概念

　　分子是构成物质的一种粒子,表示的是一种微观概念,世界上有大量的物质是由分子构成的,如水、氧气、氮气、二氧化碳、甲烷、酒精、葡萄糖、蛋白质、核糖核酸等物质都是由分子构成的。

　　由分子构成的物质在发生物理变化时,分子本身没有变化。例如,水变成冰时,水的状态由液态变成了固态,但水分子本身没有变化,水的化学性质没有变;葡萄糖溶解在水中成为葡萄糖溶液,水分子和葡萄糖分子都没有变,两者的化学性质也没有变。但是由分子构成的物质在发生化学变化时,它的分子发生了变化,变成其他物质的分子。例如,甲烷在氧气中燃烧时,甲烷、氧气的分子都发生了变化,生成了二氧化碳分子和水分子,因而甲烷和氧气的化学性质就不能保持了,二氧化碳分子、水分子的化学性质完全不同于甲烷分子、氧气分子的化学性质。

由此可见,分子是保持物质化学性质的最小粒子。

（二）分子的性质

分子的体积是非常小的,一滴水(20 滴水的体积约为 1 mL)里大约有 $1.67×10^{21}$ 个水分子。如果拿水分子的大小与乒乓球相比,就好像拿乒乓球跟地球相比一样。分子不仅体积小,而且分子的质量也非常小。例如,水分子的质量大约是 $3×10^{-26}$ kg。

走近花圃或酒店,会嗅到花或酒的香气;糖块放在水里,会逐渐消失,而水却有了甜味;湿衣服能晾干且夏天一般比冬天干得快。上述现象说明分子处于不停的运动状态之中,且温度升高分子运动速度加快。

分子间有一定的间隔。把 100 mL 酒精和 100 mL 水混合在一起,混合后的体积小于 200 mL,说明分子间有间隙;多数物体会出现热胀冷缩现象,其原因是分子间的间隔受热增大、遇冷减小的缘故。气体物质分子间的间隔非常大,易被压缩,而液体和固体物质的分子间的间隔都非常小,很难被压缩。

同种物质的分子,化学性质相同;不同种物质的分子,化学性质不同。如空气中的氧气和氧气瓶中的氧气,由于它们都是由氧气分子构成的物质,其化学性质是相同的;而空气中的氧气与氮气,由于它们是由不同分子构成的物质,因此氧气与氮气的化学性质不同,且差别很大。

分子是保持物质的化学性质的一种粒子,但不是唯一的粒子。因为构成物质的基本粒子有分子、原子、离子三种,该物质由什么粒子构成,就由什么粒子保持它的化学性质。例如,保持氧气的化学性质的最小粒子是氧分子,保持铜的化学性质的最小粒子是铜原子,保持氯化钾的化学性质的最小粒子是钾离子和氯离子。

二、原子

（一）原子的概念和性质

分子是由原子构成的,分子在化学反应中可以再分为原子。实验证明,某种物质的分子经过化学反应能够变成其他物质的分子。例如:

$$2HgO \xrightarrow{\triangle} 2Hg + O_2$$

把氧化汞加热时,可以得到银白色的金属汞,同时生成氧气。科学研究证明,氧化汞受热时,氧化汞分子会分解为更小的氧原子和汞原子。这些原子再进行重新组合,每 2 个氧原子结合成 1 个氧分子,许多汞原子聚集成金属汞。在化学反应中不能把氧原子或汞原子进一步再分成更小的粒子了。

原子是构成分子的粒子,在化学反应中分子发生了变化,生成了新的分子,而原子没有变化,仍然是原来的原子,只是反应前和反应后原子与原子的组合不同了。因此,原子是化学变化中的最小粒子。

原子的体积很小。如果有可能把 1 亿个氧原子排成一行,其长度也只有 1 cm 多一点。原子的质量也很小,如一个氧原子的质量约为 $2.657×10^{-26}$ kg。原子和分子一样,也在不停地运动。原子是构成物质的一种粒子,很多物质是由原子直接构成的,如金属、非金属、稀有气体等。原子间有间隔。同类原子的化学性质相同,不同类原子的化学性质不同。

（二）相对原子质量

原子是微观粒子,它的实际质量很小。例如,一个铁原子的质量仅有 9.288×10^{-26} kg,如此小的数字,使得书写、记忆和计算都很不方便。所以科学上和实际应用上一般不直接用原子的实际质量,而采用原子的相对质量。

经过研究和实践,国际上一致以一种碳-12原子(含6个质子和6个中子的碳原子)质量的1/12(约 1.66×10^{-27} kg)作为标准,其他原子的质量跟它作比较所得的比值,就是这种原子的相对原子质量。计算公式如下:

$$某原子的相对原子质量 = \frac{该原子的实际质量}{碳\text{-}12\,原子质量 \times \frac{1}{12}}$$

相对原子质量只是一个比值,它的国际单位制(SI)单位为1(一般不写出)。因为采用相对原子质量,书写、记忆、计算都很方便,所以在教学和科学研究中使用相对原子质量。一般化学计算可采用相对原子质量的近似整数值。原子的相对原子质量可从书末元素周期表中查出。

（三）分子和原子的比较

见表1-1。

表1-1　分子与原子的比较表

	分　子	原　子
相似点	质量和体积都很小,处于永恒运动中,分子间有间隔	质量和体积都很小,处于永恒运动中,原子间有间隔
	同种分子化学性质相同,不同种分子化学性质不同	同种原子化学性质相同,不同种原子化学性质不同
不同点	在化学反应中,分子可分解为原子	原子是化学变化中的最小粒子,在化学反应中不可再分,只能重新组合成新物质的分子
联　系	分子是由原子构成的,分子是构成物质的一种粒子	原子是构成分子的粒子,原子也是构成物质的一种粒子

1-1　原子和分子的根本区别是　　　　　　　　　　　　　　　　　　　　（　　）

　　A. 大小不同　　　　　　　　　　　B. 能否直接构成宏观物质

　　C. 能否保持物质的化学性质　　　　D. 在化学反应中能否再分

1-2　下列说法不正确的是　　　　　　　　　　　　　　　　　　　　　　（　　）

　　A. 原子能构成分子　　　　　　　　B. 原子不能构成物质

　　C. 原子是在不停运动　　　　　　　D. 原子间有间隔

1-3　查元素周期表,写出下列原子的相对原子质量

　　　H　O　S　Cl　P　Na　Ca　Mg　K

三、离子

（一）离子的概念

带有电荷的原子或原子团称为离子。带正电荷的离子称为阳离子,带负电荷的离子称为阴离子。Na^+、Mg^{2+}、Al^{3+} 带正电荷,属于阳离子;Cl^-、S^{2-}、PO_4^{3-} 带负电荷,属于阴离子。

由几种原子结合而成的一个原子集团称为原子团。在许多化学反应中,原子团常作为一个整体参加反应,好像一个原子一样,含氧酸中的酸根都是原子团。原子团叫做根,根带上电荷就是离子。例如,NH_4 叫铵根,NH_4^+ 叫铵根离子;SO_4 叫硫酸根,SO_4^{2-} 叫硫酸根离子。

离子是构成物质的一种粒子,由离子直接构成的物质有强碱及大多数盐,还有部分金属氧化物等。

（二）离子符号

离子用离子符号表示,离子符号是在元素符号或原子团符号的右上角标出离子所带的电荷的多少及电荷的正负。如 NH_4^+ 表示一个铵根离子带 1 个单位的正电荷,S^{2-} 表示一个硫离子带 2 个单位的负电荷,Al^{3+} 表示一个铝离子带 3 个单位的正电荷。当离子所带电荷数为 1 时,1 一般不写,如 Na^+、Cl^-、NH_4^+。

（三）原子和离子的比较

见表 1-2。

表 1-2　原子和离子比较表

	原子	离子
相似点	质量和体积都很小,处于永恒运动中,原子间有间隔	质量和体积都很小,处于永恒运动中,离子间有间隔
	构成物质的一种粒子,同种原子化学性质相同,不同种原子化学性质不同	构成物质的一种粒子(构成离子化合物),同种离子化学性质相同,不同种离子化学性质不同
不同点	原子是电中性的,原子最外层电子一般为不稳定结构	离子是带有电荷的,离子最外层电子一般为稳定结构
联系	阳离子 $\overset{\text{得电子}}{\underset{\text{失电子}}{\rightleftharpoons}}$ 原子 $\overset{\text{得电子}}{\underset{\text{失电子}}{\rightleftharpoons}}$ 阴离子	

学习河

1-4 氢气是一种高能燃料,下列粒子中能保持氢气化学性质的最小粒子是（　　）

A. H　　　　　B. H^+　　　　　C. H_2　　　　　D. H_2O

1-5 下列关于分子、原子、离子的叙述错误的是　　　　　　　　　（　　）

A. 带电的原子或原子团叫做离子　　B. 分子是保持物质化学性质的唯一粒子

C. 原子可再分为更小的粒子　　　　D. 分子、原子、离子都是构成物质的粒子

1-6 下列不显电性的三种粒子是_____

①氧分子　②氢氧根离子　③原子核　④质子　⑤中子　⑥电子　⑦硫原子

知识链接

卤族元素

氟(F)、氯(Cl)、溴(Br)、碘(I)、砹(At)五种元素的原子结构相似,最外电子层上都有7个电子,它们的化学性质十分相似,在元素周期表中属于第七主族元素,称为卤族元素,简称卤素。其中最常见的是氯原子,其核电荷数是17,核外有17个电子,最外电子层上有7个电子,在化学反应中,氯原子容易夺得1个电子,使最外电子层达到8个电子的稳定结构,形成－1价的阴离子,所以氯元素是活泼的非金属元素。氯气分子是由两个氯原子构成的双原子分子,分子式为Cl_2。

卤素希腊文含意是"成盐的元素",易与金属元素化合生成典型的盐。卤素在自然界中分布很广,由于卤素单质的化学性质比较活泼,不可能以游离态形式存在,而是以稳定的金属卤化物的形式存在。如海水、盐湖、盐井里都含有丰富的氯化物;溴化物常与氯化物共存,但含量较少;碘主要存在于海带、海藻中;砹是放射性元素,在自然界中含量极少。

卤素是人体内的重要元素。氟存在于牙齿和骨骼中,氯以盐酸形式存在于胃液中,溴以化合物形式存在于脑下垂体的内分泌腺中,碘化物存在于甲状腺内。氟和碘是人体必需的微量元素。

第二节　元素和化学式

一、元素、元素符号

(一)元素的概念

氧分子是由氧原子构成的,水分子是由氢原子和氧原子构成的,二氧化碳分子是由氧原子和碳原子构成的。无论是氧分子中的氧原子、水分子中的氧原子,还是二氧化碳分子中的氧原子,不论氧原子存在于何种分子中,它们都是同一类原子即核电荷数都是8(或核内都有8个质子)的原子。同一类原子具有相同核电荷数。具有相同核电荷数(即核内质子数)的同一类原子总称为元素。

例如,我们把核电荷数为1的原子总称为氢元素,核电荷数为6的原子总称为碳元素,核电荷数为8的原子总称为氧元素等,元素的种类取决于核电荷数(即核内质子数),而与核内中子数没有关系。

目前农村常用的氮肥如硫酸铵$[(NH_4)_2SO_4]$、硝酸铵(NH_4NO_3)、碳酸氢铵(NH_4HCO_3)、氯化铵(NH_4Cl)、氨水($NH_3 \cdot H_2O$)、尿素$[CO(NH_2)_2]$等,都是含有氮元素的肥料;而在铁矿石、钢铁、铁锈等物质中都含有铁元素。

当今世界,已发现和人工合成的物质有几千万种。尽管物质的种类繁多,数量庞大,但组成物质的元素种类却不多。到目前为止,已经发现的元素有100多种,其中有少数是人造元素。世界上的物质都是由这100多种元素所组成的。

1-7 铁原子与铁离子都属于铁元素的原因是　　　　　　　　　　（　　）

　　A. 具有相同的相对原子质量　　　　B. 具有相同的中子数

　　C. 具有相同的核外电子数　　　　　D. 具有相同的核内质子数

（二）单质和化合物

物质的种类,按其组成可分为混合物和纯净物。

混合物是由两种或多种物质混合而成的物质。在混合物里各物质都保持各自的性质。如空气、石油、煤、天然气、水煤气、溶液等都是混合物。空气是由氧气、氮气、稀有气体、二氧化碳、水蒸气等多种成分组成的混合物,每种物质保持各自原来的性质。在混合物中的各物质所占比例时常会发生改变,因此混合物没有固定的组成,不能用一种化学式表示。

纯净物只含有一种物质。纯净物中有固定的组成和性质,能用一种化学式表示。如氧气、水、二氧化碳、氯酸钾、氢氧化钠、高锰酸钾都是纯净物,可分别用化学式 O_2、H_2O、CO_2、$KClO_3$、$NaOH$、$KMnO_4$ 表示。但绝对纯净的物质是没有的,通常所讲的纯净物是指杂质含量极少的物质。

化学上研究某一种物质,通常指的是纯净物。纯净物根据组成元素的种类又分为单质和化合物。

只由一种元素组成的纯净物称为单质。例如,氢气是由氢元素组成的,铜是由铜元素组成的。单质又分为金属、非金属和稀有气体。

由两种或两种以上元素组成的纯净物称为化合物。例如,水（H_2O）由氢元素和氧元素两种元素组成。氯酸钾（$KClO_3$）由钾、氯、氧三种元素组成。化合物分为无机化合物和有机化合物两大类。无机化合物又分为氧化物、酸、碱、盐等类。

1-8 下列物质中属于纯净物的是　　　　　　　　　　　　　　　（　　）

　　A. 粉笔　　　　B. 水　　　　C. 蔗糖水　　　　D. 牛奶

1-9 下列不是单质的是　　　　　　　　　　　　　　　　　　　（　　）

　　A. 氧化钙　　　B. 铝　　　　C. 氮气　　　　D. 氦气

（三）元素的存在

各种元素在地壳里的含量相差很大。地壳主要是由氧、硅、铝、铁、钙、钠、钾、镁、氢等元素组成。含量最多的氧元素占地壳质量分数的 48.60%,其次是硅元素,占 26.30%。

生物细胞,不管其来源于动物（包括人体）、植物还是微生物,都含有近似的元素种类和质量分数。生物细胞中的主要元素是氧（65%）、碳（18%）、氢（10%）、氮（3%）、钙（1.5%）、磷（1.0%）、钾（0.35%）、硫（0.25%）、钠（0.15%）。

（四）元素符号

元素有 100 多种,每种元素都用确定的符号来表示。用来表示不同元素的化学符号称为元素符号。

国际上,统一采用元素的拉丁文名称的第一个大写字母表示元素,如果几种元素名称的第一个字母相同时,则再附加一个小写字母来区别。例如,用 C 表示碳元素,Ca 表示钙元素,Co 表示钴元素,Cu 表示铜元素,Cl 表示氯元素。

(五)常见元素口诀

碳氢氧氮氯硫磷	钾钙钠镁铝铁锌	锰钡锡铅铜汞银
C H O N Cl S P	K Ca Na Mg Al Fe Zn	Mn Ba Sn Pb Cu Hg Ag

(六)元素与原子的比较

见表1-3。

表1-3　元素与原子的比较表

		元　素	原　子
区　别		元素是宏观概念,只表示种类,不论个数	原子是微观概念,既表示种类,又表示数量含义
		化学变化中元素种类不变,但形态可能变化	化学变化中,原子种类数量不变,但最外层电子数可能变化
联　系		元素是同一类原子的总称,原子是构成元素的基本单元	

学与问

1-10　下列元素符号不正确的是　　　　　　　　　　　　　　　　　　(　　)
　　　A. 银 AG　　　　B. 铜 Cu　　　　C. 锌 Zn　　　　D. 氯 Cl

1-11　下列化学符号,既能表示一种元素,又能表示一个原子的是　　(　　)
　　　A. O_2　　　　B. H　　　　C. H_2O　　　　D. O_3

1-12　下列各组元素符号表示都是金属元素的是　　　　　　　　　　(　　)
　　　A. C、Cu、Ca　　B. S、Fe、P　　C. K、Mg、Ba　　D. K、Na、H

1-13　甲醛(化学式为 CH_2O)是室内装潢时的主要污染物之一,下列说法正确的是　　　　　　　　　　　　　　　　　　　　　　　　　　　　　　(　　)
　　　A. 甲醛是由碳、氢、氧三种元素组成的
　　　B. 甲醛由碳原子和水分子构成
　　　C. 甲醛分子由碳原子、氢分子、氧原子构成
　　　D. 甲醛由一个碳元素、两个氢元素、一个氧元素组成

二、化学式、相对分子质量

(一)化学式

单质和化合物都有固定的组成,为了便于认识和研究物质,在化学上常用元素符号来表示单质和化合物的组成。例如,可分别用 H_2、CO_2、H_2O、CaO、$NaCl$ 来表示氢气、二氧化碳、水、氧化钙、氯化钠的组成。用元素符号来表示物质组成的式子称为化学式。

（二）化学式的书写方法

1. 单质化学式的写法

由原子构成的单质直接用元素符号表示，如稀有气体（He、Ne、Ar 等）、金属单质（Fe、Hg、Zn 等）、固态非金属单质（C、S、P 等）。

由分子构成的单质，在元素符号的右下角用小数字表示单质分子里所含的原子个数，如 O_2、O_3、N_2、H_2 等。

2. 简单化合物化学式的写法

由两种元素组成的化合物中，如果是氧化物，一般把氧元素的符号写在右侧，另一种元素的符号写在左侧，然后在相应的元素符号右下角标上原子个数，原子个数为 1 时不标出。如 CO_2、H_2O、P_2O_5 等。如果由金属元素和非金属元素组成的化合物，一般把金属元素的符号写在左侧，非金属元素的符号写在右侧，然后标出相应的原子个数，如 KCl、Na_2O、$CaCl_2$ 等。

命名时，习惯上从右向左读，中间用"化"字相连，有时要读出原子个数，如 Na_2O（氧化钠）、$MgCl_2$（氯化镁）、N_2O_5（五氧化二氮）等。

（三）相对分子质量

相对分子质量等于化学式中所有原子的相对原子质量的总和。与相对原子质量一样，相对分子质量也是以碳-12 原子的质量作标准，通过比较而得的相对质量，其国际单位制（SI）单位也为 1（一般不写）。

根据化学式可以计算物质的相对分子质量。例如：

1. 计算氢氧化钙的相对分子质量。

$$Ca(OH)_2 \text{ 的相对分子质量} = 40 + (16 + 1) \times 2 = 74$$

2. 计算氧化铝的相对分子质量。

$$Al_2O_3 \text{ 的相对分子质量} = 27 \times 2 + 16 \times 3 = 102$$

学与问

1-14 计算下列物质的相对分子质量

O_2　H_2O　H_2SO_4　NaOH　HCl　$C_6H_{12}O_6$

1-15 油炸食物不宜多吃，因为食物长时间煎炸后会产生微量的丙烯醛（化学式 C_3H_4O）等有毒物质，损害人体健康，下列有关丙烯醛的说法不正确的是

（　　）

A. 由碳、氢、氧三种元素组成

B. 碳、氢、氧元素的质量比是 9∶1∶2

C. 分子中原子个数比依次为 3∶4∶1

D. 1 个丙烯醛分子由 3 个碳原子、4 个氢原子和 1 个氧原子构成

知识链接

元素名称和化学式

化学元素的汉语名称的造字、读音一般都有其规律。在汉语里化学元素的名称都是用一个汉字来表达的。有一些是从古沿用至今的，如金、银、铜、铁、锡、铅等；有的是根据固有的字改变或增加偏旁而成为化学专用名称的，如碳、磷等；有的是从译音而创造的，如钠、锰、钨、钙等；有的是译意的，如轻气、养气、淡气等，后来又演变成氢、氧、氮，仍保持原来的读音。现在我国通用的化学元素汉语名称中，金属元素除汞外均用"钅"字旁表示；非金属元素则按其单质在常温下状态是气体、液体还是固体，分别用"气"、"氵"、"石"字旁表示。化学元素的读音，一般是按偏旁字发音的。例如镁读美，氟读弗，碘读典等，但也有不少例外，如氧读养，钠读纳，溴读嗅等。

化学式是用元素符号表示各种物质的化学组成的式子，包括分子式、实验式、电子式、结构式、结构简式等。氧气、二氧化碳等是由单独的分子构成的单质或化合物，可分别用分子式 O_2、CO_2 等表示。但像氯化钠、氢氧化钠等离子化合物的晶体或水溶液中都不存在单独的分子，只能用实验式 $NaCl$、$NaOH$ 等分别表示。实验式只表示该物质的组成元素及各元素间最简质量比和原子个数比。

第三节　化学方程式

化学方程式既能反映化学反应中反应物、生成物和反应条件，又能反映出反应物、生成物各物质间所遵循的质量守恒定律产生的质量关系。化学方程式同元素符号、化学式一样，也是一种重要的化学用语，是学习化学的非常重要的工具。

一、质量守恒定律

在化学反应前后，参加反应的各物质的质量总和等于反应后生成的各物质的质量总和。此规律称为质量守恒定律。这是因为在一切化学反应里，反应的实质是原子重新组合生成新物质的过程，反应前后原子的种类没有改变，原子的数目也没有增减，所以，化学反应前后各物质的质量总和必然相等。

二、化学方程式

1. 定义　用化学式表示物质化学反应的式子称为化学方程式。

例如，甲烷在空气中燃烧，就是甲烷与氧气作用生成水和二氧化碳的反应，其化学方程式为：

$$CH_4 + 2O_2 \xrightarrow{\text{点燃}} 2H_2O + CO_2$$

可读作"在点燃的条件下，甲烷与氧气反应生成水和二氧化碳"。

2. 书写原则

书写化学方程式必须遵守两个原则：一是必须以客观事实为依据，不能凭空设想、随意臆造事实上不存在的化学式和化学反应；二是遵循质量守恒定律，使等号两边各元素的原子个数相等。

3. 书写步骤

(1) 正确写出化学式。左边写反应物的化学式，右边写生成物的化学式，中间用短线连接。

(2) 配平化学方程式。在化学式前填上适当的系数，使式子左、右两边的每一种元素的原子个数都相等，从而体现出质量守恒。

$$4P + 5O_2 \xrightarrow{\text{点燃}} 2P_2O_5$$

(3) 注明化学反应发生的条件：化学反应只有在一定条件下才能发生，因此，需要在化学方程式中注明反应发生的基本条件，如把点燃、加热（常用"Δ"号表示）、催化剂、高温等，写在"等号"的上方或下方。

化学方程式中的"＋"表示跟、和或与，化学方程式中的"＝＝"表示生成。

1-16 在化学反应前后，下列叙述错误的是　　　　　　　　　（　　）

A. 物质的质量总和是一样的　　　B. 元素的种类是一样的

C. 各种原子的总数是一样的　　　D. 物质的分子个数是一样的

元素的化合价

元素的化合价是指一种元素一定数目的原子跟其他元素一定数目的原子化合的性质。

化合价有正价和负价之分。化合价是元素的性质，因此通常称为元素的化合价而不能称为原子的化合价。化合价是元素相互化合时表现出来的一种性质，因此化合价只存在于化合物中，在单质中元素的化合价为零。

确定化合价的一般规则是：(1)在化合物中，各元素的正负化合价代数和等于零。(2)单质中元素的化合价为零价；(3)在化合物中，氢通常显＋1价，氧通常显－2价；(4)金属和非金属元素化合时，金属元素显正价，非金属元素显负价；(5)氧、氟与其他非金属元素化合时，氧显－2价，氟显－1价，其他非金属元素显正价；(6)许多元素具有可变化合价，它们在不同的化合物中显示的化合价是不同的。

知识点归纳

知 识 点	知 识 内 容
分子	概念:保持物质化学性质的最小粒子。 特性:质量和体积很小;处于永恒的运动中;分子间有间隔。
原子	概念:化学变化中的最小粒子。 特性:质量和体积很小;处于永恒的运动中;原子间有间隔。
离子	概念:带有电荷的原子或原子团。 特性:质量和体积很小;处于永恒的运动中;离子间有间隔。
元素	具有相同核电荷数(即核内质子数)的同一类原子的总称。
元素符号	用来表示不同元素的化学符号。
化学式	用元素符号表示物质组成的式子。
相对分子质量	等于化学式中各原子的相对原子质量的总和。
化学方程式	用化学式表示物质化学反应的式子。

一、名词解释

1. 分子　2. 原子　3. 离子　4. 元素　5. 元素符号　6. 化学式　7. 相对分子质量　8. 化学方程式
9. 原子团

二、选择题

1. 物质在不同条件下的三种状态变化,主要是由于　　　　　　　　　　　　　　　　(　　)
A. 分子的大小发生了变化　　　　　　　B. 分子的质量发生了变化
C. 分子之间的间隔发生了变化　　　　　D. 分子总是不断运动的

2. 以下关于粒子说法正确的是　　　　　　　　　　　　　　　　　　　　　　　　(　　)
A. 分子是化学变化中的最小粒子　　　　B. 分子的质量大,原子的质量小
C. 原子不能再分　　　　　　　　　　　D. 分子、原子、离子都是构成物质的粒子

3. 双氧水(H_2O_2)是隐形眼镜洗液的主要成分,下列说法中正确的是　　　　　　　(　　)
A. 由氢元素和氧元素组成　　　　　　　B. 由氢气和氧气组成
C. 由1个氢分子和1个氧分子构成　　　 D. 由2个氢原子和2个氧原子构成

4. 决定元素种类的是　　　　　　　　　　　　　　　　　　　　　　　　　　　　(　　)
A. 质子数　　　　　B. 中子数　　　　　C. 核外电子数　　　　 D. 最外层电子数

5. 下列物质中一定属于氧化物的是　　　　　　　　　　　　　　　　　　　　　　(　　)
A. 含有氧元素的化合物　　　　　　　　B. 能分解出氧气的化合物
C. 氧气跟某种物质反应的生成物　　　　D. 由氧元素和另一种元素组成的化合物

6. 有关 O_2、H_2O、SO_2 三种物质的说法中正确的是　　　　　　　　　　　　　(　　)
A. 都含有氧分子　　　　　　　　　　　B. 都含有氧元素

C. 都属于化合物 D. 都属于氧化物

7. 在 A＋B＝2C＋D 的反应中，a g A 和 b g B 完全反应后，生成 d g 的 D，则生成 C 的质量为（　　）

A. $(a-b-d)/2$ g　　　B. $(a+b-d)/2$ g　　　C. $(d-a-b)$g　　　D. $(a+b-d)$g

三、填空题

1. 下列物质中属于纯净物的是(填编号)_____ 属于混合物的是_____。

(1) 净化后的空气　(2) 四氧化三铁　(3) 硫磺　(4) 红磷　(5) 粗盐　(6) 氧气

(7) 矿泉水　(8) 蒸馏水　(9) 氧化汞　(10) 液态氧　(11) 盐酸　(12) 食醋

2. 海洛因是我国政府明令禁止的毒品，其化学式为 $C_{12}H_{23}NO_5$，它由_____四种元素组成，每个海洛因分子中共有_____个原子。

3. 过氧乙酸(CH_3COOOH)在抗击"非典"中是较为有效的消毒剂，过氧乙酸分子中，碳、氢、氧的原子个数比为_____。

4. 填序号：①分子的体积很小；②分子在不断运动；③分子间有一定的间隔；④分子发生了改变，分子是保持物质化学性质的最小粒子。

(1) 湿衣服晾晒会变干，主要是因为_____。

(2) 在一定温度下，一定量的气体受压时体积缩小，主要是因为_____。

(3) 墨汁滴入一杯清水里，清水变黑了，主要是因为_____。

(4) 1 滴水大约有 $1.67×10^{21}$ 个水分子，说明_____。

(5) 氢气和氧气反应生成水后，生成物水的化学性质与反应物氢气和氧气的化学性质不同，是因为_____。

四、简答题

比较原子和分子、原子和离子、原子和元素的异同及联系。

科学视野

全球气候变暖产生的问题

全球气候变暖与臭氧层出现空洞、酸雨是当今世界的三大环境问题。大多数科学家认为造成全球气候变暖的原因是温室效应不断增强的缘故。

1. 大气温室效应

大气中二氧化碳具有类似塑料薄膜和玻璃的作用，它不影响太阳光照射到地面，但可吸收被太阳光加热的由地面向空间辐射的热能，阻止地球热量向空间散发，使底层的大气变暖，形成了大气温室效应。

2. 全球气候变暖的利和弊

全球气候变暖有利也有弊，但总的来说，弊大于利。

气候变暖对农业生产会产生正面影响。大部分粮食作物在高浓度的二氧化碳环境中光合作用会增强，有利于农作物增产。

大气中二氧化碳浓度增加一倍，全球平均气温升高 1.5～4.3℃，将使世界各地的冰川部分融化，造成海平面上升，大洋上的许多岛国将遭灭顶之灾，世界上经济发达的大量沿海地区将沦为水乡泽国。

气候变暖会造成全球雨量分布的变化，世界主要农业区即中纬度地区夏天将更加干燥，内陆湖泊、水库水位下降甚至干涸造成旱灾。

气候变暖会使热带、亚热带流行的疟疾、痢疾、寄生虫病向北蔓延，变暖的冬天会使一些病虫害轻易越冬，影响更多人的健康。

科学视野

3. 防止温室效应的对策

要控制全球气候变暖就必须控制大气中二氧化碳的含量，通过国与国间的合作、共同行动，减少二氧化碳的排放量。首先，要提高煤、石油和天然气等化石能源的利用率。其次，使用太阳能、水能、生物燃料、风能、海洋能、地热能等清洁能源代替化石能源。再次，应大力植树造林，减少对森林的滥砍滥伐，增加绿色植被，利用绿色植物在光合作用时大量吸收二氧化碳。

影响气候变暖的因素是多方面的。尽管大多数科学家认为，温室效应造成了全球气候变暖的趋势，近百年来全球二氧化碳是逐渐增加的，但地球气温并非一直上升。全球气候变化是个复杂的问题，对此尚需作进一步的研究探索。

第二章

物质结构和元素周期律

学习重点

1. 原子的概念及组成。
2. 同位素的概念及应用。
3. 原子结构和性质的关系。
4. 元素周期律和元素周期表。
5. 化学键的概念及分类。

物质的结构决定物质的性质,任何物质所表现出的性质都是其内部结构的反映。因此,认识物质的结构和分子、原子、离子等基本粒子的构成,以及物质的结构与物质性质的关系,是深入学习化学的基础。本章将在已学过的物质结构初步知识的基础上,进一步学习原子的构成及其与元素性质的关系、元素周期律、化学键等方面的知识。

第一节　原子

人类通过长期的科学研究和大量的科学实验得出:世界是由物质组成的,而物质是由分子、原子、离子等基本粒子构成的,而分子和离子又都源自原子。原子又是物质参加化学反应的最小粒子,故在化学中学习原子的相关知识十分重要。

一、原子的构成

原子的概念是由英国化学家道尔顿于 1803 年首次提出的。1911 年,英国物理学家卢瑟福从 α 射线照射到金箔上的研究发现了原子核的存在,提出了原子的天体模型。研究发现,在每个原子中心有一个带正电的原子核,核外有若干电子绕核高速旋转。原子是由带正电的原子核和核外带负电的电子构成的。原子核所带的正电量与核外电子所带的负电量大小相等,符号相反,因此整个原子是电中性的。

原子虽然是微观粒子,但整个原子的绝大部分是空的,原子核和电子的体积很小,仅占整个原子空间的极少部分。原子核由质子和中子构成。每个质子带一个单位正电荷,中子不带电。因此,原子核的核电荷数由质子数决定。不同的元素含有不同的核电荷数,按核电荷数由小到大的顺序给元素编号,所编的序号称为元素的原子序数。因此:

$$原子序数＝核电荷数＝核内质子数＝核外电子数$$

例如:第8号元素氧,原子的核电荷数是8,原子序数为8,原子核内有8个质子,核外有8个电子。

构成原子的粒子及其性质见表2-1。原子的质量主要集中在原子核上。质子和中子的相对质量分别为1.007和1.008,使用时均取近似整数值1。电子的质量很小,其相对质量仅为0.0005,与质子和中子的质量相比,可忽略不计。将原子核内所有的质子和中子的相对质量取近似整数值相加所得的数值称为质量数。质量数用 A 表示,质子数用 Z 表示,中子数用 N 表示,显然:

$$质量数＝质子数＋中子数$$
$$A＝Z＋N$$

表2-1　构成原子的粒子及其性质

构成原子的粒子	电子	原子核	
		质子	中子
电性和电量	一个电子带一个单位负电荷	一个质子带一个单位正电荷	不显电性
质量(kg)	$9.109×10^{-31}$	$1.673×10^{-27}$	$1.675×10^{-27}$
相对质量*	0.0005	1.007	1.008

注:＊相对质量是指与 ^{12}C 原子质量的 $1/12$(约 $1.66×10^{-27}$ kg)相比较所得的数值。

如以 $^A_Z X$ 代表一个质量数为 A,质子数为 Z 的原子,那么,组成原子的粒子间的关系可表示如下:

$$原子{}^A_Z X \begin{cases} 原子核 \begin{cases} 质子 & Z个 \\ 中子 & (A-Z)个 \end{cases} \\ 核外电子 & Z个 \end{cases}$$

例如,$^{14}_6 C$ 表示碳原子的质量数为14,质子数为6,中子数为8,核外电子数为6,碳元素的原子序数为6。

化学反应中,原子失去电子成为阳离子,得到电子成为阴离子。因此,同种元素的原子与离子间的区别仅仅是核外电子数不同,如表2-2。

表2-2　几种原子和离子的构成

原子和离子	原子序数	质量数	质子数	中子数	核外电子数
$^{23}_{11}Na$	11	23	11	12	11
$^{23}_{11}Na^+$	11	23	11	12	10
$^{37}_{17}Cl$	17	37	17	20	17
$^{37}_{17}Cl^-$	17	37	17	20	18

2－1　写出 16 号元素硫的原子序数、核电荷数、核内质子数和核外电子数。

2－2　写出 $^{60}_{27}Co$ 和 $^{235}_{92}U$ 中的质量数、质子数、中子数、核外电子数。

2－3　指出呈现在元素符号左上角数字、左下角数字、右上角数字、右下角数字及正上方数字所表示的意义。

二、同位素

元素是具有相同核电荷数（即质子数）的同一类原子的总称。同种元素原子的质子数相同。若同种元素原子的原子核内含有不同数量的中子时，就形成同种元素的多种原子。如氢元素有 3 种不同的原子（表 2－3），显然是由于原子核内中子数不同引起的。质子数相同、中子数不同的同种元素的不同原子互称为同位素。

表 2－3　氢元素的三种不同原子的组成

符号	名称	俗称	质子数	中子数	质量数
^1_1H 或 H	氕	氢	1	0	1
^2_1H 或 D	氘	重氢	1	1	2
^3_1H 或 T	氚	超重氢	1	2	3

大多数元素都有同位素。如碳元素有 $^{12}_6C$、$^{13}_6C$ 和 $^{14}_6C$ 同位素，其中 $^{12}_6C$ 就是把它质量的 $\dfrac{1}{12}$ 作为相对原子质量标准的碳原子，称为碳-12；钴元素有 $^{59}_{27}Co$ 和 $^{60}_{27}Co$ 同位素；碘元素有 $^{127}_{53}I$ 和 $^{131}_{53}I$ 同位素；铀元素有 $^{234}_{92}U$、$^{235}_{92}U$ 和 $^{238}_{92}U$ 同位素。

同一种元素的各种同位素，它们的质子数相同、中子数和质量数不同。

2－4　分别指出 $^{127}_{53}I$ 和 $^{131}_{53}I$ 中核电荷数、质子数、核外电子数、质量数和中子数。

2－5　所有原子的原子核都是由质子和中子构成的，这句话对吗？

三、原子核外电子排布的表示法

为反映原子核外电子排布情况，化学上常用不同的方式表示，比较简单的是原子结构示意图和电子式两种。

（一）原子结构示意图

用小圆圈加弧线表示原子结构的式子称为原子结构示意图。小圆圈表示原子核，圆圈内的 $+Z$ 表示核电荷数；弧线表示电子层，弧线上的数字表示该电子层容纳的电子数。这种表示方法简单明了，图 2－1 为 4 种元素的原子结构示意图。

$$(+1)1 \qquad (+8)2\,6 \qquad (+11)2\,8\,1 \qquad (+20)2\,8\,8\,2$$

氢原子　　　　　氧原子　　　　　钠原子　　　　　　钙原子

图 2-1　四种原子结构示意图

（二）电子式

在元素符号周围用点"·"或叉"×"表示原子最外层电子的化学式称为 电子式。第 11～18 号元素原子的电子式见图 2-2。

Na·　·Mg·　·Al·　·Si·　·P·　·S·　·Cl·　·Ar·

钠原子　镁原子　铝原子　硅原子　磷原子　硫原子　氯原子　氩原子

图 2-2　第 11～18 号元素原子的电子式

四、原子结构与元素性质的关系

元素的性质,与原子的电子层结构,特别是原子的最外层电子数的关系非常密切。例如,稀有气体的原子最外层电子数为 8 个(氦原子特别,其最外层电子数为 2 个),稀有气体的化学性质很稳定,一般很难与其他物质发生化学反应。因此,不论原子有几个电子层,通常认为最外层有 8 个电子(氦原子特别)的结构是一种稳定结构。除了稀有气体外,其他元素的原子最外层电子数不足 8 个,是一种不稳定结构,都有得到或失去电子的倾向,使其最外层达到稳定结构。

元素的金属性是指原子失去电子成为阳离子的趋势;元素的非金属性是指原子得到电子成为阴离子的趋势。

金属元素的原子最外层电子数一般少于 4 个,在化学反应中比较容易失去电子,使次外层变成最外层,达到 8 个电子的稳定结构。元素的原子越容易失去电子,则生成的阳离子越稳定,该元素的金属性就越强;反之越弱。

非金属元素的原子最外层电子数一般多于 4 个,在化学反应中比较容易得到电子,使最外层成为 8 个电子的稳定结构。元素的原子越容易得到电子,则生成的阴离子越稳定,该元素的非金属性就越强;反之越弱。

学与问

2-6　写出 C、F、Mg、K 的原子结构示意图。

2-7　写出 C、N、O、F 的电子式。

2-8　元素性质与原子的最外层电子数有怎样的密切关系?

同位素的应用

同位素有的是天然存在的,有的是人造的;有的稳定,有的具有放射性。

$$同位素\begin{cases}稳定性同位素\\放射性同位素\begin{cases}天然放射性同位素\\人造放射性同位素\end{cases}\end{cases}$$

许多同位素,特别是放射性同位素,在工农业生产、科学研究和日常生活中具有重要的用途。利用放射性同位素在发生衰变或聚变过程中释放出的巨大能量,可制造核武器或用于发电,如 ^2_1H、^3_1H 可用作制造氢弹和作热核反应堆的原料,用 $^{235}_{92}U$ 制造原子弹和作核反应堆的燃料;通过测定 $^{14}_6C$ 的含量,可推算出文物或化石的"年龄";放射线很容易被灵敏的仪器检测,常用放射性同位素作示踪原子,如在农业肥料中加一些放射性同位素,就可知道某种作物在不同的生长期最需要含哪种元素的肥料;放射线能抑制和破坏细胞的生长活动,如用 $^{60}_{27}Co$ 照射马铃薯、洋葱、大蒜等,可抑制发芽、长霉并能延长保存期,等等。

放射性同位素在医药卫生领域中也有着广泛的应用。在药物中加入放射性同位素,可用于药物的吸收、代谢、作用机理的研究,以及疾病的诊断等,如 ^3_1H 用于脱氧核糖核酸和核糖核酸形成过程的研究,用 $^{131}_{53}I$ 被甲状腺吸收量来确定甲状腺的功能状态等;由于放射线具有很强的穿透能力,可用放射性同位素扫描来诊断脑、肝、肾等病变;临床上还用放射线来治疗某些疾病和用于医疗器材的消毒,如用 $^{60}_{27}Co$ 远距离治疗机在体外照射来杀伤颅脑内、鼻咽部、肺、食管及淋巴系统等深部位的肿瘤。

第二节　元素周期律和元素周期表

一、元素周期律

自然界的一切客观事物都是互相联系和具有内部规律的。为了认识元素之间存在着的规律性变化,将第3～18号元素原子的最外层电子数、原子半径、主要化合价以及元素的金属性和非金属性列成表2-4。

表2-4　第3～18号元素性质的周期性变化

原子序数	元素名称	元素符号	最外层电子数	原子半径 (10^{-10} m)	最高正化合价、负化合价	金属性和非金属性
3	锂	Li	1	1.52	+1	活泼金属元素
4	铍	Be	2	0.89	+2	金属元素
5	硼	B	3	0.82	+3	不活泼非金属元素

原子序数	元素名称	元素符号	最外层电子数	原子半径 $(10^{-10}m)$	最高正化合价、负化合价	金属性和非金属性
6	碳	C	4	0.77	+4　−4	非金属元素
7	氮	N	5	0.75	+5　−3	活泼非金属元素
8	氧	O	6	0.74	−2	很活泼非金属元素
9	氟	F	7	0.71	−1	最活泼非金属元素
10	氖	Ne	8	—	0	稀有气体
11	钠	Na	1	1.86	+1	很活泼金属元素
12	镁	Mg	2	1.60	+2	活泼金属元素
13	铝	Al	3	1.43	+3	金属元素
14	硅	Si	4	1.17	+4　−4	不活泼非金属元素
15	磷	P	5	1.10	+5　−3	非金属元素
16	硫	S	6	1.02	+6　−2	活泼非金属元素
17	氯	Cl	7	0.99	+7　−1	很活泼非金属元素
18	氩	Ar	8		0	稀有气体

* 稀有气体元素的原子半径测定的依据与其他元素不同,数值不具有可比性,故不列出。

比较表中各元素的性质,不难发现,随着原子序数的递增,元素的各种性质呈现出一种周期性变化,即每间隔一定数目的元素之后,又出现了与前面元素性质相类似的元素。

（一）原子最外层电子数的周期性变化

从 3 号元素锂到 10 号元素氖,原子最外层电子数由 1 个递增到 8 个,达到稳定结构;从 11 号元素钠到 18 号元素氩,原子最外层电子数也从 1 个递增到 8 个。若对 18 号以后的元素继续研究,同样发现,每隔一定数目的元素,也会重复出现原子最外层电子数从 1 个递增到 8 个的情况。因而可得出:随着原子序数的递增,元素原子的最外层电子数呈周期性变化。

（二）原子半径的周期性变化

从表 2−4 中可看出,由锂到氟,随着原子序数的递增,原子半径由大逐渐变小;再由钠到氯,随着原子序数的递增,原子半径也由大逐渐变小。后面的元素,原子半径也有这样的变化趋势。因而可得出:随着原子序数的递增,元素原子的半径呈现周期性变化。

（三）元素化合价的周期性变化

从 11 号元素到 18 号元素,化合价的变化基本上重复出现了 3 号元素到 10 号元素的变化:最高正化合价由 +1 依次递增到 +7（氧、氟例外）;非金属元素的负化合价由 −4 递变到 −1,且最高正化合价与负化合价的绝对值之和为 8;稀有气体元素的化合价为 0。18 号以后的元素的化合价也同样有相似的变化。因而可得出:元素的化合价随原子序数的递增而呈现周期性的变化。

（四）元素金属性和非金属性的周期性变化

从表 2−4 中可看出,由锂到氖以及由钠到氩,随着原子序数的递增,从活泼金属开始,金属性逐渐减弱;再逐渐过渡到非金属,非金属性逐渐增强,到活泼的非金属,最后是稀有气体。18 号以后的元素,其金属性和非金属性也同样出现这种规律性变化。因而可得出:随着原子序数的递增,元素的金属性和非金属性呈现周期性变化。

综上所述,元素性质存在规律性变化。元素的性质随着原子序数的递增呈现周期性变化的规律称为元素周期律。

元素性质周期性变化的实质是元素原子核外电子排布的周期性变化。因此,元素周期律深刻地揭示了原子结构和元素性质的内在联系。需要指出的是,元素性质的周期性变化,并不是简单地、机械地重复,而是一种递进的循环的变化。

2-9 元素性质呈现哪些周期性变化? 元素性质周期性变化的实质是什么?

二、元素周期表

根据元素周期律,对目前已确认的 118 种元素,将电子层数相同的元素,按原子序数递增顺序从左到右排成横行;把不同横行中最外层电子数相同、性质相似的元素,按电子层数递增顺序由上而下排成纵列,这样制成的一张表称为元素周期表(见附录)。

元素周期表是元素周期律的具体表现形式,反映了元素间相互联系及变化的规律,是学习化学的重要工具。

(一)元素周期表的结构

1.周期

周期表中的一个横行称为一个周期,共 7 个周期。具有相同电子层数的元素按照原子序数递增顺序排列的横行称为周期。周期序数依次用 1,2,3,…,7 表示。周期序数等于该周期元素原子具有的电子层数。

除第 1 周期外,其余每一周期的元素都是从最外层电子数为 1 的碱金属开始,逐渐过渡到最外层电子数为 7 的卤素,最后以最外层电子数为 8 的稀有气体元素结束。

各周期元素的数目不完全相同。第 1 周期只有 2 种元素,第 2、3 周期各有 8 种元素,第 4、5 周期各有 18 种元素,第 6、7 周期有 32 种元素。含元素数目较少的第 1、2、3 周期称为短周期,含元素数目较多的第 4、5、6、7 周期称为长周期。

第 6 周期中,57 号元素镧(La)到 71 号元素镥(Lu),共 15 种元素,其原子的电子层结构和性质十分相似,总称为镧系元素。第 7 周期中,89 号元素锕(Ac)到 103 号元素铹(Lr),共15 种元素,其原子的电子层结构和性质也十分相似,总称为锕系元素。为了使周期表的结构紧凑,将全体镧系元素和锕系元素分别按周期各放在同一格内,并按原子序数递增的顺序,把它们分两行另列在表的下方。92 号元素铀(U)以后的各种元素,多数是由人工核反应制得的,称为超铀元素。

2.族

周期表中有 18 个纵行,除第 8、9、10 三个纵行划为一个族外,其余 15 个纵行,每个纵行为一个族。族的序数用罗马数字 Ⅰ、Ⅱ、Ⅲ,…,Ⅶ等表示。

(1)主族 由短周期元素和长周期元素共同构成的族,称为主族。共有 7 个主族。主族元素的族序数后标 A,如Ⅰ A、Ⅱ A,…,Ⅶ A,分别称为第一主族、第二主族……第七主族。主族序数等于该主族元素原子的最外层电子数。

（2）副族　完全由长周期元素构成的族,称为副族。共有 7 个副族。副族元素的族序数后标 B,如Ⅰ B、Ⅱ B,…,Ⅶ B,分别称为第一副族、第二副族……第七副族。

（3）第Ⅷ族　周期表中的第 8、9、10 纵行构成的一个族,称为第Ⅷ族。第Ⅷ族元素全部由长周期元素构成,共 9 种元素。

元素周期表中部的第Ⅷ族和全部副族元素,共 60 多种元素,通称为过渡元素。这些元素都是金属,所以又把它们称为过渡金属元素。

（4）0 族　由稀有气体元素构成的族,称为 0 族。这些元素原子的最外层电子结构为稳定结构,化学性质非常不活泼,通常情况下难以和其他物质发生化学反应,它们的化合价通常为 0 价,因而称为 0 族。

学与习

2-10 某元素核外有 3 个电子层,最外层有 5 个电子,该元素位于周期表中第几周期? 第几主族? 是什么元素?

2-11 某元素在周期表中位于第 4 周期、第 7 主族,该元素的原子有几个电子层? 最外层有几个电子?

（二）元素性质的递变规律

元素在周期表中的位置,反映了该元素的原子结构和一定的性质。因此,可以根据某元素在周期表中的位置,推测它的原子结构和某些性质。

1. 同周期元素性质的递变规律

在同一周期中,各元素的原子核外电子层数相同,但从左到右,核电荷数依次增多,原子半径逐渐减小,原子核对核外电子的引力逐渐加大,失电子能力逐渐减弱,得电子能力逐渐增强。因此可以得出:同周期元素从左到右,金属性逐渐减弱,非金属性逐渐增强。

如第 3 周期元素性质的变化规律是:

$$\underset{\text{金属性逐渐减弱}}{\text{Na \quad Mg \quad Al}} \qquad \underset{\text{非金属性逐渐增强}}{\text{Si \quad P \quad S \quad Cl}} \longrightarrow \qquad \underset{\text{稀有气体元素}}{\text{Ar}}$$

对其他周期的元素性质进行同样的研究,也会得出类似的结论。

2. 同主族元素性质的递变规律

同一主族元素中,虽然各元素的最外层电子数相同,但从上到下,电子层数依次增多,原子半径逐渐增大,原子核对核外电子的引力逐渐减弱,失电子能力逐渐增强,得电子能力逐渐减弱。因此可以得出:同主族元素从上到下,金属性逐渐增强,非金属性逐渐减弱。

如第一主族碱金属元素性质的变化规律是:

$$\underset{\text{金属性逐渐增强}}{\text{Li \quad Na \quad K \quad Rb \quad Cs \quad Fr}} \longrightarrow$$

第七主族卤族元素性质的变化规律是:

$$\text{F Cl Br I At} \longrightarrow$$
非金属性逐渐减弱

表2-5　主族元素的金属性和非金属性递变

周　期	族								

根据以上元素性质的递变规律,可在元素周期表中对金属元素和非金属元素分区,见表2-5。表中虚线的左边是金属元素,右边是非金属元素;左下方是金属性最强的元素钫,右上方是非金属性最强的元素氟;周期表最右一个纵列是稀有气体元素。由于元素的金属性和非金属性之间没有严格的界线,因此,位于分界线附近的元素,既能表现出一定的金属性,又能表现出一定的非金属性。

副族元素和第Ⅷ族元素性质的变化规律比较复杂,这里不再讨论。

学与问

2-12　根据元素性质递变规律,比较 Li 与 Be 金属性、K 与 Mg 金属性的强弱。比较 N 与 P 非金属性、F 与 S 非金属性的强弱。

2-13　根据元素性质递变规律,指出元素周期表中金属性最强的元素和非金属性最强的元素。

知识链接

氧化还原反应

氧化还原反应是一大类重要的化学反应,与工农业生产、科学研究、医药卫生和日常生活都有密切的关系。

根据化学反应中反应前后化合价是否有升降,把化学反应分为非氧化还原反应和氧化还原反应两大类。

非氧化还原反应的特征是反应前后元素的化合价没有升降变化。只要反应前后没有元素化合价升降的化学反应就是非氧化还原反应。

氧化还原反应的特征是反应前后元素的化合价有升降变化。只要反应前后有元素化合价升降的化学反应就是氧化还原反应。物质所含元素化合价升高的反应是氧化反应;物质所含元素化合价降低的反应是还原反应。

例如:

知识链接

$$\text{CuO} \overset{+2}{} + \overset{0}{\text{H}_2} \xrightarrow{\triangle} \overset{0}{\text{Cu}} + \overset{+1}{\text{H}_2\text{O}}$$

化合价升高，被氧化

化合价降低，被还原

氧化铜与氢气的反应中，铜元素的化合价从氧化铜中的＋2价降低为单质铜中的0价，氢元素的化合价从氢气中的0价升高为水中的＋1价。该反应前后元素的化合价有升降变化，属于氧化还原反应。氧化铜所含铜元素化合价降低，发生了还原反应；反应中氢气

所含氢元素化合价升高，发生了氧化反应。

在反应中化合价降低的物质称为氧化剂；氧化剂具有氧化性，反应时本身被还原。在反应中化合价升高的物质称为还原剂；还原剂具有还原性，反应时本身被氧化。在氧化铜与氢气的反应中，氧化铜中铜元素的化合价降低，氧化铜是氧化剂，具有氧化性；氢气中氢元素的化合价升高，氢气是还原剂，具有还原性。

第三节　化学键

元素的原子以不同的种类、数目和排列方式相互结合成各种分子，这些分子是构成我们这个世界的物质基础。原子能结合成分子说明原子之间存在着相互作用，特别是直接相邻的原子之间作用更强烈，难以破坏，是使原子互相连接形成分子的主要因素。我们把这种分子中相邻的原子或离子之间强烈的相互作用称为化学键。

原子相互作用形成化学键时，原子核不发生变化，只是核外电子排布发生了改变，特别是最外层电子数及排布方式发生了改变。由于各种元素原子的核外电子排布不同，各原子之间的相互作用也不同。根据相互作用的不同，化学键分为离子键、共价键和金属键等类型。

$$
\text{化学键}
\begin{cases}
\text{离子键} \\
\text{共价键}
\begin{cases}
\text{非极性共价键} \\
\text{极性共价键}
\end{cases} \\
\text{金属键}
\end{cases}
$$

本书主要介绍离子键和共价键。

一、离子键

(一) 离子键的形成

以金属钠和氯气反应生成氯化钠为例。化学实验表明，钠在氯气中发生剧烈燃烧，生成的氯化钠小颗粒悬浮在空气中呈现白烟状。化学反应式为：

$$2\text{Na}+\text{Cl}_2 \xrightarrow{\text{点燃}} 2\text{NaCl}$$

原子结构表明，钠原子最外层只有1个电子，易失去最外层上的电子使次外层变成最外

层达到 8 个电子的稳定结构;氯原子最外层有 7 个电子,易得到 1 个电子达到 8 个电子的稳定结构。因而当钠在氯气中燃烧时,钠原子与氯原子之间发生了电子转移,氯原子得到钠原子失去的 1 个电子,双方都形成了最外层为 8 个电子的稳定结构,同时分别形成了带正电荷的钠离子和带负电荷的氯离子。由于异种电荷相互吸引作用,促使钠离子和氯离子之间产生了强烈的静电作用。阴离子和阳离子之间通过静电作用形成的化学键称为离子键。

钠离子和氯离子之间除了有异种电荷之间的相互吸引作用外,还有电子与电子、原子核与原子核之间的同种电荷之间的相互排斥作用。当两种离子接近到一定距离时,吸引和排斥作用达到了平衡,于是阴离子和阳离子间就形成了稳定的离子键。离子键的本质是静电相互作用。

活泼金属元素(如 K、Ca 、Na、Mg 等)与活泼非金属元素(如 F、O、Cl、Br 等)之间发生化学反应时相互化合形成的化学键是离子键。因为活泼的金属原子在化学反应中易失电子成为阳离子,活泼的非金属原子在化学反应中易得电子成为阴离子,阴离子与阳离子通过静电相互作用形成离子键。如 $NaCl$、K_2O、CaF_2 等都是由离子键形成的化合物,其形成过程用电子式表示如下:

氯化钠($NaCl$)　　　$Na^{\times} + \cdot \ddot{\underset{\cdot\cdot}{Cl}} \colon \longrightarrow Na^+ [\overset{\cdot\cdot}{\underset{\cdot\cdot}{\times}} Cl \colon]^-$

氧化钾(K_2O)　　　$K^{\times} + \cdot \ddot{\underset{\cdot\cdot}{O}} \cdot + \times K \longrightarrow K^+ [\times \overset{\cdot\cdot}{\underset{\cdot\cdot}{O}} \times]^{2-} K^+$

氟化钙(CaF_2)　　　$\colon \ddot{F} \cdot + \times Ca \times + \cdot \ddot{F} \colon \longrightarrow [\colon \overset{\cdot\cdot}{\underset{\cdot\cdot}{F}} \times] Ca^{2+} [\times \overset{\cdot\cdot}{\underset{\cdot\cdot}{F}} \colon]$

(二)离子化合物

由离子键形成的化合物称为离子化合物。如 $NaCl$、MgO、CaF_2、KBr 等。

在离子化合物中,阴离子和阳离子之间存在着强烈的静电作用(即离子键),所以离子化合物表现出较高的熔点和沸点,硬度也较大。高温下,当离子键受热被破坏后,离子可以自由运动,故离子化合物受热熔化时可以导电。当离子化合物溶于水时,在水分子的作用下,离子键被破坏形成自由移动的离子,所以离子化合物溶于水也能导电。

二、共价键

(一)共价键的形成

当吸引电子能力相同或相差不大的元素的原子间相互作用时,不能通过得失电子形成阴、阳离子,只能通过共用电子对的形式形成化学键。如两个氢原子形成氢分子时,由于其得失电子的能力相同,电子不是从一个氢原子转移到另一个氢原子,而是在两个氢原子间共用,形成共用电子对。一对共用电子同时绕两个氢原子核运动,使每个氢原子都具有氦原子的稳定结构。这样,两个氢原子通过共用电子对结合成一个稳定的氢分子。这种原子间通过共用电子对所形成的化学键,称为共价键。共价键的本质是共用电子对。

非金属元素原子间相互结合时形成的化学键是共价键。如 H_2、Cl_2、N_2、HCl、H_2O、NH_3 等分子都是由共价键形成的。

需要说明的是,原子间形成共价键时,两原子间可以共用一对电子,也可共用两对或三对电子,分别形成共价单键、共价双键、共价叁键。

共用电子对可用短线表示。当用短线表示共用电子对时,如 H—H,则能反映出分子结构,我们把这种表示分子结构的化学式称为结构式。

用电子式可以表示共价键的形成过程,如:

氢气(H_2)　　$H\cdot + \cdot H \longrightarrow H\!:\!H$　或　　$H—H$

氧气(O_2)　　$\cdot \ddot{O} \cdot + \cdot \ddot{O} \cdot \longrightarrow \ddot{O}\!::\!\ddot{O}$　或　　$O=\!=O$

氮气(N_2)　　$:\!\dot{N}\cdot + \cdot\dot{N}\!: \longrightarrow :\!N\!:\!:\!N\!:$　或　　$N\!\equiv\!N$

氯化氢(HCl)　　$H\times + \cdot\ddot{\underset{..}{Cl}}\!: \longrightarrow H\overset{\times}{:}\ddot{\underset{..}{Cl}}\!:$　或　　$H—Cl$

水(H_2O)　　$H\times + \cdot\ddot{\underset{..}{O}}\cdot + \times H \longrightarrow H\overset{\times}{:}\ddot{\underset{..}{O}}\!:\!H$　或　　$H—O—H$

氨气(NH_3)　　$3H\times + \cdot\dot{N}\cdot \longrightarrow H\overset{\ }{:}\underset{\underset{H}{\times}}{\overset{..}{N}}\!\overset{\times}{:}H$　或　　$H—\underset{\overset{|}{H}}{N}—H$

配位键是一种特殊形式的共价键。与普通共价键不同,配位键中的共用电子对是由一个原子单独提供并和另一个原子共用。如氨气跟氯化氢反应生成氯化铵。

$$NH_3 + HCl =\!=\!= NH_4Cl$$

其中氨分子与氢离子间以配位键结合形成铵离子。这是因为氨分子中氮原子的最外电子层上有一对尚未共用的电子对,习惯上称为孤电子对,氢离子核外没有电子。当氨分子与氢离子作用时,氮原子上的孤电子对就和氢离子共用,形成配位键。共用电子对由一个原子单方提供与另一个原子共用形成的共价键称为配位键。

配位键可用箭头"→"表示,箭头指向接受电子的原子。氨分子与氢离子形成铵离子可表示如下:

$$H\overset{\times}{:}\underset{\underset{H}{\times}}{\overset{..}{N}}\overset{\times}{:}H + H^+ \longrightarrow \left[H\overset{\times}{:}\underset{\underset{H}{\times}}{\overset{..}{N}}\!:\!H\right]^+ \qquad 或 \qquad \left[H—\underset{\overset{|}{H}}{\overset{\overset{H}{|}}{\underset{\uparrow}{N}}}—H\right]^+$$

铵离子的电子式　　　　　　铵离子的结构式

（二）共价键的类型

根据共用电子对在两原子间是否存在偏移现象,共价键可分为非极性共价键和极性共价键。

1. **非极性共价键**　由同种元素原子间形成的共价键,两个原子对共用电子对的吸引力相同,共用电子对不偏向任何一个原子。共用电子对无偏向的共价键称为非极性共价键,简称非极性键。如 $H—H$、$N\equiv N$ 键都是非极性键。非金属单质分子中的化学键都属于非极性键,如 H_2、O_2、Cl_2、N_2、I_2 等。

2. **极性共价键**　由不同种元素的原子形成的共价键,由于两原子对共用电子对吸引力不同,共用电子必然偏向吸引电子能力较强的原子一方。共用电子对有偏向的共价键称为极性共价键,简称极性键。如 $H—Cl$ 键是极性键,共用电子偏向氯原子一方。不同种元素原子间形成的共价键都属于极性键,如 HF、HCl、HBr 等。

形成共价键的两原子吸引电子的能力相差越大,形成极性键的极性越强,如键的极性 H—F＞H—Cl＞H—Br＞H—I。

（三）共价化合物

全部由共价键形成的化合物称为共价化合物。如 HCl、H_2O、NH_3、CO_2 等都是共价化合物。

共价化合物中,元素的化合价是该元素一个原子与其他原子之间形成共用电子对的数目,共用电子对偏向的一方为负价,偏离的一方为正价。例如,HCl 中,H 为 +1 价、Cl 为 −1 价;H_2O 中,H 为 +1 价、O 为 −2 价;NH_3 中,H 为 +1 价、N 为 −3 价。

由多原子组成的分子中,往往不只含有一种化学键。例如:

氢氧化钠(NaOH),Na^+ 和 OH^- 之间是离子键,O—H 之间是共价键;

氯化铵(NH_4Cl),NH_4^+ 和 Cl^- 之间是离子键,NH_4^+ 中有 3 个 N—H 是共价键,1 个 N→H 是配位键。

学与问

2-14 离子键和共价键分别在什么情况下形成?其本质分别是什么?

2-15 非极性共价键与极性共价键有何异同?为何说配位键是特殊的共价键?

2-16 指出 F_2、Br_2、CO_2、NH_3 分子中共价键的类型。

知识链接

配位化合物

配位化合物简称配合物,是一类普遍存在、结构复杂、应用广泛的化合物。它与医学的关系十分密切,如生物体内的金属离子大多数都是以配合物的形式存在,它们在生命活动中起着极其重要的作用。

由一个金属阳离子和一定数目的中性分子或阴离子结合而成的复杂离子称为配离子。如四氨合铜(Ⅱ)离子:$[Cu(NH_3)_4]^{2+}$;六氰合铁(Ⅲ)离子:$[Fe(CN)_6]^{3-}$。

配离子和带有相反电荷的其他离子所形成的化合物称为配合物。如硫酸四氨合铜(Ⅱ):$[Cu(NH_3)_4]SO_4$;六氰合铁(Ⅲ)酸钾:$K_3[Fe(CN)_6]$。

配合物是由配离子和带相反电荷的其他离子所组成的化合物。在配离子中含有金属离子,在金属离子周围结合着几个中性分子或阴离子。配离子中的金属阳离子称为中心离子,又称配合物形成体,位于配合物的中心。在中心离子周围并与其直接相连的中性分子或阴离子,称为配位体。配位原子与中心离子形成的配位键的总数,称为中心离子的配位数。配合物中距离中心离子较远的离子,与配离子以离子键相结合,构成配合物的外界,称为外界离子。

配合物的应用非常普遍,已应用在很多领域。如:核反应堆材料的生产;有色金属和稀有金属的提炼;激光材料、超导材料的分离提纯;石油化工及有机合成中配位催化剂的制备;药物生产以及高分子材料,电镀,印染,鞣革,硬水软化,化学分析等诸多领域都应用到配合物知识。

知识点归纳

知 识 点	知 识 内 容
原子的组成	原子是由带正电的原子核和核外带负电的电子构成的。原子核由质子和中子构成。
原子序数	概念：按核电荷数由小到大的顺序给元素编号，所编的序号称为元素的原子序数。 关系：原子序数 ＝ 核电荷数 ＝ 核内质子数 ＝ 核外电子数。
质量数	概念：将原子核内所有的质子和中子的相对质量取近似整数值相加所得的数值。 关系：质量数＝质子数＋中子数。
同位素	质子数相同、中子数不同的同种元素的不同原子。
元素周期律	元素的性质随着原子序数的递增呈现周期性变化的规律。
元素周期表	7 个周期：3 个短周期、4 个长周期；16 个族：7 个主族、7 个副族、1 个零族、1 个第Ⅷ族。 周期序数＝电子层数；主族序数＝最外层电子数。
元素性质 递变规律	同周期元素从左到右，金属性逐渐减弱，非金属性逐渐增强。 同主族元素从上到下，金属性逐渐增强，非金属性逐渐减弱。
化学键	分子中相邻的原子或离子之间强烈地相互作用。 化学键分为离子键、共价键和金属键。
离子键	阴离子和阳离子之间通过静电相互作用所形成的化学键。
共价键	原子间通过共用电子对所形成的化学键。 共价键分为非极性键和极性键。配位键是特殊的共价键。

一、名词解释

1. 原子序数　2. 质量数　3. 元素　4. 同位素　5. 元素周期律　6. 化学键　7. 离子键　8. 共价键　9. 配位键　10. 非极性键　11. 极性键

二、选择题

1. 某元素的元素符号为 X，其核电荷数为 a，中子数为 b，此元素的原子构成可表示为 （　　）

A. $_b^a X$ 　　　　　B. $_a^b X$ 　　　　　C. $_a^{a+b} X$ 　　　　　D. $_{a+b}^a X$

2. 下列原子中，原子核内没有中子的是 （　　）

A. $_1^1 H$ 　　　　　B. $_2^4 He$ 　　　　　C. $_6^{12} C$ 　　　　　D. $_1^2 H$

3. 微粒 $_Z^A X^{n+}$，其原子核外的电子数为 （　　）

A. n 　　　　　B. $A-Z$ 　　　　　C. $Z-n$ 　　　　　D. Z

4. 下列互为同位素的一组是 （　　）

A. $_{11}^{23} Na$ 和 $_{11}^{23} Na^+$ 　　　B. $_8^{16} O$ 和 $_8^{18} O$ 　　　C. $_{19}^{40} K$ 和 $_{20}^{40} Ca$ 　　　D. $_{17}^{35} Cl$ 和 $_{17}^{35} Cl^-$

5. 下列元素原子核外具有 4 个电子层的是 （   ）

A. $_6$C B. $_7$N C. $_{18}$Ar D. $_{19}$K

6. 元素周期表结构中,与元素原子核外电子层数有关的是 （   ）

A. 周期 B. 主族 C. 副族 D. 分区

7. 元素的化学性质主要取决于元素原子的 （   ）

A. 核电荷数 B. 质量数 C. 核外电子层数 D. 最外层电子数

8. 元素化学性质发生周期性变化的根本原因是 （   ）

A. 元素核电荷数逐渐增大 B. 元素原子核外电子排布呈现周期性变化

C. 元素原子半径呈现周期性变化 D. 元素化合价呈现周期性变化

9. 下列元素的最高价氧化物的水化物的酸性最强的是 （   ）

A. C B. P C. S D. Cl

10. 下列物质中,含有共价键的离子化合物是 （   ）

A. H_2S B. NaOH C. $CaCl_2$ D. I_2

11. 下列物质中,既含有离子键、又含有共价键和配位键的是 （   ）

A. Na_2O B. NaOH C. HCl D. NH_4Cl

12. 下列物质中,含有极性键的非极性分子是 （   ）

A. HCl B. H_2O C. CO_2 D. NH_3

13. 下列物质分子间能形成氢键的是 （   ）

A. HCl B. H_2O C. H_2S D. CH_4

14. 下列叙述正确的是 （   ）

A. 共价化合物中可能存在离子键 B. 离子化合物中可能存在共价键

C. 含极性键的分子一定是极性分子 D. 非极性分子中一定存在非极性键

三、填空题

1. 原子由带正电荷的_____和带负电荷的_____构成。原子核由带正电荷的_____和不带电荷的_____构成。

2. 将原子核内所有的质子和中子的相对质量近似整数加起来,所得的数值称为_____,用符号_____表示,核电荷数用符号_____表示,则原子 X 的组成可表示为_____。

3. 填写下表中的空白

原子或离子组成	原子序数	质子数	中子数	电子数	质量数
$_{13}^{27}$Al					
	20			18	40
		14	14	14	
$_{35}^{80}$Br$^-$					

4. 填表

元素符号	原子序数	原子结构示意图	在周期表中的位置	是金属还是非金属	最高价氧化物的水化物的化学式及酸碱性	气态氢化物的化学式
			第 2 周期 第 Ⅴ A 族			
S						
	15					

5. 下表列出①～⑨九种元素在周期表中的位置:

周期 \ 主族	ⅠA	ⅡA	ⅢA	ⅣA	ⅤA	ⅥA	ⅦA	0
2				⑤		⑥		
3	①	③	④				⑦	⑨
4		②					⑧	

(1) 这九种元素名称及符号分别是:①_____ 、②_____ 、③_____ 、④_____ 、⑤_____ 、⑥_____ 、⑦_____ 、⑧_____ 、⑨_____ 。九种元素中化学性质最不活泼的是_____ 、金属性最强的是_____ 、非金属性最强的是_____ 。

(2) 在①、③、④三种元素的最高价氧化物对应的水化物中,碱性最强的是_____ 。

(3) ①、②、③三种元素按原子半径由大到小的顺序排列为_____ 。

(4) ⑥元素氢化物的化学式是_____ ,该氢化物在常温下跟①发生反应的化学方程式是_____ 。

(5) ⑧元素跟①元素形成化合物的化学式是_____ 。

6. 同一周期元素原子的_____ 相同,从左到右,_____ 逐渐增强,_____ 逐渐减弱。

7. 同一主族元素,其原子的_____ 相同,从上到下,_____ 依次增多,原子半径_____ ,金属性_____ ,非金属性_____ 。

8. 配位键是一种特殊的_____ ,两原子间的_____ 是由_____ 单独提供,并与_____ 所共用。

四、用电子式表示下列化合物

1. KCl

2. HBr

3. CaO

4. H_2S

五、简答题

1. 简述原子的组成。

2. 举例说明离子键与共价键的异同。

科学视野

元素周期律的发现

元素的性质随着元素原子序数(即核电荷数或核内质子数)的递增而呈周期性的变化,这一规律叫做元素周期律。

1869年,俄国化学家门捷列夫在批判和继承前人工作的基础上,对大量实验事实进行了订正、分析和概括,成功地对元素进行了科学分类。他总结出一条规律:元素(以及由它所形成的单质和化合物)的性质随着相对原子质量的递增而呈现周期性的变化。这就是元素周期律。他还根据元素周期律编制了第一张元素周期表,把已经发现的63种元素全部列入表里。他预言了类似硼、铝、硅的未知元素(门捷列夫叫它们为类硼、类铝和类硅元素,即以后发现的钪、镓、锗)的性质,并为这些元素在表中留下了空位。他在周期表中也没有机械地完全按照相对原子质量数值由小到大的顺序排列,并指出了当时测定某些元素的相对原子质量数值有错误。若干年后,他的预言都得到了证实。门捷列夫工作的成功,引起了科学界的震动。因此人们把元素周期律

科学视野

和元素周期表称为门捷列夫元素周期律和门捷列夫元素周期表。但是由于时代的局限，门捷列夫揭示的元素内在联系的规律还是初步的，他未能认识到形成元素性质周期性变化的根本原因。

20世纪以来，随着科学技术的发展，人们对于原子的结构有了更深刻的认识。人们发现，引起元素性质周期性变化的本质原因不是相对原子质量的递增，而是核电荷数（原子序数）的递增，也就是核外电子排布的周期性变化。后来，科学家又对元素周期表作了许多改进，如增加了0族等，把元素周期表修正为现在的形式。

元素周期律的发现，对化学的发展有着非常重要的意义。

元素周期表是学习和研究化学的一种重要工具。元素周期表是元素周期律的具体表现形式，反映了元素性质的递变规律。可利用元素在周期表中的位置，来判断元素的原子结构和一般性质。元素周期表为新元素的发现及预测它们的原子结构和性质提供线索，也可用来指导对元素的性质进行系统研究，推动物质结构理论的发展。

元素周期律和元素周期表对于生产和科研也有一定的指导作用。在周期表中位置靠近的元素性质相似，因而有类似的用途，这为寻找新材料提供了途径。例如，常用来制造农药的元素有氟、氯、硫、磷等，它们在周期表中占有一定的区域，对这个区域里的元素进行充分研究，可能找到制造新品种农药的原料。又如，可在元素周期表中金属和非金属分界处找到半导体材料，如硅、锗、硒、镓等；可在过渡元素中寻找到催化剂和耐高温、耐腐蚀的合金材料，等等。

元素周期律还有力地论证了事物变化中由量变引起质变的自然规律。

第三章

溶　液

学习重点

1. 物质的量及其单位、摩尔质量、有关物质的量的计算。
2. 物质的量浓度、质量浓度的概念、符号、关系式及有关计算。
3. 溶液的配制和稀释的计算及实验操作。
4. 渗透压与溶液浓度的关系，比较渗透压的大小。
5. 渗透压在医学上的意义。

　　溶液是自然界中常见的一种体系。海洋、湖泊、江河等均为含有水和无机盐类的溶液体系，大部分化学反应只有在溶液中才能进行得比较完全。人体的体液是溶液，临床上治疗疾病的各种注射液是溶液，食物的消化和吸收、营养物质的运输和转化、代谢废物的排泄等都离不开溶液。本章主要介绍物质的量、溶液和渗透压等相关知识。

第一节　物质的量

　　世界是由物质构成的，物质分为宏观物质和微观物质。宏观物质可以用天平等称量，肉眼所见的宏观物质都是由数量巨大的原子、分子、离子等微观粒子构成的。微观粒子的质量和体积都非常小，不仅肉眼无法看见，而且难以计数。在实际生活和科研中，分子、原子或离子都是以巨大数目的宏观形式出现的。宏观物质与微观粒子之间是有联系的，为此，国际科学界建议采用"物质的量"将一定数目的原子、分子或离子等微观粒子与可称量物质联系起来。"物质的量"是作为宏观物质和微观粒子之间桥梁纽带作用的物理量。

一、物质的量及其单位

（一）物质的量

物质的量是表示以某一特定数目的基本单元为集体数及其倍数的物理量。物质的量与常用的长度、质量、时间、温度等物理量一样,是一种物理量的名称。物质的量是国际单位制7个基本物理量之一,物质的量用符号 n 表示。B 物质基本单元的物质的量可以表示为 n_B 或 $n(B)$。例如:

氢原子的物质的量可表示为 n_H 或 $n(H)$;

氢分子的物质的量可表示为 n_{H_2} 或 $n(H_2)$;

氢离子的物质的量可表示为 n_{H^+} 或 $n(H^+)$。

物质的基本单元可以是原子、分子、离子、质子、中子、电子等粒子。"物质的量"是特定的专有名词,使用时不能拆开、缺字、加字或颠倒。

（二）摩尔

摩尔是物质的量的单位,简称摩,用符号 mol 表示。摩尔一词来源于拉丁文"mole",原意为大量和堆集。用摩尔作为计量原子、分子、离子等微观粒子数目的单位。

摩尔是一系统的物质的量,**1 mol 物质中所含的基本单元数量与 12 g 碳–12 的原子数目相等**。即 1 mol 基本单元(粒子)集合体所含的基本单元数与 12 g 碳–12 所含的碳原子数目相同。

知识链接 国际单位制(SI)的 7 个基本物理量

物理量	单位名称	单位符号
长度	米	m
质量	千克(公斤)	kg
时间	秒	s
电流	安培	A
热力学温度	开尔文	K
物质的量	摩尔	mol
发光强度	坎德拉	cd

二、物质的量与基本单元数的关系

经意大利化学家阿伏加德罗实验测定,12 g 碳–12 中所含的原子数目约为 $6.02×10^{23}$ 个。由于 1 mol 物质中所含的基本单元数量与 12 g 碳–12 的原子数目相等,则 1 mol 物质中所含的基本单元数等于 $6.02×10^{23}$ 个。把 1 mol 物质所含的粒子数目称为阿伏加德罗常数,用符号 N_A 表示,$N_A = 6.02×10^{23}$ mol^{-1}。

由摩尔的定义可知:

1 mol H 含有 $6.02×10^{23}$ 个氢原子;

1 mol H^+ 含有 $6.02×10^{23}$ 个氢离子;

1 mol H_2 含有 $6.02×10^{23}$ 个氢分子;

1 mol H_2O 含有 $6.02×10^{23}$ 个水分子。

即物质的量为 1 mol 的任何物质都含有 $6.02×10^{23}$ 个基本单元。可以推导出:

0.5 mol H^+含有$0.5\times6.02\times10^{23}$个氢离子;

2 mol H^+含有$2\times6.02\times10^{23}$个氢离子。

物质的量(n)是与物质基本单元数(N)成正比的物理量,它们之间的关系如下:

$$物质的量=\frac{基本单元数(粒子数)}{阿伏加德罗常数}$$

$$n=\frac{N}{N_A} \quad 或 \quad N=nN_A$$

这一关系表明物质的量等于物质基本单元数与阿佛加德罗常数之比。

由于 N_A 是常数,通过 $N=nN_A$ 可知:物质的量 n 相等的任何物质,其所含的基本单元数 N 一定相同;若要比较不同物质所含基本单元数目的大小,只需比较它们的物质的量的大小。

物质的量只适用于微观粒子,不适用宏观物质。使用摩尔作单位时,所指粒子必须十分准确。例如,只能说 1 mol H、1 mol H^+ 或 1 mol H_2,笼统地说 1 mol 氢是不正确的。

学与问

3-1　物质的量是表示　　　　　　　　　　　　　　　　　　　(　)

　　　A. 物质数量的量　　　　　　B. 物质质量的量

　　　C. 物质基本单元数目的量　　D. 物质单位的量

3-2　6.02×10^{23} 个 O_2 的物质的量等于 _____ mol,3.01×10^{23} 个 Fe 的物质的量是 _____ mol,6.02×10^{22} 个 H^+ 的物质的量等于 _____ mol。

3-3　1 mol Na^+ 含有 _____ 个 Na^+,2 mol H_2O 含有 _____ 个 H_2O。

三、摩尔质量

(一)摩尔质量的概念及单位

单位物质的量的物质所具有的质量称为摩尔质量。摩尔质量表示的是 1 mol 物质所具有的质量。摩尔质量用符号 M 表示。

摩尔质量与物质的量、物质的质量之间的关系是:

$$物质的量=\frac{物质的质量}{摩尔质量}$$

$$n=\frac{m}{M}$$

化学上摩尔质量常用 g/mol 作单位。物质基本单元 B 的摩尔质量的表示方法为 M_B 或 $M(B)$,如氢原子的摩尔质量表示为 M_H 或 $M(H)$。

(二)摩尔质量与化学式量的关系

1 mol 不同物质中所含的基本单元数是相同的,但由于基本单元 B 不同,则质量不同,因此 1 mol 不同物质的质量也不同,即不同物质基本单元的摩尔质量是不同的。

1. 原子的摩尔质量

1mol 任何原子所含有的原子数量是相同的,都是 $6.02×10^{23}$,但不同种的单个原子质量是不同的,如 1 个碳原子与 1 个氧原子的质量是不同的,根据相对原子质量,1 个碳原子的质量跟 1 个氧原子的质量之比为 12：16,因此碳原子的摩尔质量与氧原子的摩尔质量是不同的。通过推理可以得出：

原子的摩尔质量,若以 g/mol 为单位,数值上等于该种原子的相对原子质量。例如：

H 的相对原子质量是 1,则 $M(H)=1$ g/mol；

Na 的相对原子质量是 23,则 $M(Na)=23$ g/mol；

Fe 的相对原子质量是 56,则 $M(Fe)=56$ g/mol。

2. 分子的摩尔质量

不同分子的质量是不同的,如氢分子与氧分子的相对分子质量不同,则它们的摩尔质量也不同。通过推理可以得出：

分子的摩尔质量,若以 g/mol 为单位,数值上等于该种分子的相对分子质量。例如：

H_2 的相对分子质量是 2,即 $M(H_2)=2$ g/mol；

O_2 的相对分子质量是 32,即 $M(O_2)=32$ g/mol；

H_2O 的相对分子质量是 18,即 $M(H_2O)=18$ g/mol；

H_2SO_4 的相对分子质量是 98,即 $M(H_2SO_4)=98$ g/mol。

3. 离子的摩尔质量

我们同样也可以推知 1mol 离子的质量。离子是由原子或原子团失去电子或者得到电子形成的,由于电子的质量非常微小,失去或得到的电子的质量一般可以忽略不计。因此,离子的摩尔质量可以看成形成离子的原子或原子团的摩尔质量。例如：

1 mol H^+ 的质量是 1 g,即 $M(H^+)=1$ g/mol；

1 mol Na^+ 的质量是 23 g,即 $M(Na^+)=23$ g/mol；

1 mol SO_4^{2-} 的质量是 96 g,即 $M(SO_4^{2-})=96$ g/mol。

总之,任何物质的基本单元 B 的摩尔质量如果以 g/mol 为单位,其数值就等于该物质的化学式量。

摩尔质量与化学式量既有联系又有区别。联系是任何物质的基本单元 B 的摩尔质量如果以 g/mol 为单位,其数值就等于该物质的化学式量。区别是摩尔质量是绝对质量,有单位,常用单位是 g/mol；化学式量是相对质量,无单位。

人体中有很多含量很少的微量元素。对微量元素,物质的量用摩尔(mol)作单位时,单位偏大,因此常常要采用毫摩尔(mmol)和微摩尔(μmol)作辅助单位。三种单位的换算关系为：

$$1 \text{ mol}=10^3 \text{ mmol} \qquad 1 \text{ mmol}=10^3 \mu\text{mol}$$

学与问

3-4 写出摩尔质量的符号和常用单位。

3-5 写出物质的量三种单位的换算关系。

3-6 简述摩尔质量与化学式量的联系与区别。

3-7 计算下列物质的摩尔质量：

C　Mg　Ca　Cu　SO_2　H_3PO_4　NaCl　$C_6H_{12}O_6$　Cl^-　K^+　NH_4^+　CO_3^{2-}

四、有关物质的量的计算

有关物质的量的计算主要有以下几种类型：

1. 已知物质的质量，求物质的量

例 3 - 1　90 g 水的物质的量是多少？

解　∵ $M(H_2O)=18$ g/mol　　$m(H_2O)=90$ g

∴ $n=\dfrac{m}{M}=\dfrac{90\ \text{g}}{18\ \text{g/mol}}=5$ mol

答：90 g 水的物质的量是 5 mol。

2. 已知物质的量，求物质的质量

例 3 - 2　2.5 mol 铜原子的质量是多少克？

解　∵ $M(Cu)=64$ g/mol　　$n(Cu)=2.5$ mol

∴ $m=n\times M=2.5\ \text{mol}\times 64\ \text{g/mol}=160$ g

答：2.5 mol 铜原子的质量是 160 g。

3. 求物质的粒子数

例 3 - 3　4.9 g 硫酸里含有多少个硫酸分子？

解　∵ $M(H_2SO_4)=98$ g/mol　　$m(H_2SO_4)=4.9$ g

∴ $n=\dfrac{m}{M}=\dfrac{4.9\ \text{g}}{98\ \text{g/mol}}=0.05$ mol

$N=n\times N_A=0.05\ \text{mol}\times 6.02\times 10^{23}\ \text{mol}^{-1}=3.01\times 10^{22}$

答：4.9 g 硫酸里含有 3.01×10^{22} 个硫酸分子。

学习园

3 - 8　24 g 碳原子的物质的量是多少摩尔？

3 - 9　物质的量为 3 mol 的水的质量是多少克？

3 - 10　64 g 氧气含有多少个氧气分子？

知识链接

气体摩尔体积

1 摩尔某物质在一定条件下所具有的体积称为该物质在该条件下的摩尔体积。

摩尔体积的符号为 V_m，摩尔体积的 SI 单位是 m^3/mol。化学上对固态或液态物质常用 cm^3/mol 作单位，对气态物质则常用 L/mol 作单位。

实验证明，在同温和同压下（即状况相同），任何气体如果其物质的量 n 相同，则所占有的体积也几乎相同。比较气体体积必须在同温同压下进行比较才有意义，通常是在标准状况下（即 0 ℃，101.325 kPa 时的状况）进行比较。

1 mol 气态物质在标准状况下的体积称为气体摩尔体积。用 $V_{m,0}$ 表示。

第二节　溶液的浓度

一、溶液的概念

　　一种或几种物质以分子或离子的状态分散到另一种物质里,形成均一的、稳定的混合物体系称为溶液。其中能溶解分散其他物质的物质称溶剂,被溶解分散的物质称溶质。

　　溶液的特征是均一性、稳定性、混合性。均一性是指溶液里各处的浓度、组成和性质完全一样;稳定性是指温度和溶剂量不变时,溶质和溶剂长期不会分离;混合性是指溶液是由溶质和溶剂组成的混合物体系。

　　溶液是由溶质和溶剂所组成的混合物。如生理盐水中水是溶剂,氯化钠是溶质;葡萄糖溶液中葡萄糖是溶质,水是溶剂。水是最常用的溶剂,水能溶解分散很多种物质。通常不指明溶剂的溶液,都是指水溶液。除水之外,酒精、汽油、氯仿等液体物质也是常用的溶剂,统称为非水溶剂,如酒精能溶解碘,汽油能溶解油脂等。一般情况下,当固体或气体物质溶于液体物质形成溶液时,固体或气体物质是溶质,液体物质是溶剂;当两种液体物质相互溶解而形成溶液时,量少的一种液体物质称溶质,量多的一种液体物质称溶剂。另外,配制酒精水溶液时,不论浓度大小,习惯上都以酒精为溶质,水为溶剂。

二、溶液浓度的表示方法和计算

　　溶液的浓度是指一定量的溶液或溶剂中所含溶质的量。可以用下式表示:

$$溶液的浓度 = \frac{溶质的量}{溶液的量}$$

　　在不同的浓度表示式中溶质的量可以是溶质的质量、溶质的体积或溶质物质的量;溶液的量可以是溶液的质量、溶液的体积等。

　　溶液浓度大是指溶液中所含溶质的量多,溶液浓度小是指溶液中所含溶质的量少。在实际应用中,经常需要准确掌握溶液的浓度,通过控制溶液的浓度来满足各种不同的需求。例如临床用的注射液、农民喷洒农药、化学反应等都要求溶液具有相应准确的浓度。

　　同一种溶液,其溶液的浓度有多种表示方法,当前在科学研究和临床上最常用的是物质的量浓度。本章主要介绍物质的量浓度、质量浓度、溶质的质量分数、溶质的体积分数等常用的溶液浓度表示方法。

（一）物质的量浓度

溶液中溶质 B 的物质的量除以溶液的体积，称为溶质 B 的物质的量浓度。B 的物质的量浓度用符号 $c(B)$ 或 c_B 表示。即：

$$B\text{的物质的量浓度}=\frac{B\text{的物质的量}}{\text{溶液的体积}}$$

定义方程式为：

$$c_B=\frac{n_B}{V}$$

如果已知溶质的质量，则

$$c_B=\frac{\frac{m_B}{M_B}}{V}$$

$$c_B=\frac{m_B}{M_BV}$$

式中的 B 表示溶液中的溶质。物质的量浓度常用单位是 mol/L（摩尔每升），辅助单位是 mmol/L（毫摩尔每升）、μmol/L（微摩尔每升）。三者的关系为：

$$1\text{ mol/L}=10^3\text{ mmol/L}\qquad\qquad 1\text{ mmol/L}=10^3\mu\text{mol/L}$$

例如：

$c(NaCl)=0.1mol/L$，表示每升 NaCl 溶液中含 0.1 mol NaCl；

$c(Na^+)=1.5mol/L$，表示每升溶液中含 1.5 mol Na^+；

$c(\text{葡萄糖})=3.9\text{ mmol}/L$，表示每升葡萄糖溶液中含 3.9 mmol 葡萄糖。

关于物质的量浓度的计算主要有下列几类：

1. 已知溶质物质的量，求物质的量浓度

例 3-4　某 KOH 溶液 500 mL 中含 0.5 mol 的 KOH，试问该 KOH 溶液的物质的量浓度为多少？

解　$\because n(KOH)=0.5\text{ mol}\qquad V=500\text{ mL}=0.5\text{ L}$

$$c_B=\frac{n_B}{V}$$

$$\therefore c(KOH)=\frac{n(KOH)}{V}=\frac{0.5\text{ mol}}{0.5\text{ L}}=1\text{ mol/L}$$

答：该 KOH 溶液的物质的量浓度为 1 mol/L。

2. 已知溶质的质量和溶液的体积，求物质的量浓度。

例 3-5　100 mL 正常人的血清中含 10 mg Ca^{2+}，计算正常人血清中含 Ca^{2+} 的物质的量浓度。

解　$\because m(Ca^{2+})=10mg=0.01g\qquad M(Ca^{2+})=40\text{ g/mol}$

$$V=100\text{ mL}=0.1\text{ L}$$

$$\therefore c_B=\frac{n_B}{V}=\frac{m_B}{M_BV}=\frac{0.01\text{ g}}{40\text{ g/mol}\times0.1\text{ L}}=2.5\times10^{-3}\text{ mol/L}=2.5\text{ mmol/L}$$

答:正常人血清中 Ca^{2+} 的物质的量浓度为 2.5 mmol/L。

3. 已知物质的量浓度和溶液体积,求溶质的质量。

例 3 - 6 500 mL 2 mol/L NaOH 溶液中,含 NaOH 多少克?

解 ∵ $c_{NaOH}=2$ mol/L $\quad V=500$ mL$=0.5$ L $\quad M_{NaOH}=40$ g/mol

由 $c_B=\dfrac{m_B}{M_B V}$ 得 $m_B=c_B M_B V$

∴ $m(NaOH)=2$ mol/L$\times0.5$ L$\times40$ g/mol$=40$ g

答:含 NaOH 40 g。

在科学上,物质的量浓度已广泛使用。世界卫生组织(WHO)建议,在医学上表示溶液浓度时,凡是已知相对分子质量的物质,需用物质的量浓度表示其浓度;对于未知其相对分子质量的物质,则可用其他溶液的浓度来表示,如质量浓度。

学与习

3 - 11 将 8 g NaOH 配制成溶液 500 mL,计算该溶液的物质的量浓度。

3 - 12 临床上纠正酸中毒时,常使用乳酸钠($NaC_3H_5O_3$)注射液,其规格是每支 20 mL 注射液含乳酸钠 2.24 g,求该支注射液的物质的量浓度。

3 - 13 计算 0.2 mol/L NaCl 溶液 1 000 mL 中含有 NaCl 多少克?

(二)质量浓度

溶液中溶质 B 的质量除以溶液的体积,称为溶质 B 的质量浓度。用符号 ρ_B 表示。即:

$$质量浓度=\frac{溶质质量}{溶液体积}$$

定义方程式为:

$$\rho_B=\frac{m_B}{V}$$

式中的 B 表示溶液中的溶质。质量浓度的常用单位是 g/L(克每升),辅助单位是 mg/L(毫克每升)、μg/L(微克每升)。在实际工作中可根据不同情况采用不同的单位。

$$1\ g/L=10^3\ mg/L \qquad 1\ mg/L=10^3\ \mu g/L$$

例如:

$\rho_{葡萄糖}=50$ g/L,表示每升葡萄糖溶液中含 50 g 葡萄糖。

$\rho_{NaCl}=9$ g/L,表示每升氯化钠溶液中含 9 g NaCl。

例 3 - 7 在 100 mL 生理盐水中含有 0.9 g NaCl,计算生理盐水的质量浓度。

解 ∵ $m_B=0.9$ g, $V=100$ mL$=0.1$ L

∴ $\rho_{NaCl}=\dfrac{m(NaCl)}{V}=\dfrac{0.9\ g}{0.1\ L}=9$ g/L

答:生理盐水的质量浓度为 9 g/L。

例 3 - 8 100 mL 正常人血浆中含血浆蛋白 7 g,问血浆蛋白在血浆中的质量浓度为多少?

解：$\because m_B = 7\ g, V = 100\ mL = 0.1\ L$

$\therefore \rho_{血浆蛋白} = \dfrac{m_{血浆蛋白}}{V} = \dfrac{7\ g}{0.1\ L} = 70\ g/L$

答：血浆蛋白的质量浓度为 70 g/L。

在临床检验报告中，已知相对分子质量的物质，都用物质的量浓度表示，如血糖(血液中的葡萄糖 $C_6H_{12}O_6$)的正常值是 3.9 mmol/L～6.1 mmol/L；对于未知相对分子质量的物质(主要是各种蛋白质)，则可用质量浓度表示，如血清总蛋白质的正常值是 64 g/L～79 g/L。

3-14 500 mL 葡萄糖溶液中含有 9 g 葡萄糖，计算该溶液的质量浓度。

3-15 2 000 mL 质量浓度为 40 g/L 的硫酸钠溶液中，含硫酸钠多少克？

(三) 质量分数

溶质 B 的质量分数是指溶质 B 的质量 m_B 与溶液的质量 m 之比。用符号 ω_B 表示。即：

$$溶质的质量分数 = \dfrac{溶质质量}{溶液质量} \times 100\%$$

定义方程式为：

$$\omega_B = \dfrac{m_B}{m} \times 100\%$$

式中 B 表示溶质，m_B 表示溶质质量，m 表示溶液质量。因为 m_B 和 m 的单位通常应相同，故溶质的质量分数是一个无量纲的物理量，其值可以用小数或百分数表示。

工业产品一般用溶质的质量分数表示浓度。如溶质的质量分数为 0.96(96%)的浓硫酸，表示每 1 g 浓硫酸中含纯硫酸 0.96 g，或者表示 100 g 浓硫酸中含纯硫酸 96 g。

例 3-9 将 10 g KCl 溶于 100 g 水中配成溶液，计算此溶液中 KCl 的质量分数。

解：$\because m_B = 10\ g, m = 100\ g + 10\ g = 110\ g$

$\therefore w_B = \dfrac{m_B}{m} = \dfrac{10\ g}{110\ g} = 0.091(或 9.1\%)$

答：此溶液中 KCl 的质量分数为 0.091(或 9.1%)。

(四) 体积分数

溶质 B 的体积分数是指溶质 B 的体积 V_B 与溶液的体积 V 之比。用符号 φ_B 表示。即：

$$溶质的体积分数 = \dfrac{溶质体积}{溶液体积} \times 100\%$$

定义方程式为：

$$\varphi_B = \dfrac{V_B}{V} \times 100\%$$

要注意，V_B 和 V 的体积单位一般相同，故体积分数也是一个无量纲的量，其值可以用小数或百分数表示。

溶质的体积分数为 0.25(25％)的酒精溶液,表示每 1 mL 酒精溶液中含酒精 0.25 mL,或者表示 100 mL 酒精溶液中含酒精 25 mL。

例 3－10 取 750 mL 纯酒精加水配成 1 000 mL 医用消毒酒精溶液,计算此酒精溶液中酒精的体积分数。

解 $\because V_B=750$ mL,$V=1\,000$ mL

$$\therefore \varphi_B=\frac{V_B}{V}=\frac{750\ \text{mL}}{1\,000\ \text{mL}}=0.75(75\%)$$

答:该酒精溶液中酒精的体积分数为 0.75(或 75％)。

例 3－11 在 311 K 时,人的动脉血中 100 mL 含氧气 19.6 mL。求此温度下,人的动脉血中含氧气的体积分数。

解 $\because \varphi_B=\dfrac{V_B}{V}$

$$\therefore \varphi_{O_2}=\frac{V_{O_2}}{V}=\frac{19.6\ \text{mL}}{100\ \text{mL}}=0.196(19.6\%)$$

答:此温度下人动脉血中含氧气的体积分数为 0.196。

在临床上,常用到红细胞比容的概念,它是指红细胞在全血中所占的体积分数,正常人的红细胞比容为 $\varphi_B=0.37\sim0.50$。

学与问

3－16 配制溶质的体积分数为 25％的甘油溶液 2 000 ml,需甘油多少毫升?

3－17 某温度时,蒸干 70 g 氯化钾溶液,得到 14 g 氯化钾,计算该溶液中溶质的质量分数。

知识链接

百分浓度

百分浓度是指 100 份溶液中所含溶质的份数,用符号％表示,其数学表达式为:

$$百分浓度=\frac{溶质的份数}{溶液的份数}\times100\%$$

式中所指的份数可以是质量,也可以是体积。百分浓度有三种表示方法。

1. 质量－质量百分浓度

(1) 定义:用 100 g 溶液中所含溶质的克数表示的浓度称为质量－质量百分浓度。用符号％(g/g)表示。

(2) 数学表达式:

$$质量－质量百分浓度=\frac{溶质质量}{溶液质量}\times100\%$$

(3) 含义:如 10％(g/g)NaCl 溶液是指 100 gNaCl 溶液中含有 10 g 溶质 NaCl。

2. 体积－体积百分浓度

(1) 定义:用 100 mL 溶液中所含溶质的毫升数表示的浓度称为体积－体积百分浓度。用符号％(mL/mL)表示。

知识链接

（2）数学表达式：

$$体积－体积百分浓度＝\frac{溶质体积}{溶液体积}\times100\%$$

（3）含义：如 95%（mL/mL）的药用酒精就是指在 100 mL 酒精溶液中，含有纯酒精 95 mL。

3. 质量－体积百分浓度

（1）定义：用 100 mL 溶液中所含溶质的克数表示的浓度称为质量－体积百分浓度。用符号 %（g/mL）表示。

（2）数学表达式：

$$质量－体积百分浓度＝\frac{溶质质量}{溶液体积}\times100\%$$

（3）含义：如临床上常用的生理盐水是 0.9%（g/mL）NaCl 溶液，是指在 100 mL NaCl 溶液中含 NaCl 0.9 g；临床上常用的 5%（g/mL）葡萄糖溶液，是指在 100 mL 葡萄糖溶液中含葡萄糖 5 g。

4. 百分浓度已被取代

百分浓度是比较老的浓度表示方法，现已被其他浓度表示方法取代。根据国际纯粹化学与应用化学联合会物理化学符号、术语和单位委员会规定的表示方法：①质量－质量百分浓度已改称质量分数；②体积－体积百分浓度已改称体积分数；③质量－体积百分浓度已被质量浓度所取代。

百分浓度不是法定的计量单位，应避免使用，但至今在国内外书刊和实际应用中由于习惯，有时还在使用百分浓度。如在临床注射液的标识上就经常使用百分浓度。

三、溶液浓度的换算

（一）质量浓度与物质的量浓度间的换算

质量浓度和物质的量浓度是两种常用的浓度表示方法，根据它们的基本定义，可以求出它们之间的关系为：

$$\rho_B＝c_B M_B$$

$$或：c_B＝\frac{\rho_B}{M_B}$$

例 3－12　50 g/L 碳酸氢钠（NaHCO₃）注射液的物质的量浓度是多少？

$解：\because M_{NaHCO_3}＝84\ g/mol \qquad \rho_{NaHCO_3}＝50\ g/L$

$$\therefore c_{NaHCO_3}＝\frac{\rho_{NaHCO_3}}{M_{NaHCO_3}}＝\frac{50\ g/L}{84\ g/mol}＝0.6\ mol/L$$

答：该碳酸氢钠注射液的物质的量浓度为 0.6 mol/L。

例 3－13　临床上纠正酸中毒用的乳酸钠（NaC₃H₅O₃）注射液的物质的量浓度为 1 mol/L，问该注射液的质量浓度是多少？

$解：\because c_B＝1\ mol/L \quad M_B＝112\ g/mol$

$$\rho_B＝c_B M_B$$

$$\therefore \rho(NaC_3H_5O_3)＝1\ mol/L\times112\ g/mol＝112\ g/L$$

答：该注射液的质量浓度是 112 g/L。

（二）质量分数与物质的量浓度间的换算

质量分数是用质量表示溶液的量，而其他浓度均以体积表示溶液的量。在进行浓度换算时，需要知道溶液的密度，根据它们的基本定义，可以导出它们之间的关系为：

$$c_B=\frac{\omega_B\rho}{M_B} \quad \text{或} \quad \omega_B=\frac{c_BM_B}{\rho}$$

例 3 - 14　已知硫酸溶液的质量分数 $\omega_B=0.98$，$\rho=1.84$ kg/L，计算此硫酸溶液的物质的量浓度。

解　$\because \omega_B=0.98 \qquad \rho=1.84$ kg/L$=1\,840$ g/L $\qquad M(H_2SO_4)=98$ g/mol

$\therefore c(H_2SO_4)=\frac{\omega(H_2SO_4)\rho}{M(H_2SO_4)}=\frac{0.98\times1\,840\text{ g/L}}{98\text{ g/mol}}=18.4$ mol/L

答：此硫酸溶液的物质的量浓度为 18.4 mol /L。

四、溶液的配制和稀释

（一）溶液的配制

溶液配制的基本方法有两种：

1. 一定质量溶液的配制

用溶质的质量分数表示溶液的浓度时采用此法配制较方便。这种溶液的配制是将一定质量的溶质和溶剂混合均匀即得。

例 3 - 15　如何配制 500 g 溶质的质量分数为 10％的 NaCl 溶液？

解：①计算：500 g 溶液中含 NaCl 的质量为：

$m(NaCl)=10\%\times500$ g$=50$ g

配制该溶液所需水的质量为：

$m(H_2O)=500$ g-50 g$=450$ g

②称量：用托盘天平称量 50 g NaCl，放入烧杯中。

③量取：用量筒量取 450 mL 水（水的密度为 1 g/mL），倒入盛有氯化钠的烧杯中。

④溶解：用玻璃棒搅拌，使氯化钠溶解。

混合均匀后即配制成溶质的质量分数为 10％的 NaCl 溶液 500 g。

这种溶液的配制是将定量的溶质和溶剂混合均匀即得。如用溶质的质量分数（ω_B）表示溶液的浓度时采用此法配制较方便。

2. 一定体积溶液的配制

用物质的量浓度、质量浓度和溶质的体积分数等浓度表示的溶液采用此法配制。

例 3 - 16　怎样配制 500 mL 的 0.5 mol/L NaHCO₃ 溶液？

解：①计算：$V=500$ mL$=0.5$ L，$M_{NaHCO_3}=84$ g/mol

$$n(NaHCO_3)=c(NaHCO_3)V=0.5\text{ mol/L}\times0.5\text{ L}=0.25\text{ mol}$$

$$m(NaHCO_3)=n(NaHCO_3)M(NaHCO_3)=84\text{ g/mol}\times0.25\text{ mol}=21\text{ g}$$

②称量：用托盘天平称量 21 g NaHCO₃，放入烧杯中。

③溶解：用量筒量取 50～70 mL 蒸馏水倒入盛有碳酸氢钠的烧杯中，用玻璃棒搅拌使其完全溶解。

④转移：用玻璃棒将烧杯内的溶液引流入 500 mL 容量瓶中，然后用少量蒸馏水洗涤烧

杯2～3次,每次洗涤液都引入容量瓶中。

⑤定容:向容量瓶中缓慢加蒸馏水,当加到离标线2～3 cm处时,改用胶头滴管滴加蒸馏水,加至溶液凹液面最低处与标线平视相切。盖好瓶塞,将溶液混匀。

⑥备用:把配制好的溶液装入试剂瓶中,盖好瓶塞并贴上标签,标签上应包括药品名称和溶液浓度,作为备用。

容量瓶常用的有50 mL、100 mL、250 mL、500 mL、1 000 mL、2 000 mL等不同规格。一种规格的容量瓶只能配制与其标定容积相对应体积的溶液。如配制500 mL溶液,就需使用规格为500 mL的容量瓶。

(二)溶液的稀释

在溶液中加入溶剂后,溶液的体积增大而浓度变小的过程称为溶液的稀释。

在实际工作中经常会遇到溶液的稀释,在市场上所购的分析纯或其他高浓度的溶液必须先稀释后再使用,如硫酸、盐酸等。临床上更是常常要配制和稀释溶液。

由于稀释时只加入溶剂而未加入溶质,所以溶液在稀释前后溶质的量保持不变。即:

$$稀释前溶质的量＝稀释后溶质的量$$

此原理的表示式被称为**稀释公式**:

$$c(浓溶液)\times V(浓溶液)＝c(稀溶液)\times V(稀溶液)$$

或
$$c_1V_1＝c_2V_2$$

式中c为与溶液体积有关的浓度,V为溶液体积。c_1和V_1分别表示稀释前浓溶液的浓度和体积,c_2和V_2分别表示稀释后稀溶液的浓度和体积。

应用此式时,c_1和c_2必须用相同的浓度表示法,V_1和V_2也必须采用相同的体积单位。需要强调的是,若稀释前后浓度表示法或体积单位不同,必须先换算一致后方可代入稀释公式计算。

例3-17　配制0.2 mol/L盐酸溶液100 mL,需取2 mol/L盐酸溶液多少毫升? 如何配制?

解:①计算:设需2 mol/L盐酸的体积为V_1 mL

∵ $c_1＝2$ mol/L　$V_1=?$　$c_2＝0.2$ mol/L　$V_2＝100$ mL

根据稀释公式,有:

$$V_1=\frac{c_2V_2}{c_1}=\frac{0.2\times100}{2.0}=10 \text{ mL}$$

答:需取2 mol/L盐酸溶液10 mL。

②移取:用10 mL吸量管吸取2 mol/L盐酸溶液10 mL移至50 mL烧杯中。

③稀释:用量筒量取20 mL蒸馏水倒入烧杯中,用玻璃棒缓慢搅动使其混匀。

④转移:用玻璃棒将烧杯内的溶液引流入100 mL容量瓶中,然后用少量蒸馏水洗涤烧杯2～3次,每次的洗涤液都引入容量瓶中。

⑤定容:向容量瓶中加蒸馏水,当加到离标线1～2 cm处时,改用胶头滴管滴加蒸馏水至溶液凹液面最低处与标线平视相切。盖好瓶塞,将溶液混匀。

学与问

3-18 为什么要用蒸馏水洗涤烧杯内壁？为什么要将洗涤烧杯后的溶液注入容量瓶中？为什么要轻轻振荡容量瓶，使容量瓶中的溶液充分混合？

3-19 现需配制 500 mL 9 g/L 的氯化钠溶液，如何配制？

知识链接

高分子化合物

高分子化合物，简称高分子，是由几千个甚至几万个原子构成的大分子化合物，它们的结构复杂，相对分子质量在 1 万以上，甚至高达几百万。淀粉、蛋白质、核酸、橡胶、塑料等都是高分子化合物。

人类的活动与高分子化合物有着密切的关系。在日常生活中，人们一直在应用天然的高分子化合物，如日常膳食的淀粉和蛋白质，衣着的棉、麻、丝、毛和皮等，都是天然的高分子化合物。

近年来，医用高分子材料的研究与发展突飞猛进，从人工器官到高效、定向的高分子药物控缓释体系的研究，几乎遍及生物医学的各个方面。医用高分子是一门生命科学、材料科学与高分子化学交叉的新兴学科，它是功能高分子中最重要和发展最快的一个领域，也是高分子科学的前沿。

第三节　溶液的渗透压

一、渗透现象和渗透压

假设在很浓的蔗糖溶液的液面上加一层清水，则水分子从上层进入下层；同时，蔗糖分子从下层进入上层。一定时间后，上面的水也有甜味了，直到整个体系形成浓度均一的蔗糖溶液为止，这个过程称为扩散。

有一种性质特殊的薄膜，只允许较小的溶剂水分子自由通过而溶质分子很难通过，这种薄膜称为半透膜。半透膜有天然存在的，像生物的细胞膜、动物的膀胱膜、肠衣、鸡蛋衣等；也可以人工制得，如羊皮纸、火棉胶、玻璃纸和硫酸纸等。如果用半透膜将蔗糖水溶液和纯水隔开，就会发生渗透现象。

下面通过一个简单的实验来说明渗透现象。如图 3-1 所示，在烧杯中装入水，在半透膜内装入 500 g/L 蔗糖溶液并扎紧在长颈漏斗口上方，然后把它安装固定在铁架台上，再放入烧杯中，且使烧杯和长颈漏斗的液面相平。一段时间后，便可看到长颈漏斗内液面慢慢升高，达到一定高度（h）后不再上升，这说明水能透过半透膜进入溶液（蔗糖溶液）中，而使其液面上升。这种溶剂分子透过半透膜由纯溶剂进入溶液或由稀溶液进入浓溶液的现象称为渗透现象，简称渗透。

渗透现象可以用分子运动学说来解释。由于半透膜的存在，使蔗糖分子不能通过半透膜从蔗糖溶液进入纯水里。在半透膜内是蔗糖溶液，而膜外是纯水，因此半透膜两边单位体积内水分子的数目是不相等的，蔗糖溶液中单位体积水分子数目要少于纯溶剂单位体积水分子数目。因此一定时间内，从纯溶剂方向进入溶液的水分子数要比从蔗糖溶液方向进入纯水中的水分子数要多得多，因而产生了渗透现象。结果表现为水不断透过半透膜渗入蔗糖溶液，使蔗糖溶液的浓度逐渐变稀而体积逐渐增大，溶液的液面上升。

图 3-1　渗透现象示意图

随着渗透作用的进行，管内溶液的液面逐渐升高，内、外液面产生液面差，管内液柱的压强使纯水中的水分子从外进入蔗糖溶液的速度逐渐减慢。当管中的液面上升到一定高度时，水分子向两个方向渗透的速度相等，即单位时间内水分子从纯水进入溶液的数目与从溶液进入纯水的数目相等，体系达到动态平衡，称为渗透平衡。这时管内液面不再升高，渗透现象不再进行。此时管内液柱所产生的压强称为蔗糖溶液的渗透压。

渗透压的大小可以用管内、管外液面高度之差(h)来衡量。这段液面高度之差(h)所产生的压强即为该溶液的渗透压。将两种浓度不同的溶液用半透膜隔开，恰能阻止渗透现象继续发生，而达到动态平衡的压力，称为渗透压。

渗透压的单位为帕(Pa)或千帕(kPa)，医学上常用千帕(kPa)。不同浓度溶液的渗透压大小不同。

若用半透膜把两种不同浓度的溶液隔开也能发生渗透现象，这时水从稀溶液渗入浓溶液中去。综上所述，渗透的方向是溶剂水分子透过半透膜由纯溶剂进入溶液或由稀溶液进入浓溶液。

由此可见渗透现象的实质是水分子由纯水向溶液或由稀溶液向浓溶液方向渗透的过程，但必须有半透膜存在，否则只是扩散而不是渗透。总之产生渗透现象必须具备两个条件：一是有半透膜存在；二是半透膜两侧溶液有浓度差。

学与问

3-20　何谓半透膜？扩散与渗透有何不同？

3-21　什么是渗透压？简述渗透的方向。

3-22　产生渗透现象要具备什么条件？

二、渗透压与溶液浓度的关系

凡是溶液都有渗透压。不同浓度的溶液具有不同的渗透压。实验证明：在一定温度下，稀溶液的渗透压与渗透浓度成正比，而与溶质的本性无关。此规律称为渗透压定律。

溶液中能产生渗透作用的溶质粒子的总浓度称为渗透浓度。在医学上常用 c_{os} 表示，单位是 mmol/L(毫摩尔每升)。渗透浓度越小，溶液的渗透压就越小；渗透浓度越大，溶液的渗透压就越大；渗透浓度相等，溶液的渗透压相等。因此，如果比较两种不同溶液的渗透压大小，只需比较两者的渗透浓度大小。

三、渗透浓度与溶液浓度的关系

(一)非电解质溶液

非电解质由于在溶液中不发生电离,1 个分子就是 1 个粒子,产生渗透作用的粒子是非电解质分子,所以非电解质溶液的渗透浓度等于溶液浓度,即 $c_{os} = c_B$。

对于不同的非电解质溶液,在相同温度下,只要物质的量浓度相同,单位体积内溶质的粒子数目是相同的,因此它们的渗透压也必然相等。如 0.3 mol/L 葡萄糖($C_6H_{12}O_6$)溶液和 0.3 mol/L 蔗糖($C_{12}H_{22}O_{11}$)溶液,它们的渗透压相等。当两种非电解质溶液的物质的量浓度不同时,浓度较大的溶液,渗透压也较大,如 0.6 mol/L 葡萄糖溶液的渗透压是 0.3 mol/L 蔗糖溶液渗透压的 2 倍。

(二)电解质溶液

强电解质在溶液中完全电离,使溶液中的粒子数成倍增加,强电解质溶液中溶质粒子的物质的量浓度等于电解质电离出的阴离子与阳离子的物质的量浓度的总和。因此强电解质溶液的渗透浓度大于溶液浓度,即 $c_{os} > c_B$。如果 1 mol 某强电解质能电离出 x mol 的阳离子和 y mol 阴离子,那么溶液浓度为 c_B 的电解质溶液中产生的渗透浓度为 $c_{os} = (x+y)c_B$。

以 $MgCl_2$ 溶液为例,$MgCl_2$ 是强电解质,在溶液中是完全电离的:即 $MgCl_2 = Mg^{2+} + 2Cl^-$;1 mol $MgCl_2$ 电离产生 1 mol Mg^{2+} 和 2 mol Cl^-,共计 3 mol 的离子,所以 $MgCl_2$ 溶液的渗透浓度是其溶液浓度的 3 倍,即:$c_{os} = 3c_B$。

例 3－18 比较 0.1 mol/L NaCl 溶液与 0.1 mol/L $CaCl_2$ 溶液的渗透压大小。

解:NaCl、$CaCl_2$ 在水中的电离情况如下:

$$NaCl = Na^+ + Cl^-$$
$$CaCl_2 = Ca^{2+} + 2Cl^-$$

0.1 mol/L NaCl 溶液中离子总浓度为 0.2 mol/L;而 0.1 mol/L $CaCl_2$ 溶液中离子总浓度为 0.3 mol/L。所以 0.1 mol/L NaCl 溶液的渗透压小于 0.1 mol/L $CaCl_2$ 溶液的渗透压。

例 3－19 比较 9 g/L NaCl 溶液和 0.308 mol/L 葡萄糖溶液的渗透压。

解:先把 9 g/L NaCl 溶液的质量浓度换算成物质的量浓度。

$$c_{NaCl} = \frac{\rho_{NaCl}}{M_{NaCl}} = \frac{9 \text{ g/L}}{58.5 \text{ g/mol}} = 0.154 \text{ mol/L}$$

∵ $NaCl = Na^+ + Cl^-$

∴NaCl 溶液中溶质粒子浓度为 0.154 mol/L×2＝0.308 mol/L

答:9 g/L NaCl 溶液与 0.308 mol/L 葡萄糖溶液的渗透压相等。

学与问

3－23 何谓渗透压定律?

3－24 电解质与非电解质在计算渗透浓度时,有何不同?

3－25 下列渗透压最小的溶液是(　　　)。

　　　A. 1 mol/L $AlCl_3$ 溶液　　　　B. 1.5 mol/L $CaCl_2$ 溶液

　　　C. 1.5 mol/L NaCl 溶液　　　　D. 2 mol/L 葡萄糖溶液

四、渗透压在医学上的意义

(一)血浆渗透压和渗透浓度

医学上常用千帕(kPa)表示溶液渗透压,正常人血浆的渗透压为720～800 kPa,相当于血浆中各种阴阳离子的总渗透浓度为 280 mmol/L～320 mmol/L 产生的渗透压。

(二)等渗溶液、低渗溶液和高渗溶液

溶液的渗透压高低是相比较而言的。在相同温度下,渗透压相等的两种溶液,称为等渗溶液。对于渗透压不相等的两种溶液,渗透压低的溶液称为低渗溶液,渗透压高的溶液称为高渗溶液。

在临床工作中,注射溶液的等渗、高渗或低渗是以人体血浆总渗透浓度作为比较标准的。血浆中各种阴阳离子的总浓度约为 300 mmol/L,即正常人血浆的渗透浓度约为 300 mmol/L。所以医学上规定凡临床上使用的注射溶液,渗透浓度在 280 mmol/L～320 mmol/L 范围内的溶液称为等渗溶液;渗透浓度低于 280 mmol/L 的溶液称为低渗溶液;渗透浓度高于 320 mmol/L 的溶液称为高渗溶液。在实际应用中,略低于 280 mmol/L 或略高于 320 mmol/L 的溶液,在临床上也作为等渗溶液使用。

临床上常用的等渗溶液有:

0.278 mol/L(50 g/L)葡萄糖溶液;

0.154 mol/L(9 g/L)NaCl 溶液(生理盐水);

0.149 mol/L(12.5 g/L)$NaHCO_3$ 溶液;

1/6 mol/L(18.7 g/L)乳酸钠溶液。

临床上常用的高渗溶液有:

2.78 mol/L(500 g/L)葡萄糖溶液;

0.60 mol/L(50 g/L)$NaHCO_3$ 溶液。

0.278 mol/L 葡萄糖氯化钠溶液(生理盐水中含 0.278 mol/L 葡萄糖),毫摩尔浓度应为308＋278＝586 mmol/L,其中生理盐水维持渗透压,葡萄糖则供给热量和水。

输液是临床治疗中常用的处置之一。输液必须掌握的基本原则是不因输入液体而影响血浆渗透压。所以大量输液时,必须使用等渗溶液。下面讨论红细胞分别在三种不同浓度的 NaCl 溶液中所产生的现象。

①如将红细胞放到高渗的 0.256 mol/L NaCl 溶液中,在显微镜下可以看到红细胞逐渐皱缩,这种现象称为胞浆分离。因为这时红细胞内液的渗透压小于外面的 0.256 mol/LNaCl 溶液的渗透压,因此,水分子由红细胞内向外渗透,使红细胞皱缩。如图 3-2 甲。

②如将红细胞放到等渗的 0.154 mol/L NaCl 溶液(生理盐水)中,在显微镜下看到红细胞维持原状。这是因为红细胞与生理盐水渗透压相等,细胞内外达到渗透平衡的缘故。如图 3-2 乙。

③如将红细胞放到低渗的 0.068 mol/L NaCl 溶液中,在显微镜下可以看到红细胞逐渐膨胀,最后破裂,医学上称这种现象为溶血。这是因为红细胞内液的渗透压大于外面的 0.068 mol/L NaCl 溶液的渗透压,因此水分子就要向红细胞内渗透,使红细胞膨胀,以致破裂。如图 3-2 丙。图 3-2 为红细胞在不同浓度 NaCl 溶液中的形态图。

甲: 红细胞置于0.256 mol/L
氯化钠溶液中逐渐皱缩

乙: 红细胞置于0.154 mol/L
氯化钠溶液中保持原来
形状

丙: 红细胞置于0.068 mol/L
氯化钠溶液中逐渐膨胀,
最后破裂

图3-2 红细胞在不同浓度 NaCl 溶液中的形态示意图

在医疗工作中,不仅大量补液时要注意溶液的渗透压,就是小剂量注射时,也要考虑注射液的渗透压。但临床上也经常用高渗溶液,如渗透压比血浆高近10倍的2.78 mol/L 葡萄糖溶液。对急需增加血液中葡萄糖的患者,如用等渗溶液,注射液体积太大,所需注射时间太长,收效慢,耽误治疗。

需要注意,用高渗溶液作静脉注射时,用量不能太大,注射速度一定要缓慢。高渗溶液浓度越大,滴注速度就应越慢;当高渗溶液缓慢注入体内时,可逐渐被大量体液稀释成等渗溶液,从而处于安全状况。如果滴注速度过快,注入体内的高渗溶液来不及稀释会造成体液局部高渗引起红细胞皱缩,使病人处于危险状况。

人体血浆中既有小分子(如葡萄糖)和小离子(如 Na^+、Cl^-、HCO_3^- 等),也有大分子和大离子胶体物质(如蛋白质、核酸等)。血浆总渗透压是这两类物质所产生的渗透压的总和。由小分子和小离子所产生的渗透压称为晶体渗透压,由大分子和大离子所产生的渗透压称为胶体渗透压。晶体渗透压和胶体渗透压具有不同的生理功能。

学与问

3-26 扩散与渗透有何不同?产生渗透现象要具备什么条件?

3-27 电解质与非电解质在计算渗透浓度时,有何不同?

3-28 在 37 ℃时,NaCl 溶液与葡萄糖溶液的渗透压相等,则两溶液的物质的量浓度有以下关系( )
A. $c(NaCl) = c(葡萄糖)$ B. $c(NaCl) = 2c(葡萄糖)$
C. $c(葡萄糖) = 2c(NaCl)$ D. $c(NaCl) = 3c(葡萄糖)$

晶体渗透压与胶体渗透压

细胞膜是一种间隔着细胞内液和细胞外液的半透膜,它只允许水分子自由透过而不允许其他分子和离子透过。

由于晶体渗透压远大于胶体渗透压,因此水分子的渗透方向主要取决于晶体渗透压。当人体缺水时,细胞外液各种

知识链接

溶质的浓度升高,外液的晶体渗透压增大,于是细胞内液中的水分子将向细胞外液渗透,造成细胞皱缩。如果大量饮水,则又会导致细胞外液晶体渗透压减小,水分子透过细胞膜向细胞内液渗透,使细胞肿胀,严重时可引起水肿。

毛细血管壁也是体内的一种半透膜。晶体渗透压对维持血管内外血液和组织间液的水盐平衡不起作用,因此这一平衡只取决于胶体渗透压。人体因某种原因导致血浆蛋白质减少时,血浆的胶体渗透压降低,血浆中的水和其他小分子、小离子就会透过毛细血管壁而进入组织间液,导致血容量(人体血液总量)降低,组织间液增多,这是形成水肿的原因之一。

知识点归纳

一、物质的量

知 识 点	知 识 内 容
物质的量	物质的量是表示以某一特定数目的基本单元(粒子)为集体数目及其倍数的物理量,符号为 n_B 或 $n(B)$
摩尔	摩尔是一系统的物质的量,该系统中所含的基本单元数与 0.012 kg 碳-12 的原子数目相同。摩尔是物质的量的单位。1 mol＝10^3 mmol＝10^6 μmol
摩尔质量	单位物质的量的物质所具有的质量称为摩尔质量,符号为 M_B 或 $M(B)$
物质的量的计算	物质的量＝$\dfrac{基本单元数(粒子数)}{阿佛伽德罗常数}$　　$n=\dfrac{N}{N_A}$
	物质的量＝$\dfrac{物质的质量}{摩尔质量}$　　$n=\dfrac{m}{M}$

二、溶液浓度

表示方法	概 念	符 号	关系式	常用单位
物质的量浓度	溶液中溶质 B 的物质的量除以溶液的体积	c_B 或 $c(B)$	$c_B=\dfrac{n_B}{V}$	mol/L
质量浓度	溶液中溶质 B 的质量除以溶液的体积	ρ_B 或 $\rho(B)$	$\rho_B=\dfrac{m_B}{V}$	g/L
溶质的质量分数	溶质 B 的质量分数是指溶质 B 的质量 m_B 与溶液的质量 m 之比	ω_B 或 $\omega(B)$	$\omega_B=\dfrac{m_B}{m}$	
溶质的体积分数	溶质 B 的体积分数是指溶质 B 的体积 V_B 与溶液的体积 V 之比	φ_B 或 $\varphi(B)$	$\varphi_B=\dfrac{V_B}{V}$	

三、溶液浓度的换算和稀释

知 识 点	知 识 内 容
质量浓度与物质的量浓度间的换算	$\rho_B = c_B M_B$ 或 $c_B = \dfrac{\rho_B}{M_B}$
质量分数与物质的量浓度间的换算	$c_B = \dfrac{\omega_B \rho}{M_B}$ 或 $\omega_B = \dfrac{c_B M_B}{\rho}$
稀释公式	$c_1 V_1 = c_2 V_2$

四、溶液的渗透压

知 识 点	知 识 内 容
渗透现象	溶剂分子通过半透膜由纯溶剂进入溶液或由稀溶液进入浓溶液的现象,称为渗透现象,简称渗透
渗透压	将两种浓度不同的溶液用半透膜隔开,恰能阻止渗透现象继续发生而达到动态平衡的压力,称为渗透压
渗透压与溶液浓度的关系	在一定温度下,稀溶液的渗透压与渗透浓度成正比,而与溶质的本性无关。此规律称为渗透压定律
渗透压在医学上的意义	临床上规定凡渗透压在 280～320 mmol/L 范围内的溶液称为等渗溶液;渗透浓度低于 280 mmol/L 的溶液称为低渗溶液;渗透浓度高于 320 mmol/L 的溶液称为高渗溶液。临床上给病人输入大量液体时,应使用等渗溶液;若需输高渗溶液,须严格控制用量和注射速度

复习检测题

一、名词解释

1. 物质的量　2. 摩尔　3. 摩尔质量　4. 溶液　5. 物质的量浓度　6. 质量浓度　7. 渗透现象
8. 渗透压　9. 渗透浓度

二、选择题

1. 物质的量是表示 （　）

A. 物质数量的量　　　　　　　　　　B. 物质质量的量

C. 物质基本单元数目的量　　　　　　D. 物质单位的量

2. 在 0.5 mol Na_2SO_4 中,含有的 Na^+ 数是 （　）

A. 3.01×10^{23}　　　B. 6.02×10^{23}　　　C. 0.5　　　　　　　　D. 1

3. 下列说法中,正确的是 （　）

A. 1 mol O 的质量是 32 g/mol　　　　B. OH^- 的摩尔质量是 17 g

C. 1 mol H_2O 的质量是 18 g/mol　　D. CO_2 的摩尔质量是 44 g/mol

4. Na 的摩尔质量为 （　）

A. 23　　　　　　B. 23 g　　　　　　C. 23 mol　　　　　　D. 23 g/mol

5. 配制 0.10 mol/L 乳酸钠($NaC_3H_5O_3$)溶液 250 mL,需用 112 g/L 乳酸钠溶液的体积为 （　）

A. 50 mL　　　　B. 40 mL　　　　C. 25 mL　　　　D. 15 mL

6. 静脉滴注 0.9 g/L NaCl 溶液,红细胞结果会 （　）

A. 正常　　　　B. 基本正常　　　　C. 皱缩　　　　D. 溶血

7. 0.154 mol/L NaCl 溶液的渗透浓度(以 mmol/L 表示)为　　　　　　　　　　　(　)

A. 0.308　　　　　　B. 308　　　　　　C. 154　　　　　　D. 0.154

8. 人体血液平均每 100 mL 中含 K^+ 19 mg,则血液中 K^+ 的渗透浓度约为(以 mmol/L 表示)　(　)

A. 0.004 9　　　　　B. 4.9　　　　　　C. 49　　　　　　D. 490

9. 将 12.5 g 葡萄糖溶于水,配成 250 mL 溶液,该溶液的质量浓度为　　　　　　　(　)

A. 25 g/L　　　　　B. 5.0 g/L　　　　　C. 50 g/L　　　　　D. 0.025 g/L

10. 下列 4 种质量浓度相同的溶液中,渗透压最大的是　　　　　　　　　　　　　(　)

A. 蔗糖溶液　　　　B. 葡萄糖溶液　　　C. KCl 溶液　　　　D. NaCl 溶液

11. 500 mL 生理盐水中,Na^+ 的渗透浓度为　　　　　　　　　　　　　　　　　(　)

A. 308 mmol/L　　　B. 154 mmol/L　　　C. 0.308 mmol/L　　D. 0.154 mmol/L

12. 会使红细胞发生皱缩的是　　　　　　　　　　　　　　　　　　　　　　　(　)

A. 12.5 g/L $NaHCO_3$ 溶液　　　　　　　　B. 1.00 g/L NaCl 溶液

C. 112 g/L $NaC_3H_5O_3$ 溶液　　　　　　　D. 50 g/L 葡萄糖溶液

13. 欲使被半透膜隔开的两种溶液处于渗透平衡,则必须有　　　　　　　　　　　(　)

A. 两溶液物质的量浓度相同　　　　　　　B. 两溶液体积相同

C. 两溶液的质量浓度相同　　　　　　　　D. 两溶液渗透浓度相同

14. 已知 $CaCl_2$ 溶液与蔗糖溶液的渗透浓度均为 300 mmol/L,则两者物质的量浓度的关系为　(　)

A. $c(蔗糖)=3c(CaCl_2)$　　　　　　　　B. $c(CaCl_2)=3c(蔗糖)$

C. $c(蔗糖)=c(CaCl_2)$　　　　　　　　　D. $c(蔗糖)=2c(CaCl_2)$

三、填空题

1. 2 mol H_2SO_4 中含有 _____ mol H^+,_____ mol SO_4^{2-}。

2. 氯化钠的摩尔质量 $M(NaCl)=$ _____,0.5 mol NaCl 的质量 $m(NaCl)=$ _____。

3. 氢氧化钠的摩尔质量 $M(NaOH)=$ _____,20 g NaOH 的物质的量 $n(NaOH)=$ _____。

4. 1 mol $CaCO_3$ 中 $m(Ca)=$ _____,64 g SO_2 中的氧原子数 $N(O)=$ _____。

5. 2 mol HCl 的分子数 $N(HCl)=$ _____,质量 $m(HCl)=$ _____。

6. 恰好完全中和 0.5 mol HCl,需要 _____ g NaOH;恰好完全中和 0.5 mol H_2SO_4,需要 _____ g NaOH。

7. 世界卫生组织建议:在医学上表示液体浓度时,可用 _____ 和 _____,它们的常用单位分别是 _____ 和 _____。

8. 用半透膜把纯溶剂或稀溶液与溶液或浓溶液隔开,溶剂分子的渗透方向为 _____。

9. 医学上的等渗溶液是以 _____ 为标准确定的。

10. 晶体渗透压是由 _____ 产生的渗透压,其主要生理功能为 _____。胶体渗透压是由 _____ 产生的渗透压,其主要功能为 _____。

四、判断题

1. 质量浓度是指 100 g 水中所含溶质的克数。　　　　　　　　　　　　　　　(　)

2. 32 g 氧气中含有 $6.02×10^{23}$ 个氧分子。　　　　　　　　　　　　　　　(　)

3. 1 mL 1 mol/L 的硫酸溶液比 10 mL 1 mol/L 的硫酸溶液浓度小。　　　　　　(　)

4. 所谓某物质的浓度通常是指某物质的物质的量浓度。　　　　　　　　　　　(　)

5. 将红细胞放入某氯化钠水溶液中出现破裂,该氯化钠溶液为高渗溶液。　　　　(　)

6. 两个等渗溶液以任意体积比混合所得溶液仍为等渗溶液(设无化学反应发生)。　(　)

五、简答题

1. 产生渗透现象的条件是什么?

2. 分别比较下列各组溶液中两种溶液渗透压的高低,各组中两溶液如用半透膜隔开,指出渗透方向。

（1）50 g/L 葡萄糖溶液与 50 g/L 蔗糖溶液；

（2）1 mol/L 葡萄糖溶液与 1 mol/L 蔗糖溶液；

（3）0.1 mol/L 葡萄糖溶液与 0.1 mol/L NaCl 溶液；

（4）0.2 mol/L NaCl 溶液与 0.2 mol/L $CaCl_2$ 溶液。

六、计算题

1. 要配制 0.10 mol/L HCl 溶液 1 000 mL，需要密度为 1.19 g/cm、质量分数为 37% 的浓盐酸多少毫升？

2. 某患者需补 4.0×10^{-2} mol K^+，问需用多少支 100 g/L KCl 针剂（每支 10 mL）加到葡萄糖溶液中静脉滴注？

3. 正常人血清中每 100 mL 约含 Ca^{2+} 10 mg，其渗透浓度是多少？

4. 1.17 g/L 的氯化钠溶液所产生的渗透压与质量浓度为多少的葡萄糖溶液产生的渗透压相等？

5. 计算下列溶液的渗透浓度：

（1）$\rho_B = 56$ g/L 的乳酸钠（$C_3H_5O_3Na$）；（2）$\rho_B = 21$ g/L 的 $NaHCO_3$

水是生命的源泉

水是一切生物所必需的物质，即使是极耐旱的沙漠生物，亦需要一定的水分才能生存。从生理上说，水比其他食物还重要。一个健康的人，如果没有其他重要的营养物质，生命可维持一个月以上；但如果没有水，人陷于饥饿和干渴中，只能维持 10 天。在沙漠地带，人缺水 24 小时即导致死亡。因此，水是一切生命有机体的组成物质，是生命发生、发育和繁衍的源泉。

水不仅是生命的摇篮，而且是生命体的重要组成部分。一个成年人体重的 65%～70% 是由水构成的。水在生命活动中起着非常重要的作用。水在细胞中以两种形式存在：一部分水与其他物质相结合，叫做结合水；另一部分水以游离的形式存在，可以自由流动，叫做自由水。自由水既可作为良好的溶剂，溶解糖类、蛋白质、维生素、无机盐等物质，保证这些物质的正常代谢，又可以作为运输工具，保证体内营养物质的供给和代谢废物的排出；因为水具有高比热容、高汽化热及在生命体内的高密度的性质，它还可以内养脏腑、外润肌肤、调节和维持人的体温等。

在生命体内，水是介质，也是生命活动的参与者。在糖类、脂肪、蛋白质的水解反应中，水是反应物；在氧化、聚合、葡萄糖酵解反应中，水又是生成物。

人体内所有组织、器官和体液都含有水，但分布不均衡。在淋巴和脑脊髓中含水量最多，占 90% 以上；皮肤中占 60%～70%；脂肪组织和骨骼、头发、牙齿含水量最少，在 30% 以下。肌肉含水约 50%，血液含水约 80%。

第四章

化学反应速率和化学平衡

学习重点

1. 化学反应速率的概念及表示方法。
2. 影响化学反应速率的因素及应用。
3. 可逆反应和化学平衡的概念。
4. 影响化学平衡移动的因素。

对化学反应的研究通常都要涉及两个方面的问题：一是化学反应的快慢，即化学反应速率问题；二是化学反应进行的程度，即化学平衡问题。本章重点学习影响化学反应速率和化学平衡的因素。

第一节　化学反应速率

一、化学反应速率的概念

人们在日常生活和生产实践中，会接触到各类化学反应。有的快到瞬间完成，如炸药的爆炸、胶片的感光、离子间的反应等；有的则很慢，以至察觉不出有变化，如钢铁的生锈、塑料的老化等，而煤和石油的形成则需要几十万年以至亿万年的时间。

化学上衡量化学反应快慢的量，称为化学反应速率。

化学反应速率常用单位时间内反应物浓度的减少或生成物浓度的增加来表示。

在同一化学反应中，各物质的反应速率等于化学方程式中相应化学式前面的系数之比。例如：

$$a\mathrm{A}+b\mathrm{B}=d\mathrm{D}+e\mathrm{E}$$

式中 A、B 代表反应物，D、E 代表生成物；a、b、d、e 代表反应系数，则各物质反应速率 v 之间的关系为：

$$v_A : v_B : v_D : v_E = a : b : d : e$$

在同一化学反应中,只要已知一种物质的反应速率,就可根据化学方程式计算出用其他物质表示的反应速率。

4-1 简述化学反应速率的概念和表示方法。

4-2 写出化学反应 $mA + nB \Longrightarrow pC + qD$ 中各物质 A、B、C、D 化学反应速率之比。

二、影响化学反应速率的因素

影响化学反应速率的因素有内因和外因。内因是影响化学反应速率的决定因素,主要取决于反应物的本性,如其组成、结构和性质等。例如,氢气和氟气在低温、暗处即可发生爆炸,而在同样条件下,氢气和氯气反应比较缓慢,需用强光照射或点燃才能迅速化合。

化学反应速率还受外因即外界因素的影响,同一化学反应,因反应条件不同,反应速率也会不同。影响化学反应速率的外界因素很多,主要有浓度、压强、温度和催化剂。

(一)浓度对化学反应速率的影响

反应物的浓度对化学反应速率的影响很大。如硫在空气中只能缓慢燃烧产生微弱的淡蓝色火焰;而硫在纯氧中则能迅速燃烧,并发出明亮的蓝紫色火焰。这是由于在其他条件相同时,纯氧中氧气的浓度大约是空气中氧气浓度 5 倍的缘故。

实验证明:当其他条件不变时,增大反应物的浓度,化学反应速率加快;减小反应物的浓度,化学反应速率减慢。

例如:临床上有时可通过增加药物剂量,提高血液中药物浓度,来达到加快治疗疾病的目的。

(二)压强对化学反应速率的影响

压强对有气态物质参加化学反应的反应速率产生影响。对于有气体参加的反应,当温度一定时,一定量气体的体积与其所受的压强成反比。

实验证明:在其他条件不变时,增大压强,气体的体积缩小,反应物的浓度增大,化学反应速率加快;减小压强,气体的体积扩大,反应物的浓度减小,化学反应速率减慢。

如果参加反应的物质是固体、液体或在溶液中进行的反应,改变压强对它们的体积影响极微小,浓度几乎不变,因此压强不影响固体或液体物质间化学反应的速率。

例如:临床上将慢性缺氧的病人置于高压氧仓内,可以加快病人血液中的血红蛋白(Hb)与氧气结合生成氧合血红蛋白(HbO_2)的速率,从而有助于疾病的治疗。

(三)温度对化学反应速率的影响

温度是影响化学反应速率的另一个重要因素。许多化学反应都是在加热的条件下进行的。

例如:氢气和氧气的化合反应,在 400 ℃时需要 80 天,在 500 ℃时需要 2 小时,若将温度提高到 600 ℃时则成了瞬间就能完成的爆炸反应。

实验证明：当其他条件不变时，升高温度，可以增大化学反应速率；降低温度，可以减小化学反应速率。温度每升高 10℃，化学反应速率增大到原来的 2～4 倍。

温度能有效地改变化学反应速率，所以在实验室和化工生产中，常常采用加热的方法来增大化学反应速率；在生活中，常将易变质的食品和药物（如生物制剂）保存在低温的冰箱里，以减慢反应的进行，延长保存期。

（四）催化剂对化学反应速率的影响

凡能显著地改变化学反应速率，而本身的组成、质量及化学性质在反应前后保持不变的物质称为催化剂。催化剂能改变化学反应速率的作用，称为催化作用。

能增大化学反应速率的催化剂称为正催化剂（正字一般省略）；能减小化学反应速率的催化剂称为负催化剂或阻化剂。例如，硫酸工业中，用二氧化硫制三氧化硫的反应常用五氧化二钒（V_2O_5）作催化剂，加快化学反应速率，提高产量；医学上为了保存双氧水（H_2O_2），常常加入少量的乙酰苯胺作负催化剂来减慢过氧化氢的分解速率；为防止塑料制品的老化，常常加入少量的阻化剂等。

生物体内的化学反应，也与催化剂有关。生物体内的各种酶，如蛋白酶、淀粉酶、脂肪酶等，具有催化活性，称为生物催化剂。它们对生物体的消化、吸收、新陈代谢等过程具有非常重要的催化作用。

学与问

4-3 影响化学反应速率的外界主要因素有哪些？如何影响？

4-4 若要加快化学反应速率，可采用哪些措施？

4-5 为什么要将容易变质的食品放入冰箱中保存和将某些药物储存在阴暗低温处？

知识链接

化学反应速率的计算

化学反应速率常用单位时间内反应物浓度的减少或生成物浓度的增加来表示。浓度通常用物质的量浓度，单位为 mol/L；时间用秒（s）、分（min）或小时（h）来表示，则化学反应速率的单位为 mol/（L·s）、mol/（L·min）或 mol/（L·h）。

例如，在一定温度和压强下，由 N_2 和 H_2 合成 NH_3 的反应：

$$N_2 + 3H_2 = 2NH_3$$

对于此反应，若生成物 NH_3 经过 4 秒钟，浓度增加了 2 mol/L，则反应物 H_2 的浓度必然减少了 3 mol/L，N_2 的浓度则减少了 1 mol/L。

以 NH_3 的浓度变化表示反应速率：

$$v_{NH_3} = \frac{2 \text{ mol/L}}{4s} = 0.5 \text{ mol/(L·s)}$$

以 H_2 的浓度变化表示反应速率：

$$v_{H_2} = \frac{3 \text{ mol/L}}{4s} = 0.75 \text{ mol/(L·s)}$$

以 N_2 的浓度变化表示反应速率：

$$v_{N_2} = \frac{1 \text{ mol/L}}{4s} = 0.25 \text{ mol/(L·s)}$$

由此可见,同一反应用不同的反应物或生成物浓度的变化来表示反应速率所得的数值不一定相同。如合成氨中:

$$v_{NH_3} : v_{H_2} : v_{N_2} = 1 : 3 : 2$$

在同一反应中,虽然各物质表示的反应速率所得数值不一定相同,但由于它们在同一时间内,浓度变化量的比值等于化学方程式中相应化学式前面的系数之比。在同一化学反应中,只要已知一种物质的反应速率,就可根据化学方程式计算出用其他物质表示的反应速率。因此,同一反应可以采用反应中任何一种物质在单位时间内浓度的变化量来表示整个反应的速率。

由于整个反应过程中,反应物和生成物的浓度在随时变化,反应速率也在随时变化,所以,反应速率通常是指某一段时间内的平均速率。

第二节　化学平衡

一、可逆反应与化学平衡

(一) 可逆反应与不可逆反应

根据反应进行的方向,化学反应分为不可逆反应和可逆反应。

1. 不可逆反应

在一定条件下,只能向一个方向进行的单向反应,称为不可逆反应。在化学方程式中,用单向箭号"——→"或反应号"══"表示反应的不可逆性。

如氯化钠和硝酸银的复分解反应:

$$NaCl + AgNO_3 \Longrightarrow NaNO_3 + AgCl\downarrow$$

氯酸钾在二氧化锰催化下的热分解反应:

$$2KClO_3 \xrightarrow[\triangle]{MnO_2} 2KCl + 3O_2\uparrow$$

不可逆反应的特点是化学反应能进行到底,反应物可全部转化为生成物而无剩余。

2. 可逆反应

大多数的化学反应是不能进行到底的,即在同一条件下反应物可以转变成生成物,生成物也可以转变为反应物,两个相反方向的化学反应同时进行。例如,工业上用氢气和氮气合成氨的反应,同时又有一部分氨分解为氮气和氢气。

$$N_2 + 3H_2 \longrightarrow 2NH_3$$
$$2NH_3 \longrightarrow N_2 + 3H_2$$

这种在同一反应条件下,能同时向两个相反方向进行的化学反应,称为可逆反应。化学方程式中常用可逆符号"⇌"表示化学反应的可逆性。如合成氨的反应式:

$$N_2 + 3H_2 \underset{逆反应}{\overset{正反应}{\Longleftrightarrow}} 2NH_3$$

在可逆反应中,从左向右进行的反应称为正反应,从右向左进行的反应称为逆反应。

可逆反应的特点是:正、逆反应在同一条件下同时进行,反应不能进行到底,只能进行到某种程度,反应物不能全部转化为生成物,反应物总会有剩余;在某种条件下正反应、逆反应达到平衡状态。

（二）化学平衡

在一定条件下的可逆反应中,当正反应速率和逆反应速率相等时,反应物和生成物的浓度不再随时间而改变的状态,称为化学平衡。

化学平衡状态是可逆反应达到的一种特殊状态,是在给定条件下化学反应所能达到或完成的最大程度,即该反应进行的限度。化学反应的限度决定了反应物在该条件下的最大转化率。因此,研究化学反应的限度对于化学研究和化工生产都有重要意义。

化学平衡的主要特征是:

1. "等",化学平衡是一种动态平衡。达平衡时,反应没有停止,正、逆反应仍在进行,只是反应速率相等,即 $v_正 = v_逆$。

2. "定",化学平衡是在某种条件下,可逆反应进行的最大限度,各反应物和生成物的浓度都不再随时间而变化,保持恒定。

3. "动",化学平衡是有条件的、相对的、暂时的平衡。条件改变,化学平衡即被破坏,发生移动。

知识链接　　化学平衡状态

以 N_2 和 H_2 在一定温度和压强下合成 NH_3 的反应为例说明化学平衡状态的形成。

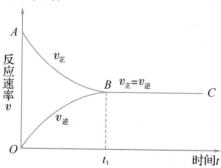

图 4-1　正逆反应速率随时间变化示意图

例如:

$$N_2 + 3H_2 \underset{逆反应}{\overset{正反应}{\rightleftharpoons}} 2NH_3$$

根据质量作用定律:

$$v_正 = k_正 \cdot c_{N_2} \cdot c_{H_2}^3$$
$$v_逆 = k_逆 \cdot c_{NH_3}^2$$

如图 4-1 所示,反应刚开始时,容器中只有 N_2 和 H_2,而且浓度最大,NH_3 的浓度为零,因此正反应速率（$v_正$）最大（A 点）,逆反应速率（$v_逆$）为零（O 点）。随着反应的进行,反应物 N_2 和 H_2 不断消耗,浓度逐渐减小,正反应速率 $v_正$ 逐渐减小（曲线 AB）;同时随着反应的进行,NH_3 的浓度逐渐增大,逆反应速率 $v_逆$ 也逐渐增大（曲线 OB）。当反应经过时间 t_1 后,正反应速率和逆反应速率相等,即 $v_正 = v_逆$（直线 BC）。此时,在单位时间内,N_2 和 H_2 反应减少的分子数,恰好等于 NH_3 分解生成的分子数。容器中反应物 N_2、H_2 和生成物 NH_3 的浓度不再随时间而改变,无论经过多长时间,N_2 和 H_2 也不可能全部转化为 NH_3。这时可逆反应处于一种特定的状态,即化学平衡状态。

二、化学平衡的移动

化学平衡状态是有条件的、相对的、暂时的动态平衡。如果外界条件(如浓度、压强、温度等)发生了改变,化学平衡就被破坏,可逆反应从暂时的平衡状态转变为不平衡状态,各物质的浓度会随之发生改变。经过一段时间,在新的条件下重新建立起新的、暂时的平衡状态。在新的平衡状态下,各物质的浓度都已不是原来平衡时的浓度了。

因反应条件的改变,使可逆反应从一种平衡状态向另一种平衡状态转变的过程,称为化学平衡的移动。

在新的平衡条件下,如果生成物的浓度比原来平衡时的浓度大了,就称平衡向正反应的方向移动(即向右移动);如果反应物的浓度比原来平衡时的浓度大了,就称平衡向逆反应的方向移动(即向左移动)。

影响化学平衡移动的主要因素有浓度、压强和温度。

(一)浓度对化学平衡移动的影响

当可逆反应达到化学平衡后,在其他条件不变时,如果改变任何一种反应物或生成物的浓度,都会改变正反应速率和逆反应速率,使它们不再相等,从而引起化学平衡的移动。移动的结果使反应物和生成物的浓度都发生改变,并在新的条件下,建立新的平衡。

浓度对化学平衡移动的影响规律是:在其他条件不变时,增大反应物的浓度或减小生成物的浓度,平衡向正反应方向(即向右)移动;增大生成物的浓度或减小反应物的浓度,平衡向逆反应方向(即向左)移动。

在生产实践中,通常是使用过量的廉价原料(反应物)或者是不断移去生成物的办法,来提高价格昂贵原料的转化率,提高生成物(产品)的产量。

(二)压强对化学平衡移动的影响

对于有气态物质(不管是反应物还是生成物)存在的化学平衡体系,如果反应前与反应后,式子两边的气体分子数不相等,增大或减小压强,反应物和生成物的浓度都会改变,正反应速率和逆反应速率不再相等。所以,恒温下改变压强,也会使化学平衡发生移动。平衡移动的方向与反应前后气体分子数有关。

压强对化学平衡移动的影响规律是:对于气体反应物与气体生成物分子数不相等的可逆反应,当其他条件不变时,增大压强,平衡向气体分子数减少的方向移动;减小压强,平衡向气体分子数增加的方向移动。

有些可逆反应,虽有气态物质参加,但反应前后气态物质的分子数之和相等,对于这些反应,改变压强,不会使化学平衡移动。例如,一氧化碳和水蒸气的反应:

$$CO(g) + H_2O(g) \rightleftharpoons CO_2(g) + H_2(g)$$

(三)温度对化学平衡移动的影响

化学反应总是伴随着放热或吸热现象的发生,化学上把放出热量的反应称为放热反应,放出的热量常用"+"号表示在化学方程式的右边;吸收热量的反应称为吸热反应,吸收的热量常用"-"号表示在化学方程式的右边。对于可逆反应,如果正反应是放热反应,逆反应一定是吸热反应,并且放出的热量和吸收的热量相等。

在伴随着放热或吸热现象的可逆反应中,当反应达到平衡后,改变温度,能使化学平衡移动。例如,二氧化氮生成四氧化二氮的反应:

$$2NO_2(g) \rightleftharpoons N_2O_4(g) + 56.9 \text{ kJ}$$

在这个反应中,正反应是放热反应,逆反应是吸热反应。

温度对化学平衡移动的影响规律是:在其他条件不变时,升高温度,化学平衡向吸热反应的方向移动;降低温度,化学平衡向放热反应的方向移动。

催化剂能够改变化学反应速率,但不能影响化学平衡。对于可逆反应,催化剂能同等程度地改变正反应和逆反应速率。因此,化学平衡不会发生移动。但使用催化剂能缩短反应到达平衡所需的时间。在化工生产中常使用催化剂来加快化学反应速率,缩短生产周期,提高生产效率。

学与问

4-6 合成氨反应 $N_2 + 3H_2 \rightleftharpoons 2NH_3$ 达到平衡,增大氮气的浓度,平衡向何方移动?

4-7 对于 $CaCO_3(s) \rightleftharpoons CaO(s) + CO_2(g)$ 的反应,达到平衡时,减小压强,平衡如何移动?

4-8 对于 $N_2 + O_2 \rightleftharpoons 2NO - Q$ 的反应,达到平衡时,升高温度,平衡向哪方移动?

知识链接　化学平衡移动原理在医学上的运用

临床上采用输氧的办法抢救危重病人,就是利用了浓度影响化学平衡移动的规律。

例如,在肺泡中,红细胞中的血红蛋白(Hb)与氧气结合成氧合血红蛋白(HbO_2),由血液输送到全身各组织后,氧合血红蛋白就分解释放出氧气供给组织细胞利用,其化学过程表示为:

$$\underset{\text{血红蛋白}}{Hb} + O_2 \underset{\text{组织细胞中}}{\overset{\text{肺泡中}}{\rightleftharpoons}} \underset{\text{氧合血给蛋白}}{HbO_2}$$

当病人因肺活量减少、心肺功能不全或因各种原因引起的呼吸困难,甚至出现昏迷等重症时,应立即给病人吸(输)氧,增加氧气的浓度,促使上述化学平衡向右移动,增加氧合血红蛋白的量,从而改善病人全身组织的缺氧情况。

知识点归纳

知　识　点	知　识　内　容
化学反应速率	化学上衡量化学反应快慢的量 化学反应速率常用单位时间内反应物浓度的减少或生成物浓度的增加表示
影响化学反应速率的因素	浓度、压强、温度、催化剂
可逆反应	在同一反应条件下,能同时向两个相反方向进行的化学反应
化学平衡	在一定条件下的可逆反应中,当正反应速率和逆反应速率相等时,反应物和生成物的浓度不再随时间而改变的状态 化学平衡的主要特征是:等、定、动
化学平衡的移动	因反应条件的改变,使可逆反应从一种平衡状态向另一种平衡状态转变的过程
影响化学平衡移动的因素	浓度、压强、温度

一、名词解释

1. 化学反应速率　2. 可逆反应　3. 化学平衡

二、选择题

1. 可逆反应 $CO+H_2O(g)\rightleftharpoons CO_2+H_2+Q$ 已达平衡状态,若使平衡向左移动,可采用的措施是　　　　　　　（　　）

　A. 减小压强　　　　　　B. 升高温度　　　　　C. 增大 CO 的浓度　　　D. 加入催化剂

2. 可逆反应 $N_2+3H_2\rightleftharpoons 2NH_3$ 已达平衡状态时,下列说法正确的是　　　　（　　）

　A. N_2、H_2、NH_3 浓度相等　　　　　　　B. 正、逆反应速率等于零

　C. N_2 和 H_2 不再反应　　　　　　　　　D. N_2、H_2 和 NH_3 的浓度保持恒定

3. 决定化学反应速率的主要因素是　　　　　　　　　　　　　　　　　　（　　）

　A. 反应物的本性　　　　B. 温度　　　　　　　C. 反应物的浓度　　　D. 压强

4. 增大压强和降低温度,平衡移动方向一致的是　　　　　　　　　　　　（　　）

　A. $N_2+O_2\rightleftharpoons 2NO-Q$　　　　　　　B. $CaO(s)+CO_2\rightleftharpoons CaCO_3(s)+Q$

　C. $H_2+I_2(g)\rightleftharpoons 2HI(g)+Q$　　　　　D. $4NH_3+3O_2\rightleftharpoons 2N_2+6H_2O(g)+Q$

5. 可逆反应 $2NO+O_2\rightleftharpoons 2NO_2$ 已达平衡状态,温度一定,若缩小反应容器的容积,物质的量增加的是　　　　　　　　　　　　　　　　　　　　　　　　　　（　　）

　A. NO 和 O_2　　　　　B. NO　　　　　　　　C. NO、O_2 和 NO_2　　D. NO_2

6. 对于 $2NO_2\rightleftharpoons N_2O_4$ 的反应,达到平衡时,降低温度,混合气体的颜色变浅,说明逆反应是　（　　）

　A. N_2O_4 的浓度增大　　　　　　　　　　　B. 吸热反应

　C. 气体体积缩小的反应　　　　　　　　　　　D. 放热反应

7. 合成氨反应 $N_2+3H_2 \rightleftharpoons 2NH_3+Q$，理论上最有利的条件是　　　　　　　　　　（　　）

A. 高温低压　　　　　B. 低温高压　　　　　C. 低温低压　　　　　D. 高温高压

8. 增大压强，平衡不移动的是　　　　　　　　　　　　　　　　　　　　　　　　　　（　　）

A. $2SO_2+O_2 \rightleftharpoons 2SO_3$　　　　　　　　　B. $C(s)+O_2 \rightleftharpoons CO_2$

C. $CaCO_3(s) \rightleftharpoons CaO(s)+CO_2$　　　　　D. $H_2O+C(s) \rightleftharpoons CO+H_2$

9. X、Y、Z 都为气体，下列可逆反应在减小压强和降低温度后，Z 的含量升高的是　（　　）

A. $X+Y \rightleftharpoons 3Z+Q$　　B. $X+2Y \rightleftharpoons 2Z+Q$　　C. $X+Y \rightleftharpoons 2Z+Q$　　D. $2X+Y \rightleftharpoons 4Z-Q$

三、填空题

1. 化学反应速率常用　　　　　　　　　　　　　　　　　　　　来表示。

2. 影响化学反应速率的主要因素有　　　　、　　　　、　　　　和　　　　。若要加快化学反应速率，需采用的措施是　　　　　、　　　　　、　　　　、和　　　　　。

3. 实验证明，当其他条件不变时，温度每升高 10 ℃，化学反应速率增大到原来的　　　　　倍。

4. 化学平衡状态的主要特征是　　　　　　　　　　　　　　　　　　　　　　　　　　　。

5. 在 $FeCl_3+6KSCN \rightleftharpoons K_3[Fe(SCN)_6]+3KCl$ 平衡体系中，加入 $FeCl_3$ 或 KSCN 溶液，混合液的红色　　　　　，表明平衡向　　　　　移动。若加入少许晶体 KCl，混合液的红色　　　　　，表明平衡向　　　　　移动。

6. 在 $2NO+O_2 \rightleftharpoons 2NO_2+Q$ 平衡体系中，升高温度，平衡向　　　　　方向移动；增大压强，平衡向　　　　　方向移动；减小 NO_2 的浓度，平衡向　　　　　方向移动。

7. 可逆反应 $mA(s)+nB(g) \rightleftharpoons pC(g)+qD(g)$ 到达平衡后，若增大压强平衡向左移动，则 m、n、p、q 之间的关系是　　　　　　　　　　；若减小压强平衡不移动，则 m、n、p、q 之间的关系是　　　　　　　　　。

8. 对于 $CO(g)+NO_2(g) \rightleftharpoons CO_2(g)+NO(g)+Q$ 的平衡体系，增加 NO_2 的浓度，正反应速率　　　　　逆反应速率；将反应容器的容积扩大到 5 倍，平衡　　　　　移动；升高温度，平衡向　　　　　移动；加入催化剂，平衡向　　　　　移动。

9. 在一定条件下，可逆反应 $A+B \rightleftharpoons 2C$ 已达平衡，若升高温度，平衡向右移动，则此反应的正反应是　　　　　反应。若 A 为气体，增大压强平衡向左移动，则 C 为　　　　　体，B 为　　　　　体或　　　　　体。若 A、B、C 均为气体，增大 A 的浓度，B 的浓度将　　　　　，C 的浓度将　　　　　。

10. 临床上采用输氧的办法抢救危重病人，是利用了　　　　　影响化学平衡移动的规律。在肺泡中，红细胞中的　　　　　与氧结合成　　　　　，由血液输送到全身各组织，然后　　　　　分解释放出　　　　　，来供组织细胞利用。

四、简答题

1. 影响化学反应速率的主要因素有哪些？如何影响？

2. 什么叫化学平衡的移动？影响化学平衡移动的主要因素有哪些？如何影响？

3. 催化剂能改变化学反应速率，为什么对化学平衡移动无影响？而在化工生产中，为什么常常使用催化剂？

科学视野

化学平衡常数

当可逆反应达到化学平衡时，反应混合物中各物质的浓度一定，而且温度一定，各物质的浓度之间还存在着定量关系。在下列可逆反应中：

$$aA+bB \rightleftharpoons dD+eE$$

正反应速率：$v_正=k_正[A]^a[B]^b$

逆反应速率：$v_逆=k_逆[D]^d[E]^e$

平衡时：$v_正=v_逆$

则：$k_{正}[A]^a[B]^b = k_{逆}[D]^d[E]^e$

$$\frac{k_{正}}{k_{逆}} = \frac{[D]^d[E]^e}{[A]^a[B]^b} = K_C$$

上述关系式表示：在一定温度下，可逆反应达到平衡时，生成物浓度的幂次方乘积与反应物浓度的幂次方乘积之比值是一个常数。这个关系式称为化学平衡常数表达式，K_C 称为化学平衡常数。

化学平衡常数的大小是化学反应进行程度的标志。K_C 值越大，表示平衡混合物中生成物的浓度就越大；K_C 值越小，表示平衡混合物中生成物的浓度就越小。

在使用 K_C 计算时，K_C 的表达式要与所写的化学方程式相对应。固体物质和纯液态物质的浓度不写在平衡常数的表达式中。在稀溶液中进行的反应，如果有水参加，水的浓度也不写在平衡常数的表达式中。

第五章

电解质溶液

学习重点

1. 强、弱电解质的概念，电离度的概念。
2. 弱电解质的电离平衡以及与电离度的关系。
3. 溶液的酸碱性与氢离子浓度和 pH 的关系。
4. 盐类水解的类型。
5. 缓冲溶液的概念、作用原理及在医学上的意义。

电解质与人的生命活动密切相关，人的体液和组织液中存在许多电解质离子，这些离子是维持人体内渗透平衡和酸碱平衡不可缺少的成分，电解质离子含量的多和少与人体许多生理现象和病理现象有着紧密的关系。因此，掌握各类电解质在溶液中的变化规律，是学习医学知识的基础。

第一节 弱电解质的电离平衡

化合物根据在水溶液或熔融状态下能否导电，分为电解质和非电解质。电解质根据导电能力的强弱，分为强电解质和弱电解质。

一、强电解质与弱电解质

酸、碱、盐的溶液能导电，这是因为它们在水溶液中发生了电离，生成了能够自由移动的离子。如果将氯化钠或氢氧化钠晶体加热熔融，发现它们也能导电。

凡是在水溶液或熔融状态下能导电的化合物，称为电解质。酸、碱、盐都是电解质。凡是在水溶液或熔融状态下都不导电的化合物，称为非电解质。葡萄糖、蔗糖、酒精、甘油等都是非电解质。

电解质溶液能导电，但它们的导电能力是否相同呢？我们来看下面的演示实验。

在如图 5-1 的实验装置中，分别加入 0.1 mol/L 的盐酸、醋酸、氢氧化钠溶液、氨水和氯化钠溶液进行导电实验,注意观察灯泡发光的明暗程度。

氢氧化钠溶液　氨水　氯化钠溶液　盐酸　醋酸

图 5-1　电解质溶液导电能力的实验装置

实验结果表明,与盐酸、氢氧化钠溶液和氯化钠溶液相连接的电路上的灯泡较亮,而与醋酸、氨水相连接的电路上的灯泡较暗。这说明在相同条件下,不同电解质溶液的导电能力是不同的,盐酸、氢氧化钠和氯化钠溶液的导电能力比醋酸、氨水强。

为什么在相同条件下不同的电解质溶液导电能力不相同呢? 这是因为在不同的电解质溶液中,单位体积内能导电的自由移动的离子数目不同。单位体积内自由移动的离子数目越多,溶液的导电能力越强;单位体积内自由移动的离子数目越少,溶液的导电能力越弱。溶液中离子数目的多少是由电解质的电离程度决定的。根据电离程度的大小,电解质可分为强电解质和弱电解质。

(一)强电解质

在水溶液中能完全电离的电解质称为强电解质。强电解质的电离是不可逆的。
例如:

$$HCl {=\!=\!=} H^+ + Cl^-$$
$$NaOH {=\!=\!=} Na^+ + OH^-$$
$$NaCl {=\!=\!=} Na^+ + Cl^-$$

强电解质电离方程式中的符号"$=\!=\!=$"表示完全电离并且不可逆。

强酸、强碱和绝大多数盐都是强电解质。如盐酸、硫酸、硝酸、氢氧化钠、氢氧化钾、氢氧化钡、氢氧化钙、氯化钠、硝酸钾、碳酸钠、氯化钾等都是强电解质。

强电解质电离的特点是完全电离、电离是不可逆的、电离后不存在电解质分子。

(二)弱电解质

在水溶液中只能部分电离的电解质称为弱电解质。弱电解质的电离是可逆的。例如:

$$CH_3COOH {\Longleftrightarrow} CH_3COO^- + H^+$$
$$NH_3 \cdot H_2O {\Longleftrightarrow} NH_4^+ + OH^-$$

弱电解质的电离方程式用可逆符号"$\Longleftrightarrow$",表示部分电离并且可逆。

弱酸、弱碱都是弱电解质。如醋酸、碳酸、氢硫酸、氢氰酸、氨水等都是弱电解质。少数盐类如氯化汞、醋酸铅等也是弱电解质。

弱电解质电离的特点是部分电离、电离是可逆的、电离后存在大量电解质分子。

学与问

5-1　溶液的导电能力越强,则单位体积内自由移动的离子数目_____;溶液的导电能力越弱,则单位体积内自由移动的离子数目_____。

5-2　下列属于电解质的是　　　　　　　　　　　　　　　　　　　　(　　)

　　A. 酒精　　　　　B. 甘油　　　　　C. 食盐　　　　　D. 蔗糖

5-3　下列属于弱电解质的是　　　　　　　　　　　　　　　　　　　(　　)

　　A. 盐酸　　　　　B. 硝酸　　　　　C. 食盐　　　　　D. 醋酸

5-4　强电解质与弱电解质在电离时有什么不同?

二、弱电解质的电离平衡、电离度

(一)电离平衡

弱电解质在水溶液中只能部分电离,且电离是可逆的。如醋酸在水溶液中只能电离出少量的 CH_3COO^- 和 H^+。

$$CH_3COOH \rightleftharpoons CH_3COO^- + H^+$$

正过程是 CH_3COOH 电离成 CH_3COO^- 和 H^+,逆过程是 CH_3COO^- 和 H^+ 结合成 CH_3COOH。在一定条件下,当正过程速率与逆过程速率相等时,溶液中 CH_3COOH、CH_3COO^- 和 H^+ 的浓度不再改变,此时体系达到电离平衡状态。

在一定条件下,当弱电解质分子电离成离子的速率与离子重新结合成电解质分子的速率相等时的状态,称为电离平衡。

(二)电离度

在一定温度下,弱电解质在溶液中的电离达到平衡时,已电离的弱电解质分子数占弱电解质分子总数(包括已电离的和未电离的)的百分比,称为弱电解质的电离度。电离度通常用 α 表示。

$$\alpha = \frac{已电离的弱电解质分子数}{弱电解质分子总数} \times 100\%$$

例如,18 ℃时,在 0.1 mol/L CH_3COOH 溶液中,每 10 000 个醋酸分子里有 133 个分子电离,其电离度为:

$$\alpha = \frac{133}{10000} \times 100\% = 1.33\%$$

当温度一定时,浓度相同的不同弱电解质的电离度不同。电解质越弱,电离度越小;电解质较强,电离度较大。因此,电离度的大小能表示电解质的相对强弱。

表5-1　几种常见弱电解质的电离度(291 K,0.1 mol/L)

电解质	化学式	电离度(%)	电解质	化学式	电离度(%)
醋　酸	CH_3COOH	1.33	氢硫酸	H_2S	0.07
氢氰酸	HCN	0.01	硼　酸	H_3BO_3	0.01
碳　酸	H_2CO_3	0.17	氨　水	$NH_3 \cdot H_2O$	1.33

三、同离子效应

（一）电离平衡的移动

弱电解质的电离平衡是动态平衡。当平衡所处的条件（如温度、浓度等）发生改变,平衡会发生移动,直到在新的条件下建立新的电离平衡。

例如:

$$CH_3COOH \Longrightarrow CH_3COO^- + H^+$$

当醋酸的电离达平衡时,若在平衡体系中加入强酸,强酸电离的 H^+ 增加了溶液中的 H^+ 浓度,使电离平衡向左移动;若在平衡体系中加入强碱,强碱电离的 OH^- 与溶液中的 H^+ 结合生成水,降低了溶液中的 H^+ 浓度,使电离平衡向右移动;若在平衡体系中增加醋酸的浓度,也使电离平衡向右移动。由于条件的改变,使弱电解质的电离平衡发生移动的过程,称为**电离平衡的移动**。

（二）同离子效应的概念

【演示实验 5 - 1】 取一支小试管,加入 0.1 mol/L 的氨水 5 mL,再滴加 1 滴酚酞试剂,观察试管内溶液的颜色。将试管内的液体分装在两支小试管中,在第一支试管中加入少许 NH_4Cl 晶体,振荡使之溶解,观察试管内溶液颜色的变化,并与第二支试管进行比较。

实验结果表明,在氨水中加入酚酞指示剂,溶液呈红色,当加入 NH_4Cl 晶体后,溶液颜色变浅。这是因为 NH_4Cl 是强电解质,在溶液中全部电离成 NH_4^+ 和 Cl^-,溶液中 NH_4^+ 浓度显著增加,使氨水的电离平衡向左移动,从而降低了氨水的电离度,溶液中的 OH^- 浓度减少,所以溶液的颜色变浅。

$$\boxed{NH_3 \cdot H_2O \Longrightarrow OH^- + NH_4^+}$$
$$NH_4Cl \Longrightarrow Cl^- + \boxed{NH_4^+}$$

同样,在醋酸溶液中加入 CH_3COONa 强电解质,醋酸的电离平衡向左移动,使醋酸的电离度减少。

$$\boxed{CH_3COOH \Longrightarrow H^+ + CH_3COO^-}$$
$$CH_3COONa \Longrightarrow Na^+ + \boxed{CH_3COO^-}$$

在弱电解质溶液中,加入与弱电解质具有相同离子的强电解质,使弱电解质的电离度减小的现象,称为**同离子效应**。

学习园地

5 - 5　写出下列弱电解质的电离方程式:
　　　H_2CO_3　　HCN　　$NH_3 \cdot H_2O$　　H_2S

5 - 6　在氨水溶液里加入少量下列哪些物质会使氨水的电离平衡向左移动,产生同离子效应　　　　　　　　　　　　　　　　　　　　　　（　　　）
　　　A. 盐酸　　　　B. 氢氧化钠　　　　C. 食盐　　　　D. 氯化铵

学与问

5-7 下列何种条件会使醋酸的电离度增大 （　　）

A. 加入盐酸　　　　B. 升高温度　　　　C. 降低温度　　　　D. 加入醋酸

知识链接　钠、钾、氯是人体电解质平衡的调节者

钠、钾、氯是人体中电解质平衡的重要调节者。人体中的钠在细胞膜外，钾在细胞膜内，因此细胞内钾离子浓度高，细胞外钠离子浓度高，钾和钠在细胞膜内外构成了离子浓度差，从而导致渗透现象的发生。为了维持渗透平衡，需要消耗能量，对膜内外钾和钠离子浓度进行调节，这种生理机制称为钾—钠离子泵。细胞膜是半透膜，能通过钾或钠离子通道上的载体蛋白（如 ATP、酶），在消耗能量的情况下，主动调节细胞内外的渗透压。钾离子和钠离子常以氯化钾和氯化钠的形式存在，它们的首要作用是控制细胞、组织液和血液内的电解质平衡。这种平衡对保持体液的正常流通和控制体内的酸碱平衡都

是必要的。钠、钾还对神经、肌肉活动起调节作用。

当病人病情较重时，医生常给病人吊生理盐水等，补充钠、钾，调节钠钾平衡和酸碱平衡。含钠过多或含钾过少，都会引起心血管疾病。氯化钠和氯化钾还能调节血液的黏性，使蛋白质大分子保持在溶液中。钠、钾、氯三种离子对人体的许多机能都有较大影响。任何一种离子在身体中的平衡被打破，人就会患病。如人出汗过多，会丢失许多钠、钾、氯离子，破坏离子平衡，使肌肉和神经反应受到影响，导致恶心、呕吐、衰竭和肌肉痉挛。因此，人在大量出汗后，要及时补充盐分。

第二节　水的电离和溶液的酸碱性

水广泛分布在人体内，参与体内的许多重要代谢活动，对维持正常生命活动起着非常重要的作用。水不仅能够影响体液的渗透压，还能影响体液的酸碱性。溶液的酸碱性与水的电离密切相关。

一、水的电离

一般情况下，纯水是不导电的，但用精密仪器测试，发现纯水也有微弱的导电性，说明水是极弱的电解质，能电离出极少量的 H^+ 和 OH^-。

$$H_2O \rightleftharpoons H^+ + OH^-$$

从纯水的导电实验测得，在 25 ℃时，1 L 纯水中只有 10^{-7} mol 的水分子电离。因此纯水

中 H^+ 浓度和 OH^- 的浓度均为 10^{-7} mol/L。根据化学平衡原理,水的电离平衡常数可表示为:

$$K_W = c(H^+) \cdot c(OH^-)$$

K_W 称为水的离子积常数,简称水的离子积。

水的离子积是一个很重要的常数,反映了一定温度下,水中 H^+ 浓度和 OH^- 的浓度之间的关系;在 25 ℃时,水中 H^+ 浓度和 OH^- 的浓度都是 10^{-7} mol/L,所以

$$K_W = c(H^+) \cdot c(OH^-) = 10^{-7} \times 10^{-7} = 10^{-14}$$

必须注意,在纯水或其他稀酸性、稀碱性和中性水溶液中,H^+ 浓度与 OH^- 浓度的乘积都为常数,等于水的离子积。

二、溶液的酸碱性和 pH

(一)溶液的酸碱性

溶液的酸碱性对物质的性质,如药物的稳定性和生理作用都具有重大作用。药物的合成、含量测定及临床检验工作中许多操作都需要在一定的酸碱条件下进行,而溶液的酸碱性与水的关系非常密切。

无论是纯水或是中性、酸性、碱性的水溶液,都同时含 H^+ 和 OH^-,并且 $c(H^+)$ 和 $c(OH^-)$ 的乘积都等于水的离子积。所以,溶液的酸碱性与 $c(H^+)$ 和 $c(OH^-)$ 的关系可表示为:

$c(H^+) > c(OH^-)$,溶液显酸性;

$c(H^+) < c(OH^-)$,溶液显碱性;

$c(H^+) = c(OH^-)$,溶液显中性。

实际应用中,多采用 $c(H^+)$ 表示溶液的酸碱性。$c(H^+)$ 增大,溶液的酸性增强,碱性减弱;$c(H^+)$ 减小,溶液的酸性减弱,碱性增强。

(二)溶液的 pH

溶液的酸碱度可以用 $c(H^+)$ 来表示,但在稀溶液中 $c(H^+)$ 很小时,用 $c(H^+)$ 表示溶液的酸碱性很不方便。为此,用 pH 来表示溶液的酸碱性。溶液中氢离子浓度的负对数称为 pH。其数学表达式为:

$$pH = -\lg c(H^+)$$

例如:$c(H^+) = 10^{-4}$ mol/L,$pH = -\lg 10^{-4} = 4$

$c(H^+) = 10^{-7}$ mol/L,$pH = -\lg 10^{-7} = 7$

$c(H^+) = 10^{-10}$ mol/L,$pH = -\lg 10^{-10} = 10$

溶液的酸碱性、$c(H^+)$ 与 pH 的关系可归纳为:

酸性溶液:$c(H^+) > 10^{-7}$ mol/L,$pH < 7$;

中性溶液:$c(H^+) = 10^{-7}$ mol/L,$pH = 7$;

碱性溶液:$c(H^+) < 10^{-7}$ mol/L,$pH > 7$。

溶液的 pH 越小,酸性越强,碱性越弱;溶液的 pH 越大,酸性越弱,碱性越强。溶液 $c(H^+)$ 与 pH 的对应关系见表 5-2。

表 5-2　溶液 $c(H^+)$ 与 pH 的对应关系

$c(H^+)$	10^{-1}	10^{-2}	10^{-3}	10^{-4}	10^{-5}	10^{-6}	10^{-7}	10^{-8}	10^{-9}	10^{-10}	10^{-11}	10^{-12}	10^{-13}	10^{-14}
pH	1	2	3	4	5	6	7	8	9	10	11	12	13	14

←酸性增强(碱性减弱)　　　　中性　　　　碱性增强(酸性减弱)→

pH 常用范围在 1～14 之间。从表 5-2 可以看出,溶液的 pH 增大一个单位,$c(H^+)$ 减小 1/10;pH 减少 1 个单位,$c(H^+)$ 增大 10 倍。

pH 和 $c(H^+)$ 都可以用来表示溶液的酸碱性,当溶液的 $c(H^+)$ 小于 1 mol/L,常用 pH 表示溶液的酸碱性;当溶液的 $c(H^+)$ 大于 1 mol/L,常直接用 $c(H^+)$ 来表示溶液的酸碱性。

利用酸碱指示剂或广泛 pH 试纸,可以方便快捷地测出溶液的近似 pH。如果要精确测定溶液的 pH,可以利用酸度计。

5-8　下列关于酸性溶液的叙述,正确的是　　　　　　　　　　　　　(　　)

　　A. $c(H^+) < c(OH^-)$　　　　　　　　B. $c(H^+) > c(OH^-)$

　　C. $c(OH^-) > 10^{-7}$ mol/L　　　　　　D. 只有 H^+ 存在

5-9　0.01 mol/L 的盐酸,$c(H^+)$ 和 pH 分别是　　　　　　　　　　(　　)

　　A. 10^{-2} mol/L 和 12　　　　　　　B. 10^{-12} mol/L 和 12

　　C. 10^{-12} mol/L 和 2　　　　　　　D. 10^{-2} mol/L 和 2

5-10　下列溶液中酸性最强的是　　　　　　　　　　　　　　　　　(　　)

　　A. pH = 5　　　　　　　　　　　　B. $c(H^+) = 10^{-4}$ mol/L

　　C. $c(OH^-) = 10^{-5}$ mol/L　　　　　D. $c(OH^-) = 10^{-8}$ mol/L

人体体液的 pH

pH 在医学中有重要意义。人体血液的酸碱性直接影响全身各细胞功能的正常作用。正常人体血液的 pH 总是维持在 7.35～7.45。如果人体血液的 pH < 7.35,临床上称为酸中毒,pH > 7.45,称为碱中毒。人体血液 pH 偏离正常范围 0.4 个单位以上就有生命危险。因此,无论是酸中毒还是碱中毒,都必须采取适当措施纠正血液的 pH。人体各种体液的 pH 见表 5-3。

表 5-3　人体各种体液的 pH

体液	pH	体液	pH
小肠液	7.6	大肠液	8.3～8.4
成人胃液	0.9～1.5	婴儿胃液	0.9～1.5
乳汁	6.6～6.9	唾液	6.35～6.85
脑脊液	4.8～7.5	泪液	7.4
尿液	7.35～7.45	胰液	7.5～8.0

溶液的酸性或碱性可以用酸碱指示剂简单测试,使用时将酸碱指示剂滴入待测溶液中,根据酸碱指示剂的颜色能够判断溶液的酸碱性。溶液的 pH

还可以用广泛 pH 试纸粗略测定,使用时,把待测溶液滴在 pH 试纸上,然后将试纸显示的颜色与标准比色卡比照,即可测出溶液的近似 pH。溶液 pH 的精确测定要使用 pH 计。常用的酸碱指示剂及变色范围见表 5-4。

表 5-4　常用的酸碱指示剂及变色范围

指 示 剂	变色范围(pH)	颜色变化
酚　酞	8.0～10.0	无色～红色
石　蕊	5.0～8.0	红色～蓝色
甲基橙	3.1～4.4	红色～黄色
甲基红	4.4～6.2	红色～黄色

第三节　盐类水解

【演示实验 5-2】　用广泛 pH 试纸分别测试相同浓度的氯化钠、硝酸钾、氯化铵、硫酸铝、醋酸钠、碳酸钠溶液的 pH,然后与标准比色卡对照。

实验结果表明,氯化铵、硫酸铝溶液显酸性,醋酸钠、碳酸钠溶液显碱性,氯化钠、硝酸钾溶液显中性。

一、盐类水解的概念

为什么都是盐的溶液,有的显酸性,有的显碱性,而有的显中性呢?

绝大多数盐是强电解质,在水溶液中能完全电离,有些盐中的阳离子或阴离子与水中的 OH^- 或 H^+ 结合生成弱电解质,破坏了水的电离平衡,改变了水溶液中的 $c(H^+)$ 和 $c(OH^-)$,所以溶液会显示酸性或碱性。

在盐的水溶液中,盐电离出的离子与水电离出的 H^+ 或 OH^- 结合生成弱电解质的反应,称为盐类水解。

二、盐类水解的类型

酸与碱发生中和反应生成盐和水,盐类水解与生成该盐的原来酸和碱的强弱密切相关,盐类的水解主要有以下三种类型。

(一)强碱弱酸盐的水解

醋酸钠可看成是由强碱氢氧化钠与弱酸醋酸反应生成的盐,属于强碱弱酸盐(或称弱酸强碱盐)。CH_3COONa 在水溶液中完全电离成 Na^+ 和 CH_3COO^-,H_2O 部分电离产生少量的 H^+ 和 OH^-。

$$CH_3COONa \Longrightarrow Na^+ + \boxed{\begin{array}{c} CH_3COO^- \\ + \\ H^+ \\ \Updownarrow \\ CH_3COOH \end{array}}$$
$$H_2O \Longrightarrow OH^- +$$

CH_3COO^- 与 H_2O 电离出来的 H^+ 结合成弱电解质 CH_3COOH,从而破坏了水的电离平衡,导致水的电离平衡向右移动,达到新的平衡时,溶液中 $c(H^+) < c(OH^-)$,所以醋酸钠溶液显碱性。

强碱弱酸盐能水解,水解后溶液显弱碱性。水解作用的实质是弱酸根与水电离的氢离子结合生成弱酸分子。

Na_2CO_3、Na_2S 和 Na_3PO_4 等都是强碱弱酸盐,它们水解后溶液都显弱碱性。

(二) 强酸弱碱盐的水解

氯化铵可看成是由强酸盐酸与弱碱氨水反应生成的盐,属于强酸弱碱盐(或称弱碱强酸盐)。NH_4Cl 在水溶液中完全电离成 NH_4^+ 和 Cl^-,H_2O 部分电离成 H^+ 和 OH^-。

$$NH_4Cl \Longrightarrow Cl^- + \boxed{\begin{array}{c} NH_4^+ \\ + \\ OH^- \\ \Updownarrow \\ NH_3 \cdot H_2O \end{array}}$$
$$H_2O \Longrightarrow H^+ + $$

NH_4^+ 和 H_2O 电离的 OH^- 结合成弱电解质 $NH_3 \cdot H_2O$,从而破坏了水的电离平衡,导致水的电离平衡向右移动。达到新的平衡时,溶液中的 $c(H^+) > c(OH^-)$,所以氯化铵溶液显酸性。

强酸弱碱盐能水解,水解后溶液显弱酸性。水解作用的实质是弱碱阳离子与水电离的氢氧根离子结合生成弱碱分子。

$(NH_4)_2SO_4$、$AlCl_3$、$Cu(NO_3)_2$ 等都是强酸弱碱盐,它们水解后溶液都显弱酸性。

(三) 弱酸弱碱盐的水解

例如,醋酸铵的水解反应:

$$CH_3COONH_4 \Longrightarrow CH_3COO^- + NH_4^+$$
$$+ \qquad\qquad +$$
$$H_2O \rightleftharpoons \quad H^+ \ + \ OH^-$$
$$\Updownarrow \qquad \Updownarrow$$
$$CH_3COOH \quad NH_3 \cdot H_2O$$

醋酸铵是强电解质在水中完全电离成 NH_4^+ 和 CH_3COO^-,水是极弱电解质电离出极少量的 H^+ 和 OH^-,弱碱阳离子 NH_4^+ 与 OH^- 结合成弱电解质 $NH_3 \cdot H_2O$,弱酸阴离子 CH_3COO^- 与 H^+ 结合成弱电解质 CH_3COOH,使水的电离平衡更加向右移动。弱酸弱碱盐是双水解,比前两种盐的水解程度大。

弱酸弱碱盐易水解,水解后溶液显示的酸碱性取决于生成的弱酸和弱碱的相对强弱。

(四) 强酸强碱盐不水解

例如:氯化钠水溶液中,$NaCl$ 电离出的 Na^+ 和 Cl^-,都不能和水中微量的 H^+ 和 OH^- 结合成弱电解质分子,水的电离平衡不发生移动,溶液中 H^+ 和 OH^- 的浓度和纯水相同,$c(H^+) = c(OH^-)$,溶液显中性。

强酸强碱盐不发生水解反应,其水溶液显中性。

盐的组成不同,发生水解反应的情况不同,盐的水溶液的酸碱性也不相同。根据形成盐的酸和碱的强弱不同,盐可分为 4 类,各类盐水解的酸碱性见表 5-5。

表 5-5 盐的类型及水解的酸碱性

盐的类型	水解的酸碱性	实例
强酸弱碱盐	弱酸性	NH_4Cl、NH_4NO_3
强碱弱酸盐	弱碱性	CH_3COONa、Na_2CO_3
强酸强碱盐	中性	$NaCl$、Na_2SO_4
弱酸弱碱盐	根据弱酸和弱碱的相对强度判断	CH_3COONH_4

5-11 在水溶液里,盐电离的离子与水中的 H^+ 或 OH^- 结合,生成弱电解质的反应称为_____。

5-12 醋酸钠溶液呈_____,氯化铵溶液呈_____,氯化钠溶液呈_____。

5-13 写出硝酸铵水解的离子方程式。

5-14 为什么在临床上可用碳酸钠治疗酸中毒或胃酸过多?

知识链接　离子反应和离子方程式

电解质在溶液里能电离成离子,所以电解质在溶液里的反应实质上是离子间的反应。在溶液里有离子参加的化学反应称为离子反应。如氯化钠和硝酸银溶液的反应:

$$NaCl+AgNO_3 =\!=\!= NaNO_3+AgCl\downarrow$$

氯化钠、硝酸银和硝酸钠都是易溶于水的强电解质,在溶液中以离子的形式存在,AgCl 是难溶于水的物质,主要以沉淀的形式存在。该反应实质上是 Ag^+ 与 Cl^- 生成 AgCl 沉淀的反应。

$$Na^++Cl^++Ag^++NO_3^- =\!=\!=$$
$$Na^++NO_3^-+AgCl\downarrow$$

从上式可以看出,反应前后 Na^+ 和 NO_3^- 没有变化,可以省略。因此上式可写成离子方程式:

$$Ag^++Cl^- =\!=\!= AgCl\downarrow$$

用实际参加化学反应的离子符号来表示离子反应的式子称为离子方程式。

第四节　缓冲溶液

许多化学反应,尤其是生物体内的化学反应,需要在适宜而较稳定的 pH 条件下进行反应。普通溶液加入少量酸或碱后,溶液的 pH 变化很大。但有一类特殊组成的溶液加入少量酸或碱后,溶液的 pH 几乎不变,这类溶液是本节重点讨论的内容。

一、缓冲溶液的概念

【演示实验 5-3】 取 6 支试管依次编号。在 1、2 号试管中各加入 5 mL 蒸馏水；3、4 号试管中各加入 0.1 mol/L NaCl 溶液 5 mL；5、6 号试管中各加入含有 0.1 mol/L CH₃COOH 和 0.1 mol/L CH₃COONa 混合液 5 mL；依次测定这 6 支试管内溶液的 pH。然后再在 1、3、5 号 3 支试管内各加入 1 滴 1 mol/L 盐酸，2、4、6 号 3 支试管内各加入 1 滴 1 mol/L NaOH 溶液，再用 pH 试纸分别测其 pH。

实验结果表明，在纯水和 NaCl 溶液中加入盐酸，pH 会大幅度下降；在纯水和 NaCl 溶液中加入 NaOH 溶液，pH 会大幅度上升；而在 CH₃COOH 和 CH₃COONa 的混合液中加入少量强酸或强碱，pH 几乎无变化，这说明纯水和 NaCl 溶液不具有抗酸抗碱能力，而醋酸和醋酸钠的混合液具有抗酸抗碱能力。

纯水和普通溶液都有固定的 pH，当加入少量酸或碱后，其 pH 都会在外来酸或碱的影响下发生明显的改变。但是，有的溶液却能保持一定的 pH，不因外界加入少量酸或碱而使 pH 有明显改变，如人体的血液，每天人们吃喝有许多酸性或者碱性不同的代谢物质进入人体内，而人体血液 pH 却能维持在 7.35～7.45 范围内。这说明人体血液具有对抗外来少量酸或者少量碱的能力。

溶液具有对抗外来少量强酸或强碱，而保持溶液 pH 几乎不变的作用，称为缓冲作用。具有缓冲作用的溶液称为缓冲溶液。

二、缓冲溶液的组成

缓冲溶液具有缓冲作用，是因为缓冲溶液中既含有抗酸成分，又含有抗碱成分，而且两种成分之间存在电离平衡并产生同离子效应。通常把这两种成分称为缓冲对或缓冲系。

根据缓冲溶液的组成不同，可把缓冲溶液分为三种类型：

（一）弱酸及其对应的弱酸盐

弱酸（抗碱成分）		弱酸盐（抗酸成分）
CH₃COOH	——	CH₃COONa
H₂CO₃	——	NaHCO₃
H₃PO₄	——	KH₂PO₄

（二）弱碱及其对应的弱碱盐

弱碱（抗酸成分）		弱碱盐（抗碱成分）
NH₃·H₂O	——	NH₄Cl

（三）多元酸的酸式盐及其对应的次级盐

多元弱酸的酸式盐（抗碱成分）		对应的次级盐（抗酸成分）
NaH₂PO₄	——	Na₂HPO₄
NaHCO₃	——	Na₂CO₃

三、缓冲作用原理

缓冲溶液为什么具有缓冲作用而保持其 pH 几乎不变呢？现以 CH₃COOH —

CH_3COONa 缓冲溶液为例,讨论缓冲溶液的作用原理。

在 CH_3COOH—CH_3COONa 组成的缓冲溶液中,CH_3COONa 是强电解质,在溶液中全部电离为 Na^+ 和 CH_3COO^-;CH_3COOH 是弱电解质,在溶液中只能部分电离,并且因为 CH_3COONa 电离的 CH_3COO^- 引起的同离子效应,使它的电离度更小,因而 CH_3COOH 几乎完全以分子状态存在于溶液中。其电离方程式如下:

$$CH_3COOH \rightleftharpoons CH_3COO^- + H^+$$
$$CH_3COONa \Longrightarrow CH_3COO^- + Na^+$$

所以在 CH_3COOH—CH_3COONa 组成的缓冲溶液中,存在着浓度较大的 CH_3COOH 和 CH_3COO^-。

①当在该溶液中加入少量的强酸时,CH_3COO^- 和外来的 H^+ 结合生成 CH_3COOH,消耗了外来 H^+,使溶液中 CH_3COOH 浓度略有增加,CH_3COO^- 浓度略有减少,但 H^+ 浓度没有明显改变,所以溶液的 pH 几乎不变。抗酸的离子方程式为:

$$CH_3COO^- + H^+ \rightleftharpoons CH_3COOH$$

缓冲溶液中的 CH_3COO^- 具有抗酸作用。由于 CH_3COO^- 主要来自缓冲对中的 CH_3COONa,所以 CH_3COONa 是抗酸成分。

②当在缓冲溶液中加入少量的强碱时,CH_3COOH 电离的 H^+ 和外来的 OH^- 结合生成 H_2O,消耗了外来的 OH^-,使 CH_3COOH 的电离平衡向右移动。当新的平衡建立时,溶液中的 CH_3COOH 浓度略有减少,CH_3COO^- 浓度略有增加,但 OH^- 浓度没有明显改变,所以溶液的 pH 几乎不变。抗碱的离子方程式为:

$$CH_3COOH + OH^- \rightleftharpoons CH_3COO^- + H_2O$$

缓冲对中的 CH_3COOH 具有抗碱作用。所以 CH_3COOH 是抗碱成分。

另外两类缓冲溶液的作用原理与上述缓冲作用原理基本相同。

必须指出,当外加的强酸或强碱的量过大时,缓冲溶液的抗酸或抗碱成分将被消耗完,这时缓冲溶液就会失去缓冲作用,溶液的 pH 将会发生较大的改变,所以缓冲溶液的缓冲作用是有限度的。

学习

5—15 缓冲溶液能抵抗外来少量_____,而保持溶液_____的_____几乎不变。

5—16 在 $NH_3 \cdot H_2O$—NH_4Cl 组成的缓冲溶液里,加入盐酸,能阻止 H^+ 浓度变化的成分是_____,加入氢氧化钠,能阻止 OH^- 浓度变化的成分是_____。

5—17 下列能组成缓冲溶液的是　　　　　　　　　　　　　　　　　(　　)
A. H_2CO_3——$NaHCO_3$　　　　　　　　B. HCl——$NaCl$
C. H_3PO_4——K_2HPO_3　　　　　　　　D. NH_4Cl——$(NH_4)_2SO_4$

知识链接　缓冲溶液在医学上的意义

缓冲溶液在医学上有十分重要的意义。如微生物的培养、组织切片和细菌的染色及酶活性的测定都需要在一定 pH 的溶液中进行；人体的各种体液都具有较稳定的 pH 范围；人体代谢过程中不断产生的酸性或碱性的物质，并没有使血液的 H^+ 浓度发生改变，血液的 pH 仍维持在 7.35～7.45 之间，这些都与缓冲溶液有关。血液中的缓冲对主要有：

$$H_2CO_3 - MHCO_3$$
$$MH_2PO_4 - M_2HPO_4$$
$$H\text{-蛋白质} - M\text{-蛋白质}$$

其中 M 代表 Na^+ 和 K^+。在这些缓冲对中，$H_2CO_3 - MHCO_3$ 缓冲对在血液中浓度最高，缓冲能力最大，对维持血液正常的 pH 发挥的作用最重要。

知识点归纳

一、弱电解质的电离平衡

知识点	知识内容
电解质	凡是在水溶液或熔融状态下能导电的化合物
强电解质	在水溶液中能完全电离的电解质称为强电解质 特点是：完全电离、不可逆、电离后没有电解质分子
弱电解质	在水溶液中只能部分电离的电解质称为弱电解质 特点是：部分电离、可逆、电离后存在大量电解质分子
电离平衡	在一定条件下，当弱电解质的分子电离成离子的速率与离子重新结合成电解质分子的速率相等时的状态
电离度	在一定温度下，弱电解质的电离达到平衡时，已电离的弱电解质分子数占弱电解质分子总数（包括已电离的和未电离的）的百分比，常用 α 表示
同离子效应	在弱电解质溶液中，加入与弱电解质具有相同离子的强电解质，使弱电解质的电离度减少的现象

二、水的电离和溶液的酸碱性

知识点	知识内容
水的离子积	K_w 称为水的离子积常数，简称水的离子积 $K_w = c(H^+)c(OH^-)$
溶液的酸碱性	酸性溶液：$c(H^+) > 10^{-7}$ mol/L，pH < 7； 中性溶液：$c(H^+) = 10^{-7}$ mol/L，pH $= 7$； 碱性溶液：$c(H^+) < 10^{-7}$ mol/L，pH > 7
pH 与 $c(H^+)$ 的关系	pH $= -\lg c(H^+)$

三、盐的水解

知识点	知识内容
盐类的水解	在盐的水溶液里,盐电离出的离子与水电离出的 H^+ 或 OH^- 结合,生成弱电解质的反应
盐类的水解类型	强碱弱酸盐水解,溶液呈弱碱性;强酸弱碱盐水解,溶液呈弱酸性;强酸强碱盐不水解,溶液呈中性;弱酸弱碱盐易水解,溶液的酸碱性较复杂

四、缓冲溶液

知识点	知识内容
缓冲溶液的定义	溶液具有对抗外来少量强酸或强碱而保持溶液 pH 几乎不变的作用,称为缓冲作用。具有缓冲作用的溶液称为缓冲溶液
缓冲溶液的组成	弱酸及其对应的盐;弱碱及其对应的盐;多元酸的酸式盐及其对应的次级盐
缓冲作用原理	缓冲溶液中相对酸性物质抗碱,缓冲溶液中相对碱性物质抗酸

复习检测题

一、名词解释

1. 电解质　2. 电离平衡　3. 同离子效应　4. 盐类水解　5. 缓冲溶液

二、选择题

1. 下列不属于电解质的是　　　　　　　　　　　　　　　　　　　　　　　　　（　　）

　A. 氯化钠　　　　　　B. 硫酸　　　　　　　C. 氢氧化钠　　　　D. 酒精

2. 下列属于弱电解质的是　　　　　　　　　　　　　　　　　　　　　　　　　（　　）

　A. 盐酸　　　　　　　B. 醋酸　　　　　　　C. 氢氧化钠　　　　D. 硫酸

3. 在室温下,$1.0×10^{-4}$ mol/L 氨水溶液的 K_w 为　　　　　　　　　　　　　（　　）

　A. $1.0×10^{-10}$　　　B. $1.0×10^{-4}$　　　C. $1.0×10^{-14}$　　D. $1.0×10^{-8}$

4. 在 0.10 mol/L HCl 溶液中,OH^- 浓度为　　　　　　　　　　　　　　　　（　　）

　A. $1.0×10^{-4}$ mol/　　　　　　　　　　B. $1.0×10^{-13}$ mol/L

　C. $1.0×10^{-7}$ mol/L　　　　　　　　　D. $1.0×10^{-10}$ mol/L

5. 下列盐不水解的是　　　　　　　　　　　　　　　　　　　　　　　　　　　（　　）

　A. Na_2S　　　　　　B. Na_2SO_4　　　　C. $FeCl_3$　　　　　D. $NaHCO_3$

6. 下列物质组成中,属于缓冲溶液的是　　　　　　　　　　　　　　　　　　　（　　）

　A. $NaHCO_3—Na_2CO_3$　　　　　　　　　B. $NH_3·H_2O—NaOH$

　C. $CH_3COOH—HCl$　　　　　　　　　　D. $HCl—NaCl$

7. 在 CH_3COOH 溶液中加入下列物质,不产生同离子效应的是　　　　　　　　（　　）

　A. CH_3COONa　　　B. HCl　　　　　　　C. NaCl　　　　　　D. HNO_3

8. 当在 CH_3COOH 溶液中加入 CH_3COONa 固体后,溶液的 pH　　　　　　　（　　）

　A. 增大　　　　　　　B. 减小　　　　　　　C. 等于 7　　　　　D. 不变

9. 已知婴儿胃液的 pH=5,成人胃液的 pH=1,则成人胃液中 $c(H^+)$ 是婴儿胃液 $c(H^+)$ 的（　　）倍

　A. 10^4　　　　　　　B. 10^{-4}　　　　　C. 4　　　　　　　　D. 10^5

三、填空题

1. 根据物质在水溶液或熔融状态下是否导电,可将物质分为＿＿＿＿和＿＿＿＿。

2. 在 $NaCl$、$NaOH$、CH_3COOH、HCl、$CaCO_3$、$NaNO_3$、HCN、$NH_3 \cdot H_2O$、H_2CO_3 中,属于强电解质的是＿＿＿＿;属于弱电解质的是＿＿＿＿。

3. 强弱电解质的区别在于:强电解质在水溶液中＿＿＿＿电离,而弱电解质在水溶液中＿＿＿＿电离。

4. 在一定温度下,弱电解质在溶液中的电离达到＿＿＿＿时,已电离的弱电解质分子数占弱电解质分子总数的百分比,称为弱电解质的＿＿＿＿。

5. 弱电解质的电离度随温度的升高而＿＿＿＿;稀释弱电解质,电离度也会＿＿＿＿。

6. 在 CH_3COOH 溶液中,加入少量的 CH_3COONa 固体,CH_3COOH 的电离度将＿＿＿＿,这种效应称＿＿＿＿效应。

7. 当溶液中的 $c(H^+)$＿＿＿＿$c(OH^-)$ 是中性溶液,$c(H^+)$＿＿＿＿$c(OH^-)$ 是酸性溶液,$c(H^+)$＿＿＿＿$c(OH^-)$ 是碱性溶液。

8. 在室温下,测得某溶液的 $c(H^+)$ 为 1.0×10^{-5} mol/L,则该溶液为＿＿＿＿性溶液,溶液中的 $c(OH^-)$ 为＿＿＿＿,溶液 pH 为＿＿＿＿。

9. 在 CH_3COOH—CH_3COONa 组成的缓冲溶液中,抗酸成分是＿＿＿＿,抗碱成分是＿＿＿＿。

10. 人体血液有多种缓冲对,其中缓冲能力最大的是＿＿＿＿,正常情况下,人体血液的 pH 稳定在＿＿＿＿之间。

11. 判断下列溶液的酸碱性:$NaCl$＿＿＿＿、KNO_3＿＿＿＿、Na_2CO_3＿＿＿＿、CH_3COONa＿＿＿＿、NH_4Cl＿＿＿＿。

四、计算下列各溶液的 pH

1. 0.010 mol/L HCl 溶液　　2. 0.010 mol/L NaOH 溶液

科学视野

血液的 pH

正常人血液的 pH 总是维持在 7.35～7.45 之间,因为这一范围适合于细胞的正常代谢。当血液的 pH 低于 7.35 时,会出现酸中毒;当血液的 pH 高于 7.45 时,则会出现碱中毒。无论是酸中毒,还是碱中毒,都会引起机体不适,甚至危及生命。

那么,在血液里有哪些物质能保持 pH 在 7.35～7.45 之间呢?原因是血液中存在一系列缓冲对,它们能起到调节血液 pH 的作用。

血液中的缓冲对主要有 H_2CO_3—$MHCO_3$、MH_2PO_4—M_2HPO_4、血浆蛋白-血浆蛋白盐、血红蛋白-血红蛋白盐等。其中 H_2CO_3—$MHCO_3$ 缓冲对在血液中浓度最高,缓冲能力最强,对维持血液正常的 pH 发挥的作用最重要。

当人体代谢过程中产生的酸性物质进入血液时,HCO_3^- 能夺取酸性物质中的 H^+ 生成 H_2CO_3,过量的 H_2CO_3 随血液到达肺部时,肺组织能将 H_2CO_3 分解产生的 CO_2 排出体外,使血液的 pH 不因酸性物质的进入而发生变化。消耗掉的 HCO_3^- 可通过肾脏的调节得以补偿,从而抑制酸度变化,使血液的 pH 保持在正常范围。

肺气肿引起的肺部换气不足、糖尿病以及食用低碳水化合物和高脂肪食物等,常引起血液中 H^+ 浓度增加,通过血浆内的缓冲对和机体补偿功能的作用,可使血液中的 pH 保持基本不变。但患有严重腹泻时,由于机体丧失 HCO_3^- 过多或因肾衰竭引起 H^+ 排泄

科学视野

减少,缓冲系统和机体的补偿功能常不能有效发挥作用而使血液的 pH 下降,当 pH 低于 7.35 时,则会引起酸中毒。

当人体代谢过程中产生的碱性物质进入血液时,H_2CO_3 能立即与碱性物质产生的 OH^- 结合生成 H_2O,水是人体所必需的,过量的 H_2O 也可以通过肾脏、皮肤等组织排出体外,使血液的 pH 不因碱性物质的进入而发生变化。

由此可见,血液的 pH 之所以能保持相对稳定,是血液中多种缓冲对的缓冲作用以及肾、肺等器官共同调节的结果。

第六章

烃

学习重点

1. 有机化合物的结构特点。
2. 烷烃的同分异构现象和命名。
3. 烯烃和炔烃的结构、命名、化学性质。
4. 苯的结构、化学性质,苯的同系物的命名。

自然界的物质种类繁多,根据其组成、结构和性质等特点,通常将其分为无机物和有机化合物两大类。有机化合物简称有机物,它与人的衣食住行和生老病死等都是密切相关的。如淀粉、维生素、蛋白质、油脂、橡胶、合成纤维、塑料、药物、染料、炸药以及醋酸、酒精、葡萄糖等,都属于有机物。烃是各类有机物的母体。

第一节　有机化合物概述

一、有机化合物和有机化学

(一)有机化合物的早期认识

早在 17 世纪,人们曾把从生物体中获得的物质称为有机物,意指"有生机之物";把从矿物或非生物获取的物质称为无机物。当时人们对有机物的认识很肤浅,认为有机物是在一种"生命力"的作用下产生的,只能在有"生命力"的生物体内产生,根本不可能通过无机物人工合成。这种"生命力"学说把有机物和无机物截然分开,视有机物的人工合成为禁区,使有机化学的发展受到了严重阻碍。

1828 年,28 岁的德国青年化学家维勒首先在实验室通过加热无机物氰酸铵制成了当时公认为有机物的尿素,才开始动摇"生命力"学说。在维勒之后,科学家又相继合成了醋酸(1845 年)、油脂(1854 年)等有机物,充分说明"生命力"并不是区别有机和无机物的标志。

在大量的科学事实面前,化学家们抛弃了生命力学说的唯心主义观点,加强了有机物的人工合成实践,极大地推动了有机化学的发展。现在,人们已经能够合成自然界已有的或自然界没有的有机物,如合成塑料、合成橡胶、合成纤维、合成药物和染料等。因此,有机化合物的名称早已失去了原来的意义,但是由于历史和习惯的原因,加上有机物的组成和性质确实与无机物存在一定差别,有机物这一名称也就一直沿用至今。

(二)有机化合物的概念

根据对有机物的结构和组成的研究,人们发现所有的有机物都含有碳元素,绝大多数有机物含有氢元素。除碳氢两种元素之外,许多有机物还含有氧、氮、硫、磷和卤素等元素。由于有机化合物分子中的氢原子在化学反应中常被其他原子或原子团所取代,从而衍生出许许多多其他的有机物,所以现代人们把碳氢化合物及其衍生物称为有机化合物,简称为有机物。研究有机化合物的组成、结构、性质及其变化规律、合成方法和应用的化学科学,称为有机化学。

有机化学与医学的关系十分密切。人体的组成成分除水和一些无机盐外,绝大部分为有机物。它们在体内进行一系列的化学变化来维持体内新陈代谢的正常平衡。绝大多数合成药物、中草药的有效成分等都是有机物。医学基础课如生物化学、生理学、免疫学、遗传学等学科,都需要以有机化学知识作为基础。所以医学生学习有机化学的一些基本知识是非常必要的。

二、有机化合物的特性

实验证明,有机化合物和无机化合物之间没有绝对的界限,也就是没有本质上的区别。但由于有机化合物分子中都含有碳元素,碳原子的特殊结构导致了有机化合物与无机化合物相比,具有下列一些特性。

(一)可燃性

绝大多数有机化合物都可以燃烧,如汽油、棉花、油脂、酒精、木材等都容易燃烧,如果某有机化合物中只含有碳和氢两种元素,则燃烧的最终产物是二氧化碳和水。而多数无机化合物如氧化物、酸、碱、盐等则不能燃烧。因此,检查物质的可燃性,是初步区别有机化合物和无机化合物的方法之一。

(二)熔点低

许多有机物在常温下是气体或液体。常温下为固体的有机物,熔点一般也很低,熔点在300 ℃以上的有机物很少,一般不超过 400 ℃。如尿素的熔点为 133 ℃,无水葡萄糖的熔点为 146 ℃。而固体无机物的熔点一般比较高,如氯化钠的熔点为 800 ℃,氧化铝的熔点则高达 2 050 ℃。

(三)难溶于水

大多数有机化合物难溶于水,易溶于有机溶剂。有机溶剂是指能作为溶剂的液体有机化合物,如酒精、丙酮、苯、四氯化碳和乙醚等。水是一种极性强的溶剂,有机化合物一般极性较弱或者是非极性的,所以大多数有机化合物难溶于水,易溶于非极性或极性弱的有机溶剂。而无机化合物则相反,大多易溶于水,难溶于有机溶剂。

(四)稳定性差

多数有机化合物没有无机化合物稳定,常受细菌、空气、温度和光照的作用而变质。例如维生素 C 片剂是白色,若长时间放置会被空气氧化变质后呈黄色而失去药效。许多市售的食品或药品常标明失效期或有效期,就是因为其中的有机物稳定性差,日久会发生变质的缘故。

（五）反应缓慢

多数无机化合物之间的反应速率较快,如酸、碱、盐之间的反应能在瞬间完成。而多数有机化合物之间的反应速率较慢,有些反应需要几小时、几天甚至更长时间才能完成。因此,在有机化合物反应中常需要采取加催化剂、加热或者光照等措施来加快反应速率。

（六）产物复杂

很多有机化合物的反应比较复杂,在相同的反应条件下,反应物往往可以同时进行若干不同的反应。因此在主反应发生的同时,常伴有副反应发生,所以反应后的产物常是混合物。而无机物之间的反应一般简单,很少有副反应发生。

必须指出,上述有机化合物的特性,是针对大多数有机化合物而言的,也有少数有机化合物并不具有这些特性。如四氯化碳不仅不能燃烧,而且可用作灭火剂;一些特殊性能的高分子化合物由于耐高温,还可用于宇宙航行器上。有机化合物虽然具有和无机化合物不同的特点,但是同样遵守一般化学变化的基本规律。

学习吧

6 - 1 1828 年德国青年化学家在实验室合成的有机化合物是 　　　　　　（　　）
A. 氰酸铵　　B. 尿素　　C. 醋酸　　　　D. 油脂

6 - 2 下列是无机溶剂的是　　　　　　　　　　　　　　　　　　　　（　　）
A. 酒精　　　B. 苯　　　C. 水　　　　D. 丙酮

6 - 3 所有的有机化合物都含有＿＿＿＿＿元素,绝大多数有机化合物含有＿＿＿＿＿元素,许多有机化合物还含有＿＿＿＿、＿＿＿＿、＿＿＿＿、＿＿＿＿和＿＿＿＿等元素。

三、有机化合物的结构特点

有机化合物在性质上的特殊性,是由其结构特点所决定的。有机化合物的主要结构特点如下。

（一）碳原子的成键特性

1. 碳元素的化合价

有机化合物都含有碳元素,有机化合物的特点也主要由碳原子的结构特点决定。

碳原子位于元素周期表第 2 周期、第 IVA 族,其最外电子层上有 4 个电子,因而在化学反应中,既不易得到电子,也不易失去电子,难以形成离子键而易形成共价键。通常碳原子用最外层上 4 个电子与其他原子形成 4 个共用电子对而显示 4 价。例如:甲烷的分子式为 CH_4,电子式和结构式分别为:

$$
\begin{array}{c}
\text{H} \\
\text{H} \overset{\times}{\underset{\bullet}{\times}} \text{C} \overset{\times}{\underset{\bullet}{\times}} \text{H} \\
\text{H}
\end{array}
\qquad
\begin{array}{c}
\text{H} \\
| \\
\text{H} - \text{C} - \text{H} \\
| \\
\text{H}
\end{array}
$$

甲烷的电子式　　　　甲烷的结构式

表示分子中原子间连接顺序和成键方式的化学式,称为结构式。

有机化合物中常见元素的化合价(即共用电子对数):碳显 **4** 价、氢和卤素显 **1** 价、氧和硫显 **2** 价、氮和磷显 **3** 价。

利用常见元素的化合价,可作为判断有机化合物结构式书写是否正确的重要依据。

2. 碳原子的成键方式

在有机化合物中,碳原子不仅能与氢、氧、氮、硫、卤素等原子形成共价键,而且碳原子之间也可以通过共价键相互结合,称为自相成键,有机化合物中碳原子之间相互成键有三种方式。

两个碳原子之间共用 1 对电子形成的共价键称为碳碳单键。

两个碳原子之间共用 2 对电子形成的共价键称为碳碳双键。

两个碳原子之间共用 3 对电子形成的共价键称为碳碳叁键。

例如:

碳碳单键   碳碳双键   碳碳叁键

有机化合物的单键都为 σ 键;双键中有一个 σ 键和一个 π 键;叁键中有一个 σ 键,两个 π 键。σ 键的特点是比较牢固,不易断裂,难以发生化学反应,不活泼。π 键的特点是不如 σ 键牢固,不稳定,容易断裂,易发生化学反应。

3. 碳原子的连接形式

由碳原子相互连接构成的有机化合物基本碳链骨架称为碳架。根据碳原子之间的连接形式不同,碳架可分为链状和环状碳架两类。

碳原子之间几个或几十个,甚至更多个碳原子相互结合形成长短不一、首尾不相连接的碳链称为链状碳链,简称开链。例如:

碳原子之间首尾相连接形成环状的碳链称为环状碳链,简称碳环。在有机化学中,常用多边形表示碳环的结构,这种多边形称为键线式(或碳架式)。多边形的每个拐点代表 1 个碳原子和该碳原子为保持 4 价所需要的氢原子数。例如:

(二)同分异构现象

分子结构决定有机化合物的性质,结构不同,则性质不同。在有机化合物中许多物质具有相同的分子组成(分子式),却具有不同的分子结构,因而具有不同的性质。

例如:乙醇和甲醚的分子式尽管都是 C_2H_6O,但由于两者的结构不同,导致了其性质的差异。

常温下,乙醇是液体,能与活泼金属钠反应产生氢气;而甲醚在常温下是气体,不能与金属钠反应。这种分子组成相同,而结构不同的现象,称为同分异构现象。分子组成相同,而结构不同的化合物,互称为同分异构体。同分异构现象在有机化合物中广泛存在,这是有机化合物数量繁多的一个重要原因。

每一种同分异构体都有一定的结构。结构式可以明确表示分子中原子之间的连接顺序和成键方式,但书写较繁。为了简便起见,通常把结构中的碳原子等连接的氢原子合并,形成简写的结构式,称为结构简式,又称示性式。如乙醇和甲醚的结构简式分别为:

乙醇:$CH_3—CH_2—OH$ 或 CH_3CH_2OH　　　　甲醚:$CH_3—O—CH_3$ 或 CH_3OCH_3

结构简式不仅能表示分子中原子之间的连接顺序和成键方式,而且书写相对简便,所以在有机化学中常用结构简式来表示有机物的分子组成。

知识链接　结构式、结构简式及键线式

有机化合物分子中原子之间的共用电子对用短线表示的化学式称为结构式。把结构中的碳原子等连接的氢原子合并形成简写的结构式,称为结构简式,又称示性式;结构简式中有时常省略连接碳碳和碳氢等单键上的短线。如果将碳、氢元素符号省略,只表示分子中键的连接状况,每个拐点或终点均表示有一个碳原子,这种式子称为键线式;在有机化学中,常用多边形的键线式表示碳环等的结构,多边形的每个拐点代表1个碳原子和该碳原子为保持4价所需要的氢原子数。

四、有机化合物的分类

有机化合物种类繁多,为了学习、研究和应用的方便,有必要将它们进行系统的分类。通常有两种分类方法,一是根据碳链骨架不同进行分类;二是根据有机化合物分子中所含官能团不同进行分类。

（一）按碳链骨架分类

有机化合物 {
　开链化合物(脂肪族化合物)
　闭链化合物 {
　　碳环化合物 {
　　　脂环族化合物
　　　芳香族化合物
　　}
　　杂环化合物
　}
}

1. 开链化合物

碳原子之间或碳原子与其他元素的原子之间连接成链状的有机化合物称为开链化合物。开链化合物由于最初是在脂肪中发现,所以又称脂肪族化合物。如:

丙烷:$CH_3—CH_2—CH_3$　　乙醇:$CH_3—CH_2—OH$　　甲醚:$CH_3—O—CH_3$

2. 闭链化合物

碳原子之间或碳原子与其他元素的原子之间连接成环状的有机化合物称为**闭链化合物**。闭链化合物根据组成环的原子种类不同，又分为碳环化合物和杂环化合物。

(1) 碳环化合物 全部由碳原子连接构成环的化合物称为**碳环化合物**。根据碳环的结构不同，又分为脂环族化合物和芳香族化合物。例如：

环己烷(脂环族化合物)　　　　　　苯(芳香族化合物)

(2) 杂环化合物 构成环的原子中除碳原子以外还有其他元素的原子的化合物称为**杂环化合物**。例如：

呋喃　　　　　　吡啶

(二) 根据官能团分类

能决定一类有机化合物化学特性的原子或原子团，称为官能团。官能团是有机化合物分子中比较活泼而易发生化学反应的原子或原子团。通常情况下，含有相同官能团的化合物，属于同一类有机化合物，其主要化学性质基本相同。

有机化合物中除了烷烃和芳香烃等少数化合物没有官能团，绝大多数有机化合物都有官能团。官能团不仅决定了一类有机化合物的化学特性，而且是有机化合物分类的重要根据。有机化合物的官能团不同，则类别不同，化学性质不同。牢记和区分各种不同的官能团是学习有机化合物的关键所在。

按分子中所含官能团的不同，可将有机化合物分为若干类。常见的官能团及化合物类别见表 6－1。

6－1 常见的官能团及化合物类别

化合物类别		官能团	化合物实例	
烯烃	C=C	碳碳双键	CH_2＝CH_2	乙烯
炔烃	—C≡C—	碳碳叁键	CH≡CH	乙炔
卤代烃	—X(F、Cl、Br、I)	卤原子	CH_3—CH_2—Br	溴乙烷

续表

化合物类别	官能团		化合物实例	
醇、酚	—OH	羟基	CH_3—OH 甲醇	苯酚
醚	—C—O—C—	醚键	CH_3—O—CH_3	甲醚
醛	$-C\overset{O}{\underset{H}{\lVert}}$	醛基	CH_3—C(=O)H	乙醛
酮	C=O	酮基	CH_3—C(=O)—CH_3	丙酮
羧酸	$-C\overset{O}{\underset{OH}{\lVert}}$	羧基	CH_3—C(=O)OH	乙酸
胺	—NH_2	氨基	CH_3—NH_2	甲胺

6-4 下列在有机化合物中化合价常显 4 价的元素是　　　　　　（　　）

    A. 碳　　　　　　B. 氢和卤素　　　　C. 氧和硫　　　　D. 氮和磷

6-5 下列有机化合物不是脂肪族化合物的是　　　　　　　　　　（　　）

    A. CH_3—CH_2—CH_3　　　　　　　　B. CH_3—CH_2—OH

    C. CH_3—O—CH_3　　　　　　　　　D.（苯环）

6-6 分子中含有碳碳双键的化合物是　　　　　　　　　　　　　（　　）

    A. CH_2=CH_2　　B. CH≡CH　　C. CH_3—OH　　D. CH_3—O—CH_3

有机化学与医学

　　在医学课程中,有机化学是一门基础课,它为有关的后续课程奠定学习基础。研究医学的主要目的是为了防病、治病,医学研究的对象是组成成分复杂的人体。组成人体的物质除水和一些无机盐以外,绝大部分是有机化合物。有机化合物在体内进行着一系列复杂的化学变化,以维持体内新陈代谢作用的平衡。为了防治疾病,除了研究病因以外,还要了解药物在体内的变化,它们的结构与药效、毒性的关系。

有机化学为生物化学、生物学、免疫学、遗传学、卫生学以及临床诊断等提供必要的基础知识。有关生命的人工合成,遗传基因的控制,癌症、艾滋病等的治疗都是目前医学和生物学正在探索的重大课题。在这些领域中离不

开有机化学的密切配合。

有机化学与人类的生产和生活有着十分密切的关系。它涉及数目众多的天然物质和合成物质,这些物质直接关系到人类的衣、食、住、行。利用有机化学可以制造出大量在生活和生产方面不可缺少的产品。

第二节 烷 烃

含有碳和氢两种元素的化合物称为碳氢化合物,简称烃。

烃是有机化合物中最基本的一类化合物,烃分子中的氢原子在化学反应时可被其他原子或原子团所取代,得到其他各类衍生物。因此常把烃类看作是有机化合物的母体。根据烃分子的碳链骨架不同,将烃分为开链烃和闭链烃两大类。

开链烃又称脂肪烃,它们的结构特征是分子中所有碳原子互相连接成开放状态的"链"。闭链烃也称环烃,其结构特点是分子中含有的碳原子连接成闭合状态的"环"。

根据结构和性质的不同,烃的分类如下:

$$烃\begin{cases} 开链烃 \\ (脂肪烃) \end{cases}\begin{cases} 饱和链烃(烷烃) \\ 不饱和链烃\begin{cases} 烯烃 \\ 炔烃 \end{cases} \end{cases}$$

$$\begin{cases} 闭链烃 \\ (环烃) \end{cases}\begin{cases} 脂环烃\begin{cases} 环烷烃 \\ 环烯烃 \end{cases} \\ 芳香烃\begin{cases} 单环芳香烃 \\ 稠环芳香烃 \end{cases} \end{cases}$$

一、烷烃的结构

分子中碳原子之间都以单键相连接,碳原子的其余价键都与氢原子结合的开链烃,称为饱和链烃,又称烷烃。

烷烃是含氢原子最多的烃,在烷烃分子中,与碳原子连接的氢原子数目已达到饱和,不可能再增加,因此称饱和链烃。烷烃中碳原子数最少的是甲烷,分子式为 CH_4,其结构如下:

（1）正四面体空间结构

（2）球棒模型

（3）比例模型

图 6-1 甲烷的结构

实验证明,甲烷分子中的四个氢原子与一个碳原子不在同一个平面上,而是形成一个正四面体的立体结构。碳原子位于正四面体的中心,四个完全相同的C—H键伸向正四面体的四个顶点,四个碳氢之间的共价单键都是相同的。单键都是σ键。σ键强度大,稳定,不易断裂。

二、烷烃的同系物和通式

烷烃中除甲烷外,在石油和天然气中还存在着一系列结构和甲烷相似的烷烃。例如:

甲烷　CH_4

乙烷　$CH_3—CH_3$

丙烷　$CH_3—CH_2—CH_3$

丁烷　$CH_3—CH_2—CH_2—CH_3$

戊烷　$CH_3—CH_2—CH_2—CH_2—CH_3$

己烷　$CH_3—CH_2—CH_2—CH_2—CH_2—CH_3$

烷烃的结构特点是分子中全部是共价单键。烷烃的分子组成符合通式C_nH_{2n+2}。分析比较上述烷烃可以发现其结构相似,组成上相差一个或若干个CH_2原子团,我们把这种结构相似,组成上相差一个或若干个 CH_2 原子团的化合物互称为同系物。CH_2 称为同系差。同系物由于结构相似,所以化学性质类似,又由于相邻同系物相差的CH_2逐渐增多,所以其物理性质呈规律性变化。

知识链接

同系列、同系物的性质

在有机化合物中,将结构相似,在分子组成上相差一个或若干个CH_2原子团的一系列化合物称为同系列。所有烷烃的化合物组成了烷烃的同系列。有机化合物中除烷烃同系列外,还有烯烃、炔烃等同系列,同系列、同系物是有机化合物中普遍存在的现象。一般来说,每个同系列中的同系物结构相似,化学性质也相似,物理性质变化有规律。只要重点学习和掌握几个有代表性的化合物的性质之后,就可以推论出该同系列中其他同系物的基本性质,这给学习和研究有机化合物带来极大的方便。当然,同系物的性质除了相似这一共性外,有时也有差异。因此,在掌握共性时,也要注意个性,这是学习有机化学的基本方法之一。

三、碳原子的类型

根据每个碳原子直接相连的碳原子数目不同,把碳原子分成伯碳原子、仲碳原子、叔碳原子、季碳原子四种类型。例如:

与1个碳原子直接相连的碳原子称为伯碳原子,如上式中的C^1、C^5、C^6、C^7、C^8。

与 2 个碳原子直接相连的碳原子称为仲碳原子,如 C^4。

与 3 个碳原子直接相连的碳原子称为叔碳原子,如 C^2。

与 4 个碳原子直接相连的碳原子称为季碳原子,如 C^3。

相应地,把连接在伯、仲、叔碳原子上的氢原子依次称伯氢原子、仲氢原子和叔氢原子。

学与习

6-7 下列化合物哪个是烃　　　　　　　　　　　　　　（　　）

　　A. CH_3CH_2OH　　B. CH_3COOH　　C. $CH_3CH_2CH_3$　　D. CH_3CH_2CHO

6-8 下列与 CH_3CH_3 互为同系物的有哪些　　　　　　　（　　）

　　A. $CH_2{=}CH_2$　　　　　　　　B. $CH{\equiv}CH$

　　C. $CH_3CH_2CH_3$　　　　　　　　D. $CH_3CH_2CH_2CH_3$

6-9 指出下列结构中各碳原子的类型:

$$
\begin{array}{ccccc}
 & C & \quad & C\ \ C \\
 & | & & |\ \ \ | \\
C{-}C{-}C{-}C{-}C{-}C{-}C \\
 & | & & |\ \ \ | \\
 & C & & C\ \ C
\end{array}
$$

四、烷烃的命名

有机化合物结构复杂,种类繁多,数目庞大,同分异构现象广泛存在。为了使每一个有机化合物对应一个名称,按照一定的原则和方法,对有机化合物进行命名是最有效的科学方法。

烷烃的命名是有机化合物命名的基础,其他有机化合物的命名原则是在烷烃命名原则的基础上延伸出来的。学习和掌握每一类有机化合物的命名是学习有机化学的主要内容之一。

烷烃的命名法通常有系统命名法和普通命名法两种。

(一)系统命名法

1. 直链烷烃的命名　根据直链烷烃分子中碳原子数目称为"某烷"。有机化合物命名时需要反映出碳原子个数,含碳原子在 10 个以下者,用天干顺序甲、乙、丙、丁、戊、己、庚、辛、壬、癸分别表示分子中 1～10 个碳原子数;若分子中碳原子数在 10 个以上者,用汉字数字表示碳原子数。例如:

CH_4　甲烷

$CH_3{-}CH_2{-}CH_3$　丙烷

$CH_3{-}CH_2{-}CH_2{-}CH_2{-}CH_3$　戊烷

$CH_3{-}CH_2{-}CH_2{-}CH_2{-}CH_2{-}CH_2{-}CH_3$　庚烷

$CH_3{-}(CH_2)_9{-}CH_3$　十一烷

$CH_3{-}(CH_2)_{13}{-}CH_3$　十五烷

$CH_3{-}(CH_2)_{18}{-}CH_3$　二十烷

$CH_3{-}(CH_2)_{23}{-}CH_3$　二十五烷

知识链接　烷基的命名

烷烃分子去掉一个氢原子后剩余的原子团称为烷基,用—R表示。例如:甲烷 CH_4 分子去掉一个氢原子后剩余的原子团—CH_3 称为甲基;乙烷 CH_3—CH_3 分子去掉一个氢原子后剩余的原子团—CH_2—CH_3 称为乙基。

2. 带支链烷烃的命名　带支链烷烃的命名是在直链烷烃命名的基础上把支链当作直链烷烃的取代基,命名原则如下:

(1)选主链:选择分子中含碳原子数最多的最长碳链作为主链,将支链作为取代基。

(2)编号:从离取代基最近的一端开始,用阿拉伯数字给主链碳原子依次编号,确定取代基的位次。

(3)定名称:根据主链碳原子数称为"某烷",将取代基的名称写在"某烷"之前,把取代基的位置编号写在取代基名称的前面,中间用短线隔开。

若结构中有多个取代基,相同的取代基合并,用数字二、三等表示取代基数目,表示其位次的阿拉伯数字间用逗号","隔开。若有几个不同的取代基,应把简单的基写在前面,复杂的基写在后面,中间须用短线隔开。

$$CH_3 — CH — CH_2 — CH_2 — CH_2 — CH_2 — CH_3 \quad\text{主链}$$
$$\qquad\quad | $$
$$\qquad\ CH_3 \quad\text{取代基(支链)}$$

2	–	甲基	庚烷
表示取代基位次	位次和基之间用短线连接	取代基名称	主链名称

（读作2位甲基庚烷）

$$CH_3—CH_2—CH—CH_3$$
$$\qquad\qquad\ |$$
$$\qquad\qquad CH_3$$

2-甲基丁烷(不叫3-甲基丁烷)

$$CH_3—CH—CH_2—CH_2—CH_3$$
$$\qquad\ |$$
$$\qquad CH_2$$
$$\qquad\ |$$
$$\qquad CH_3$$

3-甲基己烷(不叫2-乙基戊烷)

$$\qquad\qquad\quad CH_3$$
$$\qquad\qquad\quad\ |$$
$$CH_3—CH_2—CH—C—CH_3$$
$$\qquad\qquad |\quad\ |$$
$$\qquad\qquad CH_3\ CH_3$$

2,2,3-三甲基戊烷(不叫3,4,4-三甲基戊烷)

$$CH_3—CH—CH—CH_2—CH_2—CH_2—CH_3$$
$$\qquad\ |\quad\ |$$
$$\qquad CH_3\ CH_2$$
$$\qquad\qquad\ |$$
$$\qquad\qquad CH_3$$

2-甲基-3-乙基庚烷

（二）普通命名法

普通命名法,又称习惯命名法,用于命名少数结构特殊的烷烃。

1. 直链烷烃称为"正某烷"。比系统命名法中直链烷烃的名称多一"正"字。例如：

$CH_3—CH_2—CH_2—CH_2—CH_3$　　正戊烷

$CH_3—CH_2—CH_2—CH_2—CH_2—CH_2—CH_3$　　正庚烷

$CH_3—(CH_2)_7—CH_3$　正壬烷

2. 碳链的一端有异丙基 $CH_3—\overset{\displaystyle CH_3}{\underset{\displaystyle |}{CH}}—$ ，碳链的其余部分无支链，根据主、支链碳原子总数，称为"异某烷"，例如：

$$CH_3—\underset{\displaystyle \underset{CH_3}{|}}{CH}—CH_2—CH_2—CH_3 \quad 异己烷$$

3. 碳链的一端有叔丁基 $CH_3—\overset{\displaystyle CH_3}{\underset{\displaystyle \underset{CH_3}{|}}{C}}—$ ，碳链的其余部分无支链，根据主、支链碳原子总数，称为"新某烷"。例如：

$$CH_3—\overset{\displaystyle \overset{CH_3}{|}}{\underset{\displaystyle \underset{CH_3}{|}}{C}}—CH_2—CH_2—CH_3 \quad 新庚烷$$

普通命名法只能用于少数结构特殊烷烃的命名，具有相当大的局限性。对于碳原子数较多，结构比较复杂的烷烃一般采用系统命名法。

学与问

6-10 熟记烷烃的系统命名法。

6-11 用系统命名法命名下列化合物：

1. $CH_3—CH_3$　　2. $CH_3—CH_2—CH_2—CH_3$　　3. $CH_3—(CH_2)_8—CH_3$

4. $CH_3—\underset{\displaystyle \underset{CH_3}{|}}{CH}—CH_2—CH_3$　　5. $CH_3—CH_2—CH_2—\underset{\displaystyle \underset{\displaystyle \underset{CH_3}{|}}{CH_2}}{CH}—CH—CH_3$

6-12 用普通命名法命名下列化合物：

1. $CH_3—CH_2—CH_2—CH_2—CH_3$　　　　2. $CH_3—\underset{\displaystyle \underset{CH_3}{|}}{CH}—CH_2—CH_3$

3. $CH_3—\overset{\displaystyle \overset{CH_3}{|}}{\underset{\displaystyle \underset{CH_3}{|}}{C}}—CH_3$

知识链接　　　　　　　　天干与地支

天干十个：甲、乙、丙、丁、戊、己、庚、辛、壬、癸。

地支十二个：子、丑、寅、卯、辰、巳、午、未、申、酉、戌、亥。

天干与地支一对一依次轮流组合形成了中国古代纪年历法。天干地支纪年法是六十年一个轮回，十个天干和十二个地支两者按固定的顺序依次轮流相配，如甲子、乙丑、丙寅、丁卯、戊辰、己巳等，组成六十个基本组合表示六十年。中国近代史上著名的年份事件如甲午战争、戊戌变法、辛亥革命等就是用干支纪年表示的。

此外，十二地支对应十二生肖：子鼠、丑牛、寅虎、卯兔、辰龙、巳蛇、午马、未羊、申猴、酉鸡、戌狗、亥猪。

在有机化合物命名中用天干甲、乙、丙、丁、戊、己、庚、辛、壬、癸分别表示有机化合物结构中碳链的 $1\sim10$ 个碳原子数。

五、烷烃的性质

（一）物理性质

烷烃难溶于水，易溶于酒精等有机溶剂，一些物理性质随碳原子数增加呈规律性变化，如状态，常温常压下，$CH_4\sim C_4H_{10}$ 的直链烷烃为气体，$C_5H_{12}\sim C_{16}H_{34}$ 直链烷烃为液体，$C_{17}H_{36}$ 以上的直链烷烃为固体。

（二）化学性质

1. 稳定性

烷烃是一类不活泼的有机化合物，化学性质稳定。在烷烃分子中各原子间都以共价单键（σ键）相连接，σ键比较牢固。在室温下，烷烃与强酸、强碱、强氧化剂等都不反应。例如将甲烷气体通入紫红色的酸性高锰酸钾溶液中，高锰酸钾溶液不褪色，说明甲烷与强氧化剂高锰酸钾不反应。

2. 可燃性

烷烃在点燃的条件下可以燃烧，生成二氧化碳和水，同时放出大量的热。烷烃最广泛的用途是用作燃料。例如：

$$CH_4+2O_2\xrightarrow{\text{点燃}}CO_2+2H_2O+\text{热}$$

$$C_3H_8+5O_2\xrightarrow{\text{点燃}}3CO_2+4H_2O+\text{热}$$

3. 取代反应

烷烃与卤素单质（F_2、Cl_2、Br_2、I_2）在黑暗中不起反应，但在光照、加热或催化剂作用下，烷烃中的氢原子易被卤原子取代，生成烃的卤素衍生物。例如，甲烷与氯气在光照下发生反应，反应是分步进行的。

$$CH_4+Cl_2\xrightarrow{\text{光}}CH_3Cl+HCl$$
一氯甲烷

$$CH_3Cl+Cl_2\xrightarrow{\text{光}}CH_2Cl_2+HCl$$
二氯甲烷

$$CH_2Cl_2 + Cl_2 \xrightarrow{\text{光}} CHCl_3 + HCl$$

三氯甲烷

$$CHCl_3 + Cl_2 \xrightarrow{\text{光}} CCl_4 + HCl$$

四氯甲烷（四氯化碳）

在反应中,甲烷分子中的氢原子逐步被氯原子所替代。反应很难控制在某一步,往往是四步反应产物的混合物。

有机化合物分子中的某些原子或原子团被其他原子或原子团所代替的反应,称为**取代反应**。有机化合物与卤素发生的取代反应称为**卤代反应**。

6-13 在一定条件下,能与烷烃发生取代反应的是 （　　）

    A. 氯化氢 　　　B. 氯气 　　　C. 氧气 　　　D. 二氧化碳

6-14 下列关于烷烃的叙述中,不正确的是 （　　）

    A. 丁烷常温下为固体 　　　　　　B. 乙烷与强氧化剂高锰酸钾溶液不反应

    C. 丁烷可用作燃料 　　　　　　　D. 乙烷在日光照射下可与氯气发生取代反应

烷烃的来源和用途

烷烃主要来源于天然气、石油和煤的加工产物。天然气是蕴藏在地层内的可燃气体,不同产地的天然气组成有差别,但大都含有 75% 的甲烷、15% 的乙烷及 5% 的丙烷,其余为其他烷烃。天然气是很好的气体燃料,也是重要的化工原料。石油是从油田开采出来的,未经加工的石油称为原油。原油是一种深褐色的黏稠液体,它的主要成分是各种烃类（烷烃和环烷烃,个别产地的石油中还含有芳香烃）的复杂混合物。根据不同需要,把石油进行分馏,按沸点不同,可获得各种用途的分馏产物。将煤隔绝空气加热,可得到焦炭和煤焦油,而煤焦油中含有相当多的烷烃。

石油分馏产物及主要用途

分馏产物	主要成分	主要用途
天然气	$C_1—C_4$	燃料、电工原料
溶剂油	$C_5—C_8$	溶剂
汽油	$C_5—C_{15}$	飞机、汽车等燃料
煤油	$C_{11}—C_{16}$	燃料、工业洗涤剂、照明
柴油	$C_{15}—C_{18}$	柴油机燃料
润滑油	$C_{16}—C_{20}$	润滑剂、防锈剂
凡士林	液态烃和固态烃的混合物	润滑剂、防锈剂、制药膏
石蜡	$C_{20}—C_{24}$	制蜡烛、蜡纸、医药用
沥青	$C_{30}—C_{40}$	铺路、防腐、建筑材料

第三节 烯烃和炔烃

分子中含有碳碳双键或碳碳叁键的开链烃,称为不饱和链烃。碳碳双键和碳碳叁键统称为**不饱和键**。不饱和是指烯烃和炔烃分子中的氢原子没有达到饱和,可以通过化学反应加入氢原子变成饱和链烃。

不饱和链烃分为烯烃和炔烃两类。

一、烯烃的概念和结构

分子中含有碳碳双键的不饱和链烃称为烯烃。

碳碳双键($\diagdown C \!\!=\!\! C \diagup$)是烯烃的官能团,是烯烃的标志,是烯烃发生化学反应的活性中心,决定着烯烃的化学性质。研究发现,碳碳双键是由一个牢固的 σ 键和一个易断裂的 π 键构成。

(一)乙烯

乙烯($CH_2\!\!=\!\!CH_2$)是含碳原子数最少的烯烃。乙烯是无色、无臭、略有甜味、难溶于水的气体。具有催熟果实的作用,是合成纤维、橡胶、许多化工产品的原料,医药上乙烯与氧的混合物可用作麻醉剂。其结构如下:

(1)立体结构   (2)球棒模型   (3)比例模型

图 6-2 乙烯的结构

实验证明,乙烯是平面型分子,2 个碳原子和 4 个氢原子都处于同一平面上,彼此之间的键角都近似为 120 ℃。

(二)烯烃的同系物和通式

烯烃中除碳原子数最少的乙烯之外,还有丙烯、丁烯、戊烯、己烯等一系列化合物,这些化合物的结构相似,都含有碳碳双键,在组成上都相差一个或若干个 CH_2 原子团,它们都是烯烃的同系物,构成了烯烃的同系列。几种烯烃的同系物见表 6-2。

表 6-2 几种烯烃的同系物

名称	分子式	结构简式	常温下状态
乙烯	C_2H_4	$CH_2\!\!=\!\!CH_2$	气态
丙烯	C_3H_6	$CH_2\!\!=\!\!CH\!-\!CH_3$	气态
1-丁烯	C_4H_8	$CH_2\!\!=\!\!CH\!-\!CH_2\!-\!CH_3$	气态
1-戊烯	C_5H_{10}	$CH_2\!\!=\!\!CH\!-\!(CH_2)_2\!-\!CH_3$	液态

名称	分子式	结构简式	常温下状态
1-己烯	C_6H_{12}	$CH_2{=}CH{-}(CH_2)_3{-}CH_3$	液态
1-庚烯	C_7H_{14}	$CH_2{=}CH{-}(CH_2)_4{-}CH_3$	液态
1-十八烯	$C_{18}H_{36}$	$CH_2{=}CH{-}(CH_2)_{15}{-}CH_3$	液态
1-十九烯	$C_{19}H_{38}$	$CH_2{=}CH{-}(CH_2)_{16}{-}CH_3$	固态

烯烃因为分子结构中都有一个碳碳双键,故比同数碳原子的烷烃少两个氢原子,因此烯烃的通式为 C_nH_{2n}。

在烯烃的同系列中,各同系物都符合同一通式 C_nH_{2n},结构和化学性质相似,物理性质随着碳原子数的增加呈现规律性变化。

(三)烯烃的同分异构现象

烯烃的同分异构体的数目比同数碳原子的烷烃要多。这是因为烯烃除像烷烃一样存在碳链异构外,还有双键(官能团)位置异构现象。例如,丁烯有 3 种同分异构体:

$$CH_2{=}CH{-}CH_2{-}CH_3 \qquad CH_3{-}CH{=}CH{-}CH_3 \qquad \underset{\underset{CH_3}{|}}{CH_2{=}C{-}CH_3}$$

1-丁烯 　　　　　　　2-丁烯 　　　　　　2-甲基丙烯

由于官能团的位置不同而产生的同分异构称为位置异构。

二、炔烃的概念和结构

分子中含有碳碳叁键的不饱和链烃,称为炔烃。

碳碳叁键($-C{\equiv}C-$)是炔烃的官能团,是炔烃的标志,是炔烃发生化学变化的中心,决定着炔烃的化学性质。研究发现,碳碳叁键是由一个牢固的 σ 键和两个易断裂的 π 键构成。

(一)乙炔

乙炔($CH{\equiv}CH$)俗称电石气,是含碳原子数最少的炔烃。纯净的乙炔是一种无色、无味的气体。其结构如下:

H — C ≡ C — H

(1)立体结构　　　　　(2)球棒模型

(3)比例模型

图 6-3 乙炔的结构

实验证明,乙炔中所有的原子都在一条直线上,是直线型分子,碳碳叁键与两个碳氢键之间的键角都是 180 ℃。

(二)炔烃的同系物和通式

炔烃中碳原子个数最少的是乙炔,其次还有丙炔、丁炔、戊炔和己炔等一系列化合物。这些化合物在结构上相似都含有碳碳叁键,在组成上相差一个或几个 CH_2 原子团,它们构成了炔烃的同系列,彼此之间互称同系物。几种炔烃的同系物见表 6-3。

表 6-3　几种炔烃的同系物

名称	分子式	结构简式	常温下状态
乙炔	C_2H_2	$CH{\equiv}CH$	气
丙炔	C_3H_4	$CH{\equiv}C{-}CH_3$	气
1-丁炔	C_4H_6	$CH{\equiv}C{-}CH_2{-}CH_3$	气
1-戊炔	C_5H_8	$CH{\equiv}C{-}(CH_2)_2{-}CH_3$	液
1-己炔	C_6H_{10}	$CH{\equiv}C{-}(CH_2)_3{-}CH_3$	液
1-十五炔	$C_{15}H_{28}$	$CH{\equiv}C{-}(CH_2)_{12}{-}CH_3$	液
1-十六炔	$C_{16}H_{30}$	$CH{\equiv}C{-}(CH_2)_{13}{-}CH_3$	固

炔烃因分子结构中存在一个碳碳叁键，而使炔烃比同数碳原子的烯烃（通式 C_nH_{2n}）少 2 个氢原子，比同数碳原子的烷烃（通式 C_nH_{2n+2}）少 4 个氢原子，所以炔烃的通式为 C_nH_{2n-2}。

到目前为止，我们已经学习了烷烃、烯烃、炔烃三个不同的同系列。

（三）炔烃的同分异构现象

与烯烃相似，炔烃也存在碳链异构和官能团（叁键）位置异构。但是由于炔烃分子中碳碳叁键对侧链位置的限制，其异构体的数目要比同数碳原子的烯烃少。例如，丁炔（C_4H_6）只有 2 种同分异构体（而同数碳原子的丁烯则有 3 种同分异构体）：

$$CH{\equiv}C{-}CH_2{-}CH_3 \qquad\qquad CH_3{-}C{\equiv}C{-}CH_3$$
$$\text{1-丁炔} \qquad\qquad\qquad\qquad \text{2-丁炔}$$

三、烯烃和炔烃的命名

烯烃和炔烃因为分子结构中都存在不饱和键，所以系统命名法是相似的。烯烃和炔烃的命名在许多方面也与烷烃相似，即碳原子数在 10 个以下时，用天干表示，10 个以上碳原子用中文数字表示。与烷烃不同的是，由于烷烃没有官能团，烯烃和炔烃有官能团，因此烯烃和炔烃在选择主链、给主链碳原子编号时，是围绕官能团碳碳双键或碳碳叁键展开的。

（一）直链烯烃或炔烃的命名

直链烯烃或炔烃根据碳原子数直接定名称为"某烯"或"某炔"，双键或叁键的位次以双键或叁键上位次较小的数字表示，写在烯烃或炔烃名称之前。例如：

$$CH_2{=}CH{-}CH_2{-}CH_3 \qquad\qquad CH_3{-}CH{=}CH{-}CH_3$$
$$\text{1-丁烯} \qquad\qquad\qquad\qquad\qquad \text{2-丁烯}$$
$$CH{\equiv}C{-}CH_2{-}CH_2{-}CH_3 \qquad\qquad CH_3{-}C{\equiv}C{-}CH_2{-}CH_3$$
$$\text{1-戊炔} \qquad\qquad\qquad\qquad\qquad \text{2-戊炔}$$

（二）带支链烯烃或炔烃的命名原则（一选二编三定名）

1. 选主链：选择含有双键或叁键的最长碳链为主链，支链作为取代基。

2. 编号：从靠近双键或叁键的一端开始给主链碳原子编号，确定双键或叁键及取代基的位次。

3. 定名称：根据主链所含碳原子数称为"某烯"或"某炔"，碳碳双键称"烯"，碳碳叁键称"炔"；双键或叁键的位次以双键或叁键上位次较小的数字表示，写在烯烃或炔烃名称之前；

取代基的位次、数目和名称写在双键或叁键位次的前面,中间用短线隔开。例如:

$$\overset{1}{CH_3}-\overset{2}{C}\equiv\overset{3}{C}-\overset{4}{CH}-\overset{5}{CH_3}$$
$$\underset{CH_3}{|}$$

4-甲基-2-戊炔

$$\overset{5}{CH_3}-\overset{4}{CH}-\overset{3}{CH}-\overset{2}{CH}=\overset{1}{CH_2}$$
$$\underset{CH_3}{|}\quad\underset{CH_3}{|}$$

3,4-二甲基-1-戊烯

$$CH_2$$
$$\|$$
$$CH_3-CH_2-C-CH_2-CH_2-CH_2-CH_3$$

2-乙基-1-己烯

$$CH_3-CH_2-CH_2-C\equiv C-CH_2-CH-CH_3$$
$$\underset{CH_3}{|}\qquad\qquad\underset{CH_3}{|}$$

2,6-二甲基-4-辛炔

含官能团的开链有机化合物系统命名法的基本步骤

1. 选主链:选择含有官能团的最长碳链为主链,支链作为取代基。

2. 编号:从靠近官能团的一端给主链碳原子编号,确定官能团及取代基的位置。

3. 定名称:根据官能团定名称。

学与问

6-15 熟记烯烃和炔烃的命名原则。

6-16 用系统命名法命名下列化合物。

1. $CH_2=CH-CH_3$
2. $CH_3-C\equiv C-CH_3$
3. $CH_3-CH=CH-CH_3$
$\qquad\qquad\qquad\qquad\qquad\qquad\qquad\qquad\underset{CH_3}{|}$

4. $CH_3-CH_2-CH_2-C-CH_2-CH_3$
$\qquad\qquad\qquad\qquad\quad\underset{CH_2}{\|}$

5. $CH_3-CH-CH-C\equiv CH$
$\qquad\quad\underset{CH_3}{|}\ \underset{CH_3}{|}$

6. $CH_3-CH=C-CH_2-CH-CH_3$
$\qquad\qquad\quad\underset{CH_2CH_3}{|}\quad\ \underset{CH_3}{|}$

6-17 下列化合物中哪些互为同系物?

1. CH_4
2. $CH_2=CH_2$
3. $CH\equiv CH$
4. $CH_3-CH=CH-CH_3$
5. CH_3-CH_3
6. $CH_3-CH_2-C\equiv C-CH_3$

四、烯烃和炔烃的性质

(一)物理性质

烯烃和炔烃的物理性质,其变化规律与烷烃相似。熔点、沸点随着碳原子数的增加而有规律地升高。4个碳以下的烯烃和炔烃常温下为气态,4个碳以上的烯烃和炔烃常温下为液态,含较多碳原子的烯烃和炔烃常温下为固态。烯烃液态时的密度都小于 1 g/cm³,都是无色物质,难溶于水,易溶于有机溶剂。炔烃的密度比同数碳原子的烯烃稍大些,在水中的溶解度也比同数碳原子的烯烃大些。

（二）化学性质

由于烯烃和炔烃分子中的碳碳双键和碳碳叁键中含有不稳定、易断裂的 π 键,因此不饱和链烃的化学性质活泼,可以与很多试剂作用,能发生氧化、加成、聚合等化学反应,其中以加成反应最为重要。下面以乙烯、乙炔为例讨论烯烃和炔烃的化学性质。

1. 氧化反应

烯烃和炔烃同烷烃一样,均能在空气中燃烧生成二氧化碳和水,但其含碳量大些,会产生黑烟。

$$CH_2=CH_2+3O_2 \xrightarrow{点燃} 2CO_2+2H_2O+热量_1$$

$$2CH\equiv CH +5O_2 \xrightarrow{点燃} 4CO_2+2H_2O+热量_2$$

此外,烯烃和炔烃分子中由于存在易断裂的 π 键,易被酸性高锰酸钾溶液氧化,使高锰酸钾溶液的紫红色褪去,而烷烃分子中没有 π 键不能使酸性高锰酸钾溶液褪色。利用该性质可以把烯烃、炔烃与烷烃区别开来。

2. 加成反应

有机化合物分子中的双键或叁键中的 π 键断裂,加入其他原子或原子团的反应称为加成反应。

加成反应是不饱和链烃的典型反应,其特点是通过加成反应使不饱和键(双键或叁键)变成饱和键(单键)。

烯烃和炔烃分别可以和氢气、卤素、卤化氢等发生如下加成反应。

$$CH_2=CH_2 + Br-Br \longrightarrow CH_2-CH_2(1,2-二溴乙烷)$$
$$\qquad\qquad\qquad\qquad\qquad | \quad\; |$$
$$\qquad\qquad\qquad\qquad\quad Br \quad Br$$

$$CH\equiv CH \xrightarrow{Br_2} CH=CH \;(1,2-二溴乙烯) \xrightarrow{Br_2} CH-CH \;(1,1,2,2-四溴乙烷)$$

$$CH\equiv CH + H-Cl \longrightarrow CH_2=CH(1-氯乙烯)$$
$$\qquad\qquad\qquad\qquad\qquad\qquad\qquad\qquad\quad |$$
$$\qquad\qquad\qquad\qquad\qquad\qquad\qquad\quad Cl$$

当烯烃或炔烃与溴水的四氯化碳溶液发生加成反应时,溴水的红棕色褪去,但烷烃不能与溴水的四氯化碳溶液反应,所以不褪色。因此可用溴水区别不饱和烃(烯烃、炔烃)与饱和烃(烷烃)。

不饱和烃与饱和烃的区别

不饱和烃与饱和烃的区别可用下面两种方法：

（1）用高锰酸钾溶液区别不饱和烃与饱和烃：烯烃和炔烃能被酸性高锰酸钾溶液氧化而使酸性高锰酸钾溶液褪色；烷烃不被酸性高锰酸钾溶液氧化，不能使酸性高锰酸钾溶液褪色。

（2）用溴水区别不饱和烃与饱和烃：烯烃和炔烃能与溴水发生加成反应而使溴水褪色；烷烃不能与溴水发生加成反应，溴水不褪色。

3. 聚合反应

在一定条件下，烯烃或炔烃的不饱和键中的π键断裂，发生自身加成反应，生成相对分子质量很大的大分子化合物。这种由小分子化合物生成大分子化合物的反应称为聚合反应。参加聚合反应的小分子化合物称为单体，生成的大分子化合物称为聚合物。例如：

$$n\text{CH}_2{=}\text{CH}_2 \xrightarrow[\triangle]{\text{催化剂}} \underset{\text{聚乙烯}}{\left[\text{CH}_2{-}\text{CH}_2\right]_n}$$

乙烯

式中的 n 表示单体分子的个数，称聚合度。聚乙烯是一种透明柔韧的塑料，应用广泛，可用来制作输液容器、各种医用导管、整形材料等。

其他小分子烯烃（如丙烯、丁烯、氯乙烯等）也可以发生聚合，生成相应的聚合物。

6-18 何谓加成反应？

6-19 完成下列化学反应：

1. $\text{CH}_3{-}\text{CH}_2{-}\text{CH}{=}\text{CH}_2 + \text{H}_2 \xrightarrow[\triangle]{\text{Pt}}$

2. $\text{CH}_2{=}\text{CH}{-}\text{CH}_3 + \text{Br}_2 \longrightarrow$

3. $\underset{\overset{|}{\text{CH}_3}}{\text{CH}_3{-}\text{C}{=}\text{CH}_2} + \text{HBr} \longrightarrow$

乙烯的作用

乙烯是用途最广泛最重要的基本有机化工原料，大量由烃类裂解制得。为无色、略甜的气体，可在加压和低温下液化。

乙烯是合成纤维、合成橡胶、合成塑料、医药、染料、农药、化工新材料和日用化工产品的基本原料。这些化工产品对带动国民经济各行各业发展和改善人民生活具有重要作用。

以乙烯为原料通过多种合成途径

可以得到一系列重要的石油化工中间产品和最终产品。其中高、低密度聚乙烯,环氧乙烷和乙二醇,二氯乙烷和氯乙烯,乙苯和苯乙烯,以及乙醇和乙醛,是通过乙烯生产的主要产品。

在国内一些年产量在1万吨以下的精细小化工企业以乙烯为原料可以生产1,2-二溴乙烷、2,6-二乙基苯胺、3-氯丙醇、6,8-二氯辛酸乙酯等产品。

从20世纪60年代以来,乙烯工业在世界上得到迅速发展。乙烯工业的发展,带动了其他以石油为原料的石油化工的发展。乙烯工业的生产能力和水平是衡量一个国家综合经济实力和科技水平的重要标志。现代乙烯工业是技术密集型和资金密集型产业,是发展国民经济的支柱产业之一。

第四节　闭链烃

分子中含有由碳原子构成的环状结构的烃称为闭链烃或环烃。根据其结构和性质的不同,闭链烃分为脂环烃和芳香烃两大类。

一、脂环烃

(一)脂环烃的结构和分类

与脂肪烃性质类似的闭链烃称为脂环烃。根据环中键的类型,脂环烃分为环烷烃、环烯烃和环炔烃。环烷烃是环内碳碳之间全为单键的脂环烃;环烯烃和环炔烃是环内分别有碳碳双键和碳碳叁键的脂环烃。

(二)脂环烃的命名

单环烃的命名是用"环"字表示环烃,用丙、丁、戊、己等表示环上碳原子的数目,烷表示环内只有碳碳单键,烯表示环内含有碳碳双键,炔表示环内含有碳碳叁键,环上有取代基时,应使环上取代基的位次最小。

闭链化合物常用键线式(碳架式)表示。键线式省略了结构中的碳原子和氢原子,用短线表示共价键,拐点或端点处表示有一个碳原子以及该碳原子为保持4价所需的氢原子。几种脂环烃的结构及命名见表6-4。

表6-4　几种脂环烃的结构及命名

结构简式	键线式	名称	结构简式	键线式	名称
$\begin{array}{c}H_2\\C\\H_2C\text{—}CH_2\end{array}$	△	环丙烷	$\begin{array}{c}H_2\\C\\CH_3\text{—}HC\quad CH\text{—}CH_3\\H_2C\quad CH_2\\C\\H_2\end{array}$		1,3-二甲基环己烷

结构简式	键线式	名称	结构简式	键线式	名称
$\begin{array}{c} H_2C-CH_2 \\ H_2C-CH_2 \end{array}$	□	环丁烷	$\begin{array}{c} CH_2 \\ HC \quad CH_2 \\ HC \quad CH_2 \\ CH_2 \end{array}$		环己烯
$\begin{array}{c} H_2 \\ C \\ H_2C \quad CH_2 \\ H_2C-CH_2 \end{array}$	⬠	环戊烷	$\begin{array}{c} CH_2-CH_3 \\ CH \\ H_2C \quad CH \\ H_2C \quad CH \\ C \\ H_2 \end{array}$		3-乙基环己烯
$\begin{array}{c} H_2 \\ C \\ H_2C \quad CH-CH_3 \\ H_2C-CH_2 \end{array}$		甲基环戊烷	$\begin{array}{c} CH_2 \\ C \quad CH_2 \\ HC \quad CH \\ CH_2 \end{array}$		环己炔

脂环烃在自然界中主要存在于香精油、挥发油和石油中。如松节油中含有环烯烃,松节油在医药上用作搽剂,能促进血液循环,用于治疗肌肉痛、风湿痛和神经痛。

二、芳香烃

分子中含有一个或多个苯环结构的烃称为芳香烃,简称芳烃。芳香烃因最初从天然树脂中提取出来具有芳香气味而得名,芳香烃分为单环芳香烃和多环芳香烃。芳香烃与脂肪烃和脂环烃在结构和性质上差别很大。

(一)苯的分子结构

单环芳香烃中最简单也是最重要的化合物是苯。苯的各种化学式如下:

C_6H_6

| 分子式 | 结构式 | 结构简式 | 凯库勒式 | 共振结构式 |

知识链接

苯分子的特殊结构

从苯的分子式 C_6H_6 来看,分子中 $C：H$ 是 $1：1$,它应该是一个和乙炔(C_2H_2)相似的不饱和烃。但实际上,苯与不饱和烃在化学性质上存在很大差别。苯不易进行加成反应和氧化反应,不能使酸性高锰酸钾溶液褪色。苯具有不同于烯烃和炔烃的特殊性质。

实验证明,苯分子中的 6 个碳碳键都是相同的,不存在单双键交替的情况,既不同于一般的单键也不同于一般的双键,而是介于单双键之间的一种较为独特的键。苯分子的特殊结构可以

用"六边形中心圆圈式" ⬡ (共振结构式)来表示,用圆圈来形象地表示苯分子中的大 π 键。

德国化学家凯库勒在深入研究苯的结构后提出了苯的结构式 ⬡ ,称为凯库勒式。凯库勒式虽然与苯分子的实际结构不符,但却能直观地表示碳元素的化合价 4 价。凯库勒式和共振结构式用来表示苯环的结构,各有其局限性,凯库勒式是目前最常用的式子。

(二) 苯的同系物的命名

苯环上的氢原子被烷基取代所生成的化合物,属于单环芳香烃。它们与苯的结构相似,分子组成上相差一个或若干个 CH_2 原子团,是苯的同系物。苯及苯的同系物的通式是 $C_nH_{2n-6}(n \geqslant 6)$。

1. 一元烷基苯命名时,根据烷基的名字称为"某苯"。例如:

甲苯   乙苯

2. 二元烷基苯有 3 种异构体,命名时在名称前用邻、间、对或用阿拉伯数字表示取代基的位置。例如:

邻-二甲苯   间-二甲苯   对-二甲苯
1,2-二甲苯   1,3-二甲苯   1,4-二甲苯

3. 三元烷基苯有 3 种异构体,三个烷基相同时用连、偏、均表示其位置,也可用阿拉伯数字编号表示其位置。例如:

连-三甲苯   偏-三甲苯   均-三甲苯
1,2,3-三甲苯 1,2,4-三甲苯 1,3,5-三甲苯

4. 对于结构复杂或侧链上有官能团的化合物,可把侧链作母体,把苯环当作取代基来命名。例如:

$$CH_3-CH_2-CH-CH_2-CH-CH_3$$

2-甲基-4-苯基己烷

苯乙烯

苯乙炔

4-苯基-2-戊烯

芳香烃(ArH)分子中去掉1个氢原子形成的原子团,称为芳香烃基,用符号 Ar— 表示。常见的芳香烃基有:

或 C_6H_5-

或 $C_6H_5CH_2-$

苯基

苯甲基(又称苄基)

(三)芳香烃的性质

苯是无色具有特殊气味的液体,密度比水小,难溶于水,易溶于有机溶剂,熔点 $5.5\ ℃$,沸点 $80.1\ ℃$,易挥发。苯是常用的有机溶剂。

苯和苯的同系物有毒,短时间吸入高浓度的蒸气,会引起急性中毒,甚至危及生命,长时间吸入低浓度的蒸气,可引起慢性中毒,损害造血器官与神经系统。苯也易被皮肤吸收引起中毒。

芳香烃化学性质比较稳定,可以燃烧,在特殊条件下易取代、能加成、难氧化。主要化学性质如下:

1. 取代反应

在一定条件下,苯环上的一个或几个氢原子能够被其他原子或原子团所替代,发生取代反应。主要的取代反应有卤代反应、硝化反应、磺化反应。

(1)卤代反应 在催化剂(如铁粉或三卤化铁)存在下,苯跟卤素作用,苯环上的氢原子被卤素原子取代生成卤代苯。

$$+Cl_2 \xrightarrow[50\sim60\ ℃]{FeCl_3} \text{—}Cl +HCl$$

苯　　　　　　　氯苯

通过卤代反应制得的氯苯和溴苯等都是有机合成的重要原料。

(2)硝化反应 苯与混酸(浓硝酸和浓硫酸)共热时,苯环上的氢原子被硝基(—NO_2)取代,生成硝基苯,此反应称为硝化反应,简称硝化。

$$+ HNO_3(浓) \xrightarrow[50\sim60\ ℃]{浓 H_2SO_4} \text{—}NO_2 +H_2O$$
$$(HO-NO_2)$$

苯　　　浓硝酸　　　　　　　硝基苯

浓 H_2SO_4 在反应中起催化和脱水作用。苯的硝化反应在工业上具有重要意义,通过硝化反应可以制备染料、炸药和香料等。

（3）磺化反应　苯与浓硫酸共热，苯环上的氢原子被磺酸基（—SO_3H）取代生成苯磺酸，此反应称为磺化反应，简称磺化。

$$\text{苯} + H_2SO_4（浓）\xrightarrow{\triangle} \text{苯磺酸}—SO_3H + H_2O$$
（$HO—SO_3H$）

苯　　浓硫酸　　　　苯磺酸

苯磺酸是强酸，其酸性强度与硫酸相当。磺化反应常用来合成染料、药物等。

2. 加成反应

苯比一般不饱和烃要稳定得多，不易发生加成反应，只在特殊条件下才发生加成反应。在加热、加压和催化剂（Pt、Ni）作用下，苯能与氢气发生加成反应，生成环己烷（C_6H_{12}）。

$$\text{苯} + 3H_2 \xrightarrow[\triangle\ 加压]{Ni} \text{环己烷}$$

苯　　　　　　　　　　环己烷

3. 氧化反应

苯的结构稳定，不与强氧化剂如酸性高锰酸钾溶液发生反应。苯在空气里可充分燃烧生成二氧化碳和水，燃烧时发出明亮而带浓烟的火焰。

苯的同系物在性质上与苯基本相似，都能发生取代反应、加成反应，燃烧时都能发出带有浓烟的火焰。但由于苯环和侧链的相互影响，使苯的同系物与苯在化学性质上有部分差别。如酸性高锰酸钾溶液不能氧化苯环，但能氧化苯环的侧链。因此利用酸性高锰酸钾溶液可区别苯与苯的同系物。

$$—CH_3 \xrightarrow[H_2SO_4]{KMnO_4} —COOH （苯甲酸）$$

苯和苯的同系物被广泛用来合成纤维、合成橡胶、合成树脂、塑料、合成医药、农药、染料、香料等。石油化工的八大基本原料有乙烯、丙烯、丁烯、苯、甲苯、二甲苯、乙炔、萘，俗称"三烯三苯一炔一萘"，通过八大基本原料可以合成许多有机化合物。

学习河

6-20　苯在结构和化学性质上与不饱和烃有哪些区别？

6-21　用化学方法区别苯和甲苯。

6-22　命名下列化合物：

1.　2.　3.　4.

知识链接

涂料

涂料是一种可用不同的施工工艺涂覆在物件表面,形成黏附牢固、具有一定强度、连续的固态薄膜的材料。形成的膜通称涂膜,又称漆膜或涂层。涂料按用途可分为建筑涂料、罐头涂料、汽车涂料、飞机涂料、家电涂料、木器涂料、桥梁涂料、塑料涂料、纸张涂料等。

涂料一般由成膜物质、颜料、溶剂和助剂等四部分材料组成。涂料在使用时,要特别防范溶剂对人体的危害。涂料中常用的溶剂是苯、甲苯、二甲苯等,其特点是易挥发、溶解能力强,可降低涂料的黏度、改善涂膜的形成质量等。苯、甲苯、二甲苯毒性较大。由于涂料在生产和使用中,溶剂用量很大,但这些溶剂并不留在干膜中,而是全部挥发到空气中,通过呼吸道进入人体,人在短时间内吸收高浓度的蒸气时,会出现中枢神经系统麻醉的症状,轻者头晕、头痛、恶心、胸闷、乏力、意识模糊,严重的会出现昏迷,以致呼吸循环衰竭而死亡。它们对皮肤、眼睛和上呼吸道有刺激作用,皮肤经常接触可因脱脂而变干燥,脱屑,有的出现过敏性湿疹。

国家对居住区大气中苯等的最大容许值为 $0.8\ mg/m^3$,所以刚装修好的房子要在开窗通风一段时间后才能入住。目前,人们正努力减少溶剂性涂料的生产,大力推广水性涂料等环保涂料。

(四)稠环芳香烃

由 2 个或 2 个以上的苯环彼此间共用 2 个相邻碳原子稠合形成的多环芳香烃,称为稠环芳香烃。重要的稠环芳香烃有萘、蒽、菲等。

1. 萘

萘是最简单的稠环芳香烃,分子式为 $C_{10}H_8$,是由 2 个苯环稠合而成的。结构式为:

萘为白色片状晶体,熔点 80.6 ℃,沸点 218 ℃,有特殊气味,易升华,不溶于水,能溶于乙醇、乙醚等有机溶剂。

萘存在于煤焦油中,过去曾用萘制成卫生球用作防蛀,因萘蒸气及粉尘对人体有毒害,现已停止生产和使用。

萘比苯易发生取代、加成、氧化等反应。

2. 蒽和菲

蒽和菲的分子式都为 $C_{14}H_{10}$,两者是同分异构体。蒽是由 3 个苯环以直线式稠合在一起形成的,分子中的所有原子都在同一平面上。菲是由 3 个苯环以角式稠合而成。其结构式分别为:

蒽　　　　　　　　　　　　菲

蒽为无色片状结晶,是制造染料的重要原料。菲是无色有光泽的晶体。蒽与菲的化学性质相似,能够发生取代、加成、氧化等反应。

致癌烃

能诱发癌症的物质称为致癌物。化学致癌物中,常见的有稠环芳香烃类、亚硝胺类和芳香胺类等。含有 4 个或 4 个以上苯环的稠环芳香烃,多有致癌作用,被称为致癌烃。在煤焦油、煤烟、石油、沥青、烟草的烟雾中及烟熏的食物中,都含有某些致癌烃。几种致癌烃的结构简式如下:

芘　　　　　　　苯并芘　　　　　　二苯并蒽　　　　　　二苯并菲

知识点归纳

一、有机化合物概述

知识点	知识内容
有机化合物	碳氢化合物及其衍生物称为有机化合物,简称为有机物
有机化学	研究有机化合物的组成、结构、性质及其变化规律、合成方法和应用的化学科学
有机化合物特性	可燃性、熔点低、难溶于水、稳定性差、反应缓慢、产物复杂
有机物分类方法	根据碳链不同或官能团不同分类
结构式	表示分子中原子间连接顺序和成键方式的化学式
结构简式	把结构中的碳等原子连接的氢原子合并,形成简写的结构式,又称示性式
有机物常见元素化合价	碳显 4 价、氢和卤素显 1 价、氧和硫显 2 价、氮和磷显 3 价

知识点	知识内容
同分异构现象	分子组成相同,而结构不同的现象
同分异构体	分子组成相同,结构不同的化合物
官能团	能决定一类有机化合物化学特性的原子或原子团
开链有机物系统命名法原则	①选主链;②编号;③定名称

二、烃

知识点	概念	结构特点	通式	主要化学性质
烷烃	分子中碳原子之间以单键相连接,碳原子的其余价键与氢原子结合的开链烃	分子中全为单键	C_nH_{2n+2}	取代反应
烯烃	分子结构中含有碳碳双键的不饱和链烃	官能团为碳碳双键	C_nH_{2n}	加成反应
炔烃	分子结构中含有碳碳叁键的不饱和链烃	官能团为碳碳叁键	C_2H_{2n-2}	加成反应
脂环烃	具有脂肪烃性质的环烃	含有非苯环的环烃	环烷烃 C_nH_{2n}	
单环芳香烃	分子中含有苯环结构的化合物	含有苯环的环烃	C_nH_{2n-6}	取代反应

复习检测题

一、名词解释

1. 有机化合物   2. 结构式   3. 同分异构体   4. 官能团   5. 烃   6. 同系物   7. 取代反应   8. 加成反应   9. 聚合反应

二、选择题

1. 药品和食品常标明失效期,是因为其中有机物 （　　）

A. 熔点低　　　　　B. 难溶于水　　　　　C. 易燃　　　　　D. 稳定性差

2. 下列烃属于烷烃的是 （　　）

A. C_6H_{14}　　　　B. C_6H_{12}　　　　C. C_6H_{10}　　　　D. C_6H_6

3. 庚烷(C_7H_{16})的同分异构体有(　　)种

A. 2　　　　　　　B. 3　　　　　　　C. 5　　　　　　　D. 9

4. 下列化合物不属于有机物的是 （　　）

A. CH_4　　　　　B. CO_2　　　　　C. C_2H_4　　　　　D. C_2H_2

5. 下列说法正确的是 （　　）

A. σ键和π键都可以独立存在　　　　　B. σ键比较稳定,π键不稳定易断裂

C. 碳碳单键可以是σ键或π键　　　　　D. 碳碳叁键中都是π键

6. 下列化合物属于芳香烃的是 （　　）

A. 环己烯　　　　　B. 环己烷　　　　　C. 蒽　　　　　D. 多氢菲

7. 下列物质不属于烃的是 （　　）

A. 烷烃　　　　　B. 烯烃　　　　　C. 脂环烃　　　　　D. 卤代烃

8. 下列名称错误的是 （　　）

A. 2-甲基丁烷　　　　　B. 2-甲基-2-丁烯　　　　C. 4-甲基戊烷　　　　D. 4-甲基-2-戊烯

9. 下列名称正确的是 （　　）

A. 1,2-二甲基丁烷　　　B. 2,2-二甲基丁烷　　　C. 2-乙基丁烷　　　D. 4,5-二甲基戊烷

10. 苯的特征反应是 （　　）

A. 难氧化,易取代,能加成　　　　　　　B. 难氧化,易加成,能取代

C. 易氧化,难加成,能取代　　　　　　　D. 易氧化,难取代,能加成

11. ① 分子组成相同;② 通式相同;③ 结构相似;④ 分子组成上相差一个或若干个 CH_2 原子团。同系物应满足的条件有 （　　）

A. ①+②　　　　　　B. ①+②+③　　　　　C. ②+③+④　　　　D. ①+②+④

12. 下列反应不属于取代反应的是 （　　）

A. 甲烷与氯气在光照下反应　　　　　　B. 乙烯在催化剂作用下与氢气反应

C. 卤代烷与强碱的水溶液一起加热　　　D. 苯与浓硫酸共热

13. 不能使溴水褪色,但能使 $KMnO_4$ 酸性溶液褪色的是 （　　）

A. 乙烷　　　　　　　B. 乙烯　　　　　　　C. 苯　　　　　　　D. 甲苯

14. 下列反应不属于加成反应的是 （　　）

A. 在铁粉存在下,苯与卤素作用　　　　　B. 在催化剂和加热条件下,苯与氢气作用

C. 将乙烯通入溴水中　　　　　　　　　D. 丙烯与氯化氢发生作用

15. 下列各组物质既不是同分异构体,也不是同系物的是 （　　）

A. 环戊烷与1-戊烯　　　　　　　　　　B. 甲苯与乙苯

C. 萘与苯　　　　　　　　　　　　　　D. 邻二甲苯与对二甲苯

16. 将 0.1 mol 某烃完全燃烧,生成 0.2 mol CO_2 和 0.2 mol H_2O,则该烃应为 （　　）

A. 乙烷　　　　　　　B. 乙烯　　　　　　　C. 乙炔　　　　　　D. 丙烷

三、填空题

1. 有机化合物与无机化合物相比,具有_____、_____、_____、_____、_____、_____等特性。

2. 有机化合物分子中碳原子之间通过共价键相互结合,共用 1 对电子的键称为_____键,共用 2 对电子的键称为_____键,共用 3 对电子的键称为_____键。

有机化合物的单键都为_____键,双键中有一个_____键和一个_____键,叁键中有一个_____键和两个_____键。σ键的特点是_____,π键的特点是_____。

3. 根据碳链骨架不同,有机化合物可分为_____和_____两大类,前者又称_____化合物,后者又分为_____和_____两类。

4. 只与 1 个碳原子直接相连的碳原子称为_____;与 2 个碳原子直接相连的碳原子称为_____;与 3 个碳原子直接相连的碳原子称为_____;与 4 个碳原子直接相连的碳原子称为_____。

5. 由于烷烃分子中各原子间都以_____相连接,在室温下,烷烃不与_____、_____、_____作用。烷烃完全燃烧生成_____和_____,同时放出_____。

6. 分子中含有_____或_____的开链烃,称为不饱和链烃。_____和_____统称为不饱和键。烯烃的官能团是_____,炔烃的官能团是_____。含官能团的开链有机化合物系统命名法的基本步骤是_____、_____和_____。

7. 烷烃的通式为_____;烯烃的通式为_____;炔烃的通式为_____;环烷烃的通式为_____,与同数碳原子的_____互为同分异构体;苯及苯的同系物的通式为_____。

8. 通常所说的芳香烃是指分子中含有_____,单环芳香烃中最简单也是最重要的化合物是_____。苯具有_____,化学性质_____,与酸性 $KMnO_4$ 溶液_____,在催化剂存在下,容易与卤素、浓硝酸、浓硫酸发生_____、_____、_____反应。苯不易发生_____,但在特殊情况下,苯

能与氢气加成生成_____。

9. 有机化合物常见元素的化合价，_____为 4 价，_____为 1 价，_____为 2 价，_____为 3 价。

四、用系统命名法命名下列化合物

1. $CH_3—CH—CH—CH_3$
　　　　　$\overset{\displaystyle |}{CH_3}$　$\overset{\displaystyle |}{CH_3}$

2. $CH_3—(CH_2)_7—CH_3$

3. $CH_3—CH—CH_2—CH—CH_3$
　　　　$\overset{\displaystyle |}{CH_2—CH_3}$　$\overset{\displaystyle |}{CH_3}$

4. $CH_3—CH—CH=CH_2$
　　　　　$\overset{\displaystyle |}{CH_3}$

5. $CH_3—CH_2—C{\equiv}C—CH_3$

6. （邻位二甲苯结构图）CH_3 ... CH_3

7. （硝基苯结构图）NO_2

8. $CH_3—CH—CH_2—CH—CH_2—CH_3$
　（苯基 下方）$\overset{\displaystyle |}{CH_3}$

9. $CH_3—CH—CH_2—CH—CH_2—CH_3$
　　　　$\overset{\displaystyle |}{CH_3}$　$\overset{\displaystyle |}{CH_2—CH_3}$

10. （环己基）CH_3

五、根据名称写结构简式

1. 3-己烯　2. 2-戊炔　3. 2,2,3-三甲基戊烷　4. 环戊烷

5. 邻-甲乙苯　6. 1,4-二甲基环己烷　7. 间-氯甲苯

六、完成下列化学反应式

1. $CH_2=CH—CH_3+HCl \longrightarrow$

2. $CH{\equiv}CH +2H_2 \xrightarrow{\text{浓 } H_2SO_4}$

3. （苯）$+HNO_3（浓） \xrightarrow{\text{浓 } H_2SO_4}$

七、推断题

1. 某烃 A 能使 $KMnO_4$ 酸性溶液和溴水褪色，与 HBr 作用得 B，已知 B 与 1-溴丙烷是同分异构体，推断 A、B 的结构与名称。

2. 某烃 C_7H_8，能使 $KMnO_4$ 酸性溶液褪色，在镍的催化下与氢加成生成甲基环己烷。写出该烃的结构式与名称。

科学视野

石油化学工业

石油是复杂有机化合物的混合物，主要有烷烃、环烷烃和芳香烃等烃类，非烃类化合物有胶状物质和沥青状物质等。石油是最重要的能源，占世界能源总消费量的一半以上。石油工业已成为世界上最大的工业之一，由石油直接或间接制造的产品约有 2000 种以上。

石油化工是通过蒸馏、裂解、重整、分离和提纯等把石油中的有机物进行分离并加工处理成各种产品。蒸馏是根据石油中的各种烃的沸点不同分馏

科学视野

为汽油、煤油、柴油、润滑油、石蜡和沥青等。裂解是设法使大分子烃变成各种小分子烷烃和烯烃的过程。重整是在铂的催化下将烷烃中的碳原子重新排列变成芳香烃和烯烃的过程。

石油通过蒸馏、裂解、重整、分离和提纯等工艺可获得品种繁多的产品，主要有石油燃料、石油化工基本原料和润滑油等。

石油燃料主要是用途十分广泛的汽油、喷气燃油、煤油、柴油和燃料油等。

石油化工基本原料主要是乙烯、丙烯、丁烯、丁二烯、乙炔、苯、甲苯、二甲苯和萘等，它们主要作为合成纤维、塑料、橡胶、医药、染料等基本有机合成工业的基础原料和中间体。例如，用丙烯可加工成丙烯腈，丙烯腈可进一步合成腈纶；用丁烯可制得丁二烯，由丁二烯可合成顺丁橡胶；苯可用来制得己内酰胺，己内酰胺可制得锦纶；用二甲苯可制得对苯二甲酯，对苯二甲酯又可生产出涤纶；用甲苯可制得黄色炸药三硝基甲苯等。

通过石油化工可生产润滑油、润滑脂、石蜡、沥青和石油焦等。其中润滑油主要用于各种机械设备中减少机械摩擦、延长使用寿命及减少动力损耗；石蜡、沥青和石油焦是生产燃料和润滑油的副产品。石蜡主要用作食品及其他商品包装材料的防潮、防水及化妆品原料。沥青可作为防水防潮和防腐的有机胶凝材料，也用于涂料、塑料、橡胶等工业以及铺筑公路路面等。石油焦可视其质量而用于制石墨、冶炼和化工等工业。

第七章

醇酚醚

　　醇、酚、醚都是烃的含氧衍生物,醇和酚都含有官能团羟基(—OH),醚是醇或酚的衍生物。醇、酚、醚与人们的生活密切相关,在医学上也有着广泛的应用。

第一节　醇

一、醇的概念、结构和分类

(一)醇的概念

　　脂肪烃、脂环烃或芳香烃侧链上的氢原子被羟基(—OH)取代而生成的化合物称为醇。例如:

$$CH_3—CH_2—OH$$
乙醇

环己醇

苯甲醇

(二)醇的结构

　　醇的结构特点是分子中都含有羟基—OH,羟基—OH 是醇的官能团,醇的主要化学特征是由羟基引起的。

　　醇的结构通式为 R—OH。醇可以看作是由烃基 R—和羟基—OH 连接成的化合物。

　　羟基直接连在芳环上的物质不是醇而是酚,例如, —OH ,这是醇和酚在结构上的区别,并由此导致了醇和酚在性质上的差异。

（三）醇的分类

1. 根据分子中羟基所连的烃基不同,醇分为饱和醇、不饱和醇、脂环醇和芳香醇。

饱和醇是指羟基与饱和烃基相连的醇;例如:CH_3—OH 甲醇。

不饱和醇是指羟基与不饱和烃基相连的醇;例如:H_2C=CH—CH_2OH 烯丙醇。

脂环醇是指羟基与脂环烃基相连的醇;例如: 环己醇。

芳香醇是指羟基与芳香烃侧链上的碳原子相连的醇;例如: 苯甲醇。

2. 根据分子中所含羟基的数目不同,醇分为一元醇、二元醇和多元醇。

一元醇是分子中含有一个羟基的醇;例如:CH_3—CH—CH_3 2-丙醇。（上方 OH）

二元醇是分子中含有两个羟基的醇;例如:CH_2—CH_2 乙二醇。（下方 OH OH）

多元醇是分子中含有三个或三个以上羟基的醇;例如:CH_2—CH—CH_2 （丙三醇）。（下方 OH OH OH）

3. 根据分子中羟基所连碳原子的类型不同,醇分为伯醇、仲醇和叔醇。

伯醇是羟基与伯碳原子相连接的醇;通式为:R—CH_2—OH

仲醇是羟基与仲碳原子相连接的醇;通式为:R—CH—OH。（上方 R′）

叔醇是羟基与叔碳原子相连接的醇;通式为:R—C—OH。（上方 R′,下方 R″）

通式中烃基R、R′、R″可以相同,也可以不相同。

学与问

7-1 醇的官能团是_____,醇的结构通式为_____;根据分子中羟基所连的烃基不同,醇分为_____、_____、_____和_____;根据分子中所含羟基的数目,醇分为_____、_____和_____;根据分子中羟基所连碳原子的类型不同,醇分为_____、_____和_____。

7-2 下列有机物不属于醇的是　　　　　　　　　　　　　　　　　（　　）

　　A. 饱和烃分子中氢原子被羟基取代后的化合物

　　B. 脂环烃分子中氢原子被羟基取代后的化合物

　　C. 苯环上的氢原子被羟基取代后的化合物

　　D. 苯环侧链上的氢原子被羟基取代后的化合物

7-3 下列化合物属于仲醇的是　　　　　　　　　　　　　　　　　（　　）

A. CH_3CH_2OH

B. $CH_3-CH-CH_3$
$\qquad\qquad|$
$\qquad\qquad OH$

C. $CH_3-\overset{\overset{\displaystyle CH_3}{|}}{\underset{\underset{\displaystyle OH}{|}}{C}}-CH_3$

D. $CH_2-CH_2-CH_2-CH_3$
$\quad|$
$\quad OH$

7-4 下列属于多元醇的是 （ ）

A. CH_3CH_2OH

B. benzene$-CH_2-OH$

C. $\underset{\underset{\displaystyle OH}{|}}{CH_2}-\underset{\underset{\displaystyle OH}{|}}{CH}-\underset{\underset{\displaystyle OH}{|}}{CH_2}$

D. cyclopentane$-OH$

二、醇的命名

醇与烯烃、炔烃都有官能团，它们的命名类似。醇的官能团是羟基，烯烃、炔烃的官能团分别是碳碳双键、碳碳叁键。

（一）一元醇的系统命名法

1. 选主链　选择连有羟基的最长碳链作为主链，支链作为取代基。

2. 编号　从距羟基最近的一端开始，用阿拉伯数字对主链碳原子依次编号，标明主链碳原子的位次，从而确定羟基和取代基的位置。

3. 定名称　根据主链碳原子数称为"某醇"；将取代基的位次、数目、名称以及羟基的位次依次写在"某醇"之前。

若结构中有多个取代基，相同的取代基合并，用数字二、三等表示取代基数目；取代基不同，简单的基写在前，复杂的基写在后，中间用短线隔开；编号时要尽可能使官能团和取代基的位次最小，位次编号用逗号隔开，位次编号和名称用短线隔开。若羟基在第 1 位可不标明位次。例如：

$\overset{4}{CH_3}-\overset{\overset{\displaystyle CH_3}{|}}{\underset{\underset{\displaystyle CH_3}{|}}{\overset{3}{C}}}-\overset{\overset{\displaystyle \overset{2}{OH}}{|}}{\overset{2}{CH}}-\overset{1}{CH_3}$

位次和名称之间用短线隔开

3,3-二甲基-2-丁醇

取代基位次，其间用逗号隔开　　取代基的名称及数目　　官能团的位次　　主链名称

$\overset{1}{CH_3}-\overset{\overset{\displaystyle \overset{2}{OH}}{|}}{\overset{2}{CH}}-\overset{3}{CH_3}$

2-丙醇

$\overset{4}{CH_3}-\overset{3}{CH_2}-\overset{2}{CH_2}-\overset{1}{CH_2}-OH$

丁醇

$$CH_3-\overset{1}{C}H-\overset{2}{C}H-\overset{3}{C}H-\overset{4}{C}H-\overset{5}{C}H_2$$

（对应结构上方 $\overset{CH_2CH_3}{|}$ 位于3号碳，$\overset{|}{OH}$ 位于2号碳，$\overset{|}{CH_3}\ \overset{|}{CH_3}$ 分别位于4号、6号）

4-甲基-3-乙基-2-己醇

$$HO-\overset{1}{C}H_2-\overset{2}{C}H-\overset{3}{C}H_3$$

2-苯基丙醇

（二）二元醇和多元醇的命名，称为"某二醇""某三醇"等。例如：

$$\begin{array}{cc} CH_2-CH_2 \\ |\quad\quad| \\ OH\quad OH \end{array}$$

乙二醇

$$\begin{array}{ccc} CH_2-CH-CH_2 \\ |\quad\quad|\quad\quad| \\ OH\quad OH\quad OH \end{array}$$

丙三醇

学与问

7-5　用系统命名法给下列有机化合物命名

$$CH_3-CH-CH_2-OH \qquad CH_3-CH-CH-CH_2-OH$$
$$\qquad\quad |\qquad\qquad\qquad\qquad\qquad |\quad\; |$$
$$\qquad\quad CH_3\qquad\qquad\qquad\qquad\quad CH_3\ CH_3$$

7-6　写出下列物质的结构简式

（1）乙醇　（2）2-丁醇　（3）丙三醇　（4）2,4二甲基-3-己醇

三、醇的性质

（一）物理性质

对于直链饱和一元醇，甲醇至丁醇是无色透明有酒味的液体，戊醇至十一醇是带有臭味的油状液体，含 12 个碳原子以上的醇是无臭无味的蜡状固体；甲醇、乙醇、丙醇能与水任意混溶；其他低级醇随相对分子质量的增大，在水中溶解度逐渐减小，癸醇以上的醇基本上不溶于水，但可溶于汽油等有机溶剂中。醇的沸点随着碳原子数的增加而上升。

（二）化学性质

醇的化学性质是由官能团羟基决定的，主要化学反应均发生在羟基以及与之相连的碳原子上。

1. 与活泼金属反应

醇羟基中的氢原子与活泼金属如 Na、K 等可发生置换反应，生成醇钠或醇钾等，放出氢气。

$$2CH_3-CH_2-OH+2Na \longrightarrow 2CH_3-CH_2-ONa+H_2\uparrow$$
$$\qquad\quad 乙醇\qquad\qquad\qquad\qquad\qquad 乙醇钠$$

醇与钠反应生成氢气，和水与钠反应相似，但乙醇与钠反应比水与钠的反应缓慢温和得多。

2. 氧化反应

醇分子中与羟基直接相连的碳原子上的氢原子，由于受羟基影响而比较活泼，容易被氧化（加氧或脱氢）。不同类型的醇，氧化产物亦不相同。

有机物分子得到氧或失去氢的反应都称为氧化反应；相反，失去氧或得到氢的反应都称为还原反应。

（1）加氧氧化

$$CH_3-\overset{\overset{\displaystyle H}{|}}{\underset{\underset{\displaystyle H}{|}}{C}}-OH \xrightarrow[\text{[O]}]{Cu} \left[CH_3-\overset{\overset{\displaystyle OH}{|}}{\underset{\underset{\displaystyle H}{|}}{C}}-OH \right] \longrightarrow CH_3-\overset{\displaystyle O}{\overset{\|}{C}}-H+H_2O$$

乙醇（伯醇） 乙醛

$$CH_3-\overset{\overset{\displaystyle CH_3}{|}}{\underset{\underset{\displaystyle H}{|}}{C}}-OH \xrightarrow[\text{[O]}]{Cu} \left[CH_3-\overset{\overset{\displaystyle CH_3}{|}}{\underset{\underset{\displaystyle OH}{|}}{C}}-OH \right] \longrightarrow CH_3-\overset{\displaystyle O}{\overset{\|}{C}}-CH_3+H_2O$$

2—丙醇（仲醇） 丙酮

（2）脱氢氧化

$$R-\overset{\overset{\displaystyle H}{|}}{\underset{\underset{\displaystyle H}{|}}{C}}-OH \xrightarrow{Pt} R-\overset{\displaystyle O}{\overset{\|}{C}}-H + H_2$$

伯醇 醛

$$R-\overset{\overset{\displaystyle H}{|}}{\underset{\underset{\displaystyle R}{|}}{C}}-OH \xrightarrow{Pt} R-\overset{\displaystyle O}{\overset{\|}{C}}-R + H_2$$

仲醇 酮

通常，伯醇氧化生成醛，仲醇氧化生成酮。叔醇中与羟基相连的碳原子上没有氢原子，因此叔醇在同等条件下不发生氧化反应。

3. 脱水反应

醇在酸性催化剂如浓硫酸的存在下加热，能发生脱水反应。脱水反应根据加热温度的不同，有两种不同的反应方式。

（1）分子内脱水

$$CH_3-CH_2-OH \xrightarrow[170℃]{\text{浓硫酸}} CH_2=CH_2 + H_2O$$

乙醇 乙烯

（2）分子间脱水

$$CH_3CH_2-O\!-\!H + HO\!-\!CH_2CH_3 \xrightarrow[140℃]{\text{浓硫酸}} CH_3CH_2-O-CH_2CH_3 + H_2O$$

乙醇 乙醚

醇失去羟基上的氢原子所剩余的原子团称为烃氧基。例如：

$$CH_3O- \qquad\qquad CH_3CH_2O-$$

甲氧基 乙氧基

4. 酯化反应

醇与酸反应脱水生成酯的反应称为酯化反应。

（1）与无机酸的反应 醇与无机酸反应生成的酯，称为无机酸酯。

$$CH_3—CH_2—OH + HO—NO_2 \longrightarrow CH_3—CH_2—O—NO_2 + H_2O$$

乙醇　　　　　硝酸　　　　　　　　硝酸乙酯

（2）与有机酸的反应　醇与有机酸反应生成的酯，称为有机酸酯。

$$\overset{O}{\underset{\|}{R—C}}—OH + HO—R' \xrightarrow[\triangle]{浓硫酸} \overset{O}{\underset{\|}{R—C}}—O—R' + H_2O$$

有机酸　　　　　醇　　　　　　酯

学与问

7-7 醇有哪些主要化学性质？

7-8 伯醇氧化生成_____，仲醇氧化生成_____，叔醇不能发生_____。

7-9 醇分子内脱水生成_____，分子间脱水生成_____。

四、重要的醇

（一）甲醇

甲醇（$CH_3—OH$）俗称木精或木醇。甲醇为可燃的无色透明液体，能与水和大多数有机溶剂混溶。甲醇有酒的气味，但毒性很强。经消化道、呼吸道摄入或皮肤吸收的甲醇对人体产生毒性，急性反应表现为头疼、疲倦、恶心、视力减弱甚至失明（致失明剂量约为 10 mL）、循环性虚脱、呼吸困难甚至死亡（致死剂量为 25～100 mL）；慢性反应为视力减退。假酒中毒就是饮用酒中甲醇严重超标造成的。

（二）乙醇

乙醇（CH_3CH_2OH）是饮用酒的主要成分，俗称酒精。它是无色透明、易燃的液体，能与水以及大多数有机溶剂混溶。乙醇进入人体后，随血液流向各器官，主要分布在肝脏与大脑中。其中绝大部分乙醇在肝脏中在乙醇脱氢酶的催化作用下转化为乙醛，乙醛具有扩张血管的作用，因此大部分人饮过酒会出现面红耳赤的现象。经过一段时间后，乙醛在乙醛氧化酶的催化作用下被氧化成乙酸，而逐渐被代谢。不同的人体内乙醇脱氢酶和乙醛氧化酶的数量不同，所以酒量也不同。饮酒过量对人体有害，主要损害肝脏。当血液中乙醇浓度达到 $\varphi_B = 0.4\%$ 时，人处于深度麻木，造成酒精中毒，严重者可致死。

（三）丙三醇

丙三醇（$\overset{CH_2—CH—CH_2}{\underset{\ \ OH\quad OH\quad OH}{}}$）俗称甘油，是无色黏稠略带甜味的液体，具有很强的吸湿性，能与水和乙醇三者以任意比例混溶。甘油在药剂上用作溶剂，如酚甘油、碘甘油；在调剂上用作助溶剂、赋形剂和润滑剂；甘油的水溶液可作为护肤剂；$\varphi_B = 50\%$ 的甘油溶液是治疗便秘的开塞露。甘油的用途很广泛，在调剂上用作助溶剂、赋形剂和润剂。甘油的水溶液可作皮肤的保护剂。

7-10 假酒中毒一般都是饮用酒中什么物质严重超标造成的？有什么危害？

7-11 乙醇进入人体中，主要发生了哪些化学变化？

酒驾检验

酒驾已成为造成交通事故的重要原因，危害极大。对于酒后驾车的检验，国家制定了统一的检测标准，能够快速、有效、准确地检测驾驶员是否酒后驾车，使用的原理就是乙醇的氧化反应。交警采用呼出气体酒精含量探测器予以检验，涉及的化学反应式如下：

$$2CrO_3 + 3CH_3CH_2OH + 3H_2SO_4$$

$$\longrightarrow Cr_2(SO_4)_3 + 3CH_3CHO + 6H_2O$$

上式中反应物三氧化铬 CrO_3 为黄色，生成物硫酸铬 $Cr_2(SO_4)_3$ 为绿色。检测时，如果驾驶员喝了酒探测器中黄色的三氧化铬发生化学反应变为绿色的硫酸铬；如果没喝酒，则不会发生化学反应变成绿色；通过颜色的变化可以判断驾驶员是否为酒后驾车。

第二节　酚

一、酚的概念、结构和分类

（一）酚的概念

芳香烃分子中芳环上的氢原子被羟基取代后生成的化合物称为酚。例如：

苯酚　　　　　　间-甲苯酚　　　　　　β-萘酚

（二）酚的结构

酚的结构特点是羟基与芳环直接相连，而芳香醇中羟基与芳环的侧链相连，这是两者在结构上的明显区别。直接连在芳环上的羟基称为酚羟基，是酚的官能团。酚的结构通式是 Ar—OH。

（三）酚的分类

1. 根据分子中所含酚羟基的数目不同，酚分为一元酚、二元酚和多元酚。

一元酚是只含有一个酚羟基的酚。例如：　。

二元酚是含有两个酚羟基的酚。例如：邻-苯二酚。

多元酚是含有三个及其以上酚羟基的酚。例如：偏-苯三酚。

2. 根据酚羟基所连接的芳环的不同,酚分为苯酚、萘酚、蒽酚等。例如：

苯酚　　　　　　α-萘酚　　　　　　蒽酚

学与问

7-12　芳香烃分子中_____上的氢原子被羟基取代生成的化合物称为_____。直接连在芳环上的羟基称为_____,是酚的官能团。

7-13　根据分子中所含酚羟基数目的不同,酚分为_____、_____和_____;根据酚羟基所连接的芳环的不同,酚分为_____、_____和_____等。

二、酚的命名

酚的命名一般是在"酚"字前面加上芳环的名称作为母体名称,再将芳环上的其他取代基的位次、数目和名称写在母体名称的前面;有多个酚羟基,要标出酚羟基的数目和位次。位次确定是从酚羟基所连的碳原子开始对芳环编号,并采取最小编号原则,也可以用邻、对、间、连、均、偏等汉字表示芳环上的位次。例如：

苯酚　　　　3-甲基苯酚(间-甲苯酚)　　　　2,4-二甲基苯酚

2-氯苯酚　　　　　　　　1,4-苯二酚　　　　　　1,2,3-苯三酚
（邻-氯苯酚）　　　　　　（对-苯二酚）　　　　　（连-苯三酚）

学与问

7-14 命名下列有机化合物：

三、酚的性质

（一）物理性质

纯净的酚具有特殊气味，大多数是无色晶体，但酚易被氧化而带有红色至褐色。酚分子间能形成氢键，所以熔点和沸点相对较高。酚能溶于乙醇、乙醚等有机溶剂中；一元酚微溶于水，而多元酚易溶于水。

（二）化学性质

酚和醇都含有羟基—OH，两者的化学性质有许多相似之处，但由于酚羟基直接连在芳环上，受芳环的影响，酚比醇的化学性质活泼。同时，酚羟基也使芳环上氢原子变得活泼。

1. 弱酸性　酚和醇都含有羟基，但酚的羟基比醇的羟基要活泼，醇的羟基表现为中性，而酚羟基显示出弱酸性。酚的酸性非常弱，不能使蓝色石蕊试纸变红色，只能与强碱反应生成盐。

2. 显色反应　大多数酚能与三氯化铁溶液发生显色反应，不同的酚反应时呈现不同的颜色，常见的有紫、蓝、绿、棕等，这是酚的特殊性质，利用此显色反应可鉴别酚类化合物。

表 7-1　酚类与 $FeCl_3$ 发生显色反应的颜色

酚	苯酚	甲酚	邻-苯二酚	间-苯二酚	对-苯二酚	连-苯三酚	均-苯三酚
与 $FeCl_3$ 显色	紫色	蓝色	绿色	紫色	绿色	红色	紫色

3. 芳环上的取代反应　由于酚羟基对芳环的活化作用，使得酚比苯更容易发生取代反应，如卤代、硝化、磺化反应，且取代基一般进入酚羟基的邻、对位上，易生成多元取代物。

$$\text{苯酚} + 3Br_2 \longrightarrow \text{2,4,6-三溴苯酚} \downarrow + 3HBr$$

苯酚　　　　　　2,4,6-三溴苯酚

苯酚与饱和的溴水发生反应,生成2,4,6-三溴苯酚的白色沉淀,该反应现象明显且非常灵敏,一般用于苯酚的鉴别或定量分析。

除苯酚外,凡是酚羟基的邻、对位上有氢的酚均能与溴水反应生成沉淀。

4. 氧化反应　酚易被氧化,露置于空气中就能缓慢氧化变色,酚氧化产物的颜色随着氧化程度的深化而逐渐加深,呈现粉红色、红色乃至深褐色。

学与问

7-15　纯净的酚具有_____气味,大多数是_____晶体,但往往由于氧化而带有_____色至_____色。酚能溶于乙醇、乙醚等有机溶剂中;一元酚_____溶于水,多元酚_____溶于水。

7-16　酚在水溶液中能电离出少量的氢离子,从而具有_____性;大多数酚能与三氯化铁溶液发生_____反应,不同的酚呈现不同的颜色,常见的有_____、_____、_____、_____等。

7-17　如何用化学方法鉴别苯酚?

四、重要的酚

(一) 苯酚

苯酚(C_6H_5OH)简称为酚,俗名石炭酸,因最初由煤炭中提取得到又具有弱酸性而得俗名。纯净的苯酚是无色针状结晶,具有特殊气味。熔点43 ℃,沸点181.8 ℃。遇光和空气会被氧化而呈粉红色。

苯酚易溶于乙醇、乙醚等有机溶剂,常温下微溶于水,但温度升高溶解度增大,65 ℃以上时,能与水任意混溶。

苯酚具有杀菌作用,在医药上用作消毒剂和防腐剂。但苯酚有毒,对皮肤有较强的腐蚀性,使用时应小心。

(二) 甲苯酚

甲苯酚有三种同分异构体,结构式分别为:

邻-甲苯酚　　　　　　间-甲苯酚　　　　　　对-甲苯酚

这三种异构体均存在于煤焦油中,且沸点相近,不易分离,其混合物俗称为煤酚。煤酚的毒性和腐蚀性小,杀菌能力比苯酚强。体积分数 $\varphi_B=50\%$ 的煤酚肥皂溶液俗称为"来苏儿",加水稀释液常用于皮肤、器械、环境和排泄物的消毒。

由于煤酚有毒性,又不易分解,会对人和环境造成危害,所以现已逐步被其他消毒剂所替代。

(三) 苯二酚

苯二酚有邻、间、对三种异构体,均为无色晶体:

邻-苯二酚　　　　　　　间-苯二酚　　　　　　　对-苯二酚

其中,邻-苯二酚俗称儿茶酚,肾上腺素是它的一种衍生物,具有升压和止咳作用。间-苯二酚俗称树脂酚,具有抗细菌和真菌的作用,且刺激性小,在医药上用于治疗皮肤病如湿疹和癣症等。对-苯二酚是苯二酚中还原能力最强的一种,常用作显影剂和抗氧化剂。

学与问

7-18　甲苯酚有＿＿＿＿＿＿＿＿＿三种异构体,其混合物俗称为＿＿＿＿,配制成50%肥皂溶液俗称为＿＿＿＿,临床上可用作＿＿＿＿＿＿的消毒。

知识链接

维生素E

维生素E是一种天然存在的酚,广泛存在于各种食物中,在麦胚油中含量最高,各种油料种子、坚果类、谷类、豆类中含量丰富。因它与动物生殖功能有关,故又称为生育酚,生育酚在自然界中有 α、β、γ、δ 等多种异构体,其中 α-生育酚(即维生素E)活性最高。

维生素E是黄色油状物,熔点 $2.5\,^{\circ}C\sim3.5\,^{\circ}C$,临床上常用以治疗先兆流产和习惯性流产。近年来还用于治疗痔疮、冻疮、各种类型的肌痉挛、胃及十二指肠溃疡等。维生素E可作为体内自由基的清除剂或抗氧化剂,具有延缓衰老的作用。

第三节　醚

一、醚的概念、结构和命名

(一) 醚的概念

两个烃基通过一个氧原子连接起来的化合物称为醚。例如:

$$CH_3—O—CH_3 \qquad \text{（苯环）}—O—CH_3$$

甲醚　　　　　　　　　　　　　苯甲醚

（二）醚的结构

醚的结构与醇和酚不同，醚分子中没有羟基。醚的结构通式是 R—O—R′，式中的两个烃基可能相同，也可能不相同，其中 —C—O—C— 称为醚键，是醚的官能团。

醚分子中氧原子两边分别与两个烃基相连。两个烃基相同的醚称为单醚，如甲醚 $CH_3—O—CH_3$；两个烃基不同的醚称为混醚，如甲乙醚 $CH_3—O—CH_2CH_3$。

（三）醚的命名

1. 单醚命名时，将烃基的数目、名称依次写在"醚"字之前，"基"字省去，称为"二某醚"。烃基为烷基时，"二"字一般省去；烃基为芳香烃基时，"二"字不能省去。例如：

$$CH_3—CH_2—O—CH_2—CH_3 \qquad \text{（苯环）}—O—\text{（苯环）}$$

乙醚　　　　　　　　　　　　　二苯醚

2. 混醚命名时，若两个烃基都是脂肪烃基，将简单脂肪烃基的名称放在复杂脂肪烃基的名称之前；若两个烃基一个是芳香烃基，另一个是脂肪烃基，则芳香烃基在前，脂肪烃基在后；命名时"基"字全部省去。例如：

$$CH_3—CH_2—O—CH_3 \qquad \text{（苯环）}—O—CH_2—CH_3$$

甲乙醚　　　　　　　　　　　　苯乙醚

学与问

7-19 乙醚的结构简式为 _____ ，甲乙醚的结构简式为 _____ ，苯甲醚的结构简式为 _____ 。

二、重要的醚

（一）安氟醚

安氟醚（$CHFCl—CF_2—O—CHF_2$），药物名称为恩氟烷，是具有果香味的挥发性的无色液体，沸点 57 ℃，不燃不爆，性质稳定，目前在临床上用作吸入性麻醉剂。

（二）异氟醚

异氟醚（$CF_3—CHCl—O—CHF_2$），是安氟醚的同分异构体，为略带刺激性醚样臭味的无色透明的液体，性质稳定，目前在临床上也被用作吸入性麻醉剂。

学与问

7-20 目前，临床上用作吸入性麻醉剂的药品有哪些？

7-21 乙醚作为麻醉剂为什么目前被其他药品所代替？

乙醚

乙醚是醚类中最重要的一种,是工业上常用的有机溶剂,过去是医药上常用的全身吸入性麻醉剂。乙醚是具有特殊气味的无色液体,沸点34.5 ℃,难溶于水,易溶于乙醇和氯仿中。因沸点低,极易挥发。当乙醚蒸汽和空气混合到一定比例时,遇明火会引起爆炸,所以使用乙醚时要特别小心。乙醚性质比较稳定,但当它与空气长期接触时可被氧化生成过氧乙醚。

人体吸入少量的过氧乙醚对呼吸道有刺激作用,吸入多量时能引起肺炎和肺水肿,另外还可引起恶心、呕吐等副作用。目前,作为麻醉剂用的乙醚临床上已逐渐被性质更稳定、麻醉效果更好、更安全的安氟醚和异氟醚所替代。

知识点归纳

一、醇

知识点	知识内容
醇的概念	脂肪烃、脂环烃或芳香烃侧链上的氢原子被羟基(—OH)取代而生成的化合物
醇的结构	醇的结构通式:R—OH ;醇的官能团:醇羟基—OH
醇的分类	1. 根据分子中羟基所连的烃基不同,醇分为饱和醇、不饱和醇、脂环醇和芳香醇; 2. 根据分子中所含羟基的数目不同,醇分为一元醇、二元醇和多元醇; 3. 根据分子中羟基所连碳原子的类型不同,醇分为伯醇、仲醇和叔醇
醇的命名	1. 一元醇的系统命名法;2. 二元醇和多元醇的命名
醇的性质	主要化学性质:1. 与活泼金属反应;2. 氧化反应;3. 脱水反应;4. 酯化反应
重要的醇	甲醇、乙醇、丙三醇的性质及应用

二、酚

知识点	知识内容
酚的概念	芳香烃分子中芳环上的氢原子被羟基取代后生成的化合物
酚的结构	酚的结构通式:Ar—OH;酚的官能团:酚羟基 —OH
酚的分类	1. 根据分子中所含酚羟基的数目不同,酚分为一元酚、二元酚和多元酚; 2. 根据酚羟基所连接的芳环的不同,酚分为苯酚、萘酚、蒽酚等
酚的命名	1. 一元酚一般以芳环的名称作为母体命名; 2. 多元酚要标出酚羟基的数目和位次,也可用邻、对、间、连、均、偏等汉字表示芳环上酚羟基的位次
酚的性质	主要化学性质:1. 弱酸性;2. 显色反应;3. 芳环上的取代反应;4. 氧化反应
重要的酚	苯酚、甲苯酚、苯二酚

三、醚

知识点	知识内容
醚的概念	两个烃基通过一个氧原子连接起来的化合物
醚的结构	醚的结构通式:R—O—R;醚的官能团:醚键 $\overset{\mid}{\underset{\mid}{-C}}-O-\overset{\mid}{\underset{\mid}{C}}-$
醚的分类	1. 单醚;2. 混醚
醚的命名	1. 单醚的命名;2. 混醚的命名
重要的醚	安氟醚、异氟醚

一、名词解释

1. 醇　2. 酚　3. 醚

二、选择题

1. 下列醇中,属于叔醇的是 　　　　　　　　　　　　　　　　　　　　　　　　(　)

A. $C_6H_5CH_2OH$ 　　　　B. $(CH_3)_2CHOH$ 　　　　C. $(CH_3)_3COH$ 　　　　D. $(CH_3)_2CHCH_2OH$

2. 下列有机物命名错误的是 　　　　　　　　　　　　　　　　　　　　　　　(　)

A. 2-甲基-3-丁醇 　　B. 3-甲基-2-丁醇 　　C. 2-甲基-2-丁醇 　　D. 3-甲基-1-丁醇

3. 与乙醇互为同分异构体的是 　　　　　　　　　　　　　　　　　　　　　(　)

A. 甲醇 　　　　　　B. 乙醚 　　　　　　C. 乙二醇 　　　　　D. 甲醚

4. 下列溶液中,通入过量 CO_2 溶液变浑浊的是 　　　　　　　　　　　　　(　)

A. C_6H_5ONa 　　　　B. C_2H_5OH 　　　　C. NaOH 　　　　　D. $NaHCO_3$

5. 下列物质中,属于醇的是 　　　　　　　　　　　　　　　　　　　　　　(　)

A. (苯环-OH) 　　B. (苯环-CH₂OH) 　　C. (苯环-OH, CH₃) 　　D. (苯环-OH, CH₃, CH₃)

6. 下列物质的量浓度相同的稀溶液,pH 最小的是 　　　　　　　　　　　　(　)

A. 乙醇 　　　　　　B. 苯酚 　　　　　　C. 碳酸 　　　　　D. 碳酸钠

7. 与苯酚互为同系物的是 　　　　　　　　　　　　　　　　　　　　　　(　)

A. $C_6H_5—CH_2—OH$ 　　　　　　　　　　B. $CH_3—C_6H_{10}—OH$

C. $C_6H_{11}—OH$ 　　　　　　　　　　　　　D. $CH_3—C_6H_4—OH$

8. 不与金属钠反应生成 H_2 的是 　　　　　　　　　　　　　　　　　　(　)

A. 乙醇 　　　　　　B. 乙醚 　　　　　　C. 水 　　　　　　D. 甘油

三、填空题

1. 乙醇俗称_____,它与_____醚互为同分异构体。

2. 醇的通式为_____,醚的通式为_____。

3. 临床上使用的消毒酒精的浓度为_____。

4. 醇和酚共同官能团的结构式为_____,酚的官能团直接连在_____上。

5. 甲苯酚有_____、_____、_____三种同分异构体,存在于煤焦油中,不易分离,其混合物称为_____,其 $\varphi_B=0.5$ 的肥皂溶液俗称_____,是常用的消毒剂。

6. 醇、酚、醚均由_____三种元素组成,是烃的_____。

四、判断题

1. 凡是含有羟基的化合物,一定是醇。 （ ）

2. 苯酚具有酸性,其酸性比碳酸强。 （ ）

3. 乙醇在浓硫酸存在下加热到 170 ℃,生成的主要产物是乙烯。 （ ）

4. 羟基直接连接在芳环上的化合物,称为芳香醇。 （ ）

五、完成下列化学反应式

1. $CH_3-CH_2-OH+Na \longrightarrow$

2. $CH_3-\overset{CH_3}{\underset{}{\underset{|}{CH}}}-OH \xrightarrow{Pt}$

3. ⌬—$OH+NaOH \longrightarrow$

4. $CH_3-CH_2-OH \xrightarrow[140℃]{浓 H_2SO_4}$

六、写出下列物质的名称或结构简式

1. $CH_3-\overset{CH_3}{\underset{|}{CH}}-\overset{OH}{\underset{|}{CH}}-CH_3$

2. ⌬ 带 OH 和 CH_3

3. $CH_3-CH_2-O-CH_3$

4. ⌬ 带 OH 和 OH

5. ⌬$-O-CH_2-CH_3$

6. 酒精

7. 石炭酸

8. 乙醚

9. 3,4-二甲基-2-己醇

七、用化学方法鉴别下列各组物质

1. 乙醇和苯酚　　2. 苯酚和乙醚　　3. 酒精和甘油

科学视野

甲醇和乙醇的功能及毒性

　　甲醇又称木醇,因为从前甲醇由木材干馏获得(干馏是指一种物质隔绝空气加强热)。工业上采用被称作水煤气的一氧化碳和氢气的混合物,在高温和高压条件下生产而得到甲醇。甲醇是科学研究和化学生产中不可缺少的化学试剂,也是重要的工业原料(如作抗凝剂、制备甲醛及氯仿等)。工业酒精中往往含有甲醇。甲醇具有酒精的气

味,并且能与水和酒精互溶。甲醇的毒性是非常大的,在体内经酶的作用,先氧化成甲醛,继而氧化成甲酸,甲酸导致酸中毒症状;甲醛则对视网膜细胞有特殊的毒性作用,还可以引起神经系统的功能障碍,对肝脏也有毒性作用。

　　甲醇可经消化道、呼吸道、皮肤接触进入机体,主要聚集在脑脊液、眼房水和玻璃体内,经肺缓慢排出一些,肾

脏也可排出小部分,因此这些组织受到的损害最大,甲醇中毒主要造成脑水肿、充血、脑膜出血;视神经和视网膜萎缩;肺充血、水肿;肝、肾浊肿等。人体摄入 5～10 mL 甲醇即可引起中毒,10 mL 以上可造成失明;30 mL 可导致死亡。

在实际工作中应尽量避免使用甲醇,尤其是有神经系统疾患及眼病者。必须使用时,所用仪器设备应充分密闭,皮肤污染后应及时冲洗,以免受到甲醇的毒害。

乙醇俗称酒精,主要用作燃料、有机溶剂、调配饮料酒(白酒、黄酒和啤酒)、消毒剂、擦浴剂等。

工业上一般利用淀粉或糖类发酵而制得,目前更好的办法是利用石油裂解气中的乙烯进行催化水解制得,可节约大量的粮食。工业上大量使用的乙醇是由乙烯水解得到。乙烯的水解反应就是水与乙烯的加成反应。在酸催化下(通常用浓 H_2SO_4)水与乙烯加成,得到的加成产物为乙醇。

饮料酒中的乙醇由淀粉(来自粮食)发酵得到。饮用酒的生产过程:淀粉→糖→乙醇;蛋白质→氨基酸→醇、醛、酮等物质。另一种酿酒新工艺:微生物发酵酿酒法。

白酒中大部分是乙醇和水,还含有占总量 2% 左右的其他香味物质。由于这些香味物质在酒中种类的多少和相互比例的不同才使酒有别于酒精,具有特殊的魅力。白酒中的香味物质主要是醇类、酯类、醛类、酮类、芳香族类化合物等物质。

工业乙醇比饮料酒便宜,为防止有人用工业乙醇作为饮料,通常在工业乙醇中加入少量甲醇。

适量饮酒对身体有益。但过量饮酒对人的健康是极其有害的。经常无节制地饮酒,会使食欲下降,食物摄入量减少,以致发生多种营养素缺乏、急慢性酒精中毒、酒精性脂肪肝,严重时还会造成酒精性肝硬化。经常过量饮酒还会导致记忆力衰退、判断力减弱,增加患高血压、中风等疾病的风险。

经常过量饮酒对肝脏的危害最大,因为酒精进入体内后 90% 以上是通过肝脏代谢的,其代谢产物及它所引起的肝细胞代谢紊乱,是导致酒精性肝炎及肝硬化的主要原因。经常过量饮酒比适量饮酒者口腔、咽喉部癌肿的发生率高出 2 倍以上,甲状腺癌发生率增加 30%～150%,皮肤癌发生率增加 20%～70%,妇女发生乳腺癌的概率增加 20%～60%。同时,过量饮酒还可给个人健康、社会秩序带来极大的危害,如暴力犯罪、家庭不和、交通事故等。近年来,酒后驾驶导致的事故越来越多,酒精正在成为越来越凶残的"马路杀手"。对酒后驾驶等严重交通违法行为,将严格按照《中华人民共和国道路交通安全法》有关规定,依法严惩,直至吊销驾照、追究刑事责任等。

第八章

醛 和 酮

醛和酮是烃的含氧衍生物，广泛存在于自然界中。如植物中提取的柠檬醛、薄荷酮、樟脑、麝香等香精油的成分，动物体中的雄酮激素、雌酮激素、炔诺酮、视黄醛等激素，都属于醛酮类有机物。

第一节 醛和酮的概念、结构、分类和命名

一、醛和酮的概念

碳原子以双键与氧原子相连所形成的原子团称为羰基（ ）。醛和酮的分子中都含有羰基，统称为羰基化合物。

羰基碳原子与一个氢原子和一个烃基相连（甲醛例外）所构成的化合物，称为醛。例如：

乙醛	苯甲醛	甲醛

羰基碳原子与两个烃基相连所构成的化合物，称为酮。酮的羰基碳原子所连的两个烃基可能相同，也可能不同。例如：

丙酮	丁酮	二苯甲酮

8-1　羰基碳原子分别与一个氢原子和_____相连所构成的化合物称为_____；羰基碳原子与两个_____相连所构成的化合物称为_____。

二、醛和酮的结构

醛的结构通式可写作 $R-\overset{\overset{\displaystyle O}{\|}}{C}-H$ 或 $R-CHO$ ，其中 $-\overset{\overset{\displaystyle O}{\|}}{C}-H$ 称为醛基，可简写成—CHO，是醛的官能团。

酮的结构通式可写作 $R-\overset{\overset{\displaystyle O}{\|}}{C}-R$ ，其中 $-\overset{\overset{\displaystyle O}{\|}}{C}-$ 称为酮基，可简写成—CO—，是酮的官能团。

8-2　醛的官能团是_____，该官能团的结构式是_____；酮的官能团是_____，该官能团的结构式是_____。

8-3　醛的结构通式是_____或_____，酮的结构通式是_____或_____。

三、醛和酮的分类

（一）根据羰基所连接的烃基种类不同，醛和酮可分为：

1. 脂肪醛、脂肪酮　例如：CH_3CH_2CHO　　CH_3COCH_3
　　　　　　　　　　　　　　丙醛　　　　　　　丙酮

2. 芳香醛、芳香酮　例如：苯甲醛　　二苯甲酮

3. 脂环醛、脂环酮　例如：环己酮

（二）根据羰基数目不同，醛和酮可分为一元醛、一元酮和多元醛、多元酮。
含同数碳原子的醛和酮互为同分异构体，如丙醛与丙酮是同分异构体。

8-4　根据羰基所连接的烃基种类的不同，醛、酮可分为：(1)_____；(2)_____；(3)_____。

8-5　根据羰基数目的不同，醛、酮可分为_____和_____。

四、醛和酮的命名

（一）脂肪醛、脂肪酮的命名法

1. 选主链：选择含有羰基碳原子在内的最长碳链作为主链，支链作为取代基。

2. 编号：从靠近羰基的一端开始对主链碳原子依次编号，确定羰基和取代基的位次。

3. 定名称：根据主链碳原子数称为"某醛"或"某酮"；将取代基的位次、数目、名称以及羰基的位次依次写在"某醛"或"某酮"之前。

如有多个取代基，取代基相同则合并，位次编号不省略；取代基不同，简单的基写在前，复杂的基写在后，中间用短线隔开。命名时，位次编号之间用逗号隔开，位次编号和名称之间用短线隔开；编号时应使官能团和取代基的位次最小。例如：

$$\overset{2}{C}H_3-\overset{\overset{O}{\|}}{\underset{1}{C}}-H$$

乙醛

$$\underset{5}{C}H_3-\underset{4}{\overset{CH_3}{\underset{|}{C}H}}-\underset{3}{\overset{CH_3}{\underset{|}{C}H}}-\underset{2}{\overset{CH_2CH_3}{\underset{|}{C}H}}-\underset{1}{C}HO$$

3,4-二甲基-2-乙基戊醛

$$\overset{1}{C}H_3-\overset{\overset{O}{\|}}{\underset{2}{C}}-\overset{3}{C}H_3$$

丙酮

$$\overset{1}{C}H_3-\overset{\overset{O}{\|}}{\underset{2}{C}}-\overset{3}{C}H_2-\underset{4}{\overset{CH_3}{\underset{|}{C}H}}-\overset{5}{C}H_3$$

4-甲基-2-戊酮

命名时，由于醛基总在1号位，故位次不必标出。酮基的位次一般要标明，对于含碳原子数少的丙酮、丁酮，由于没有同分异构体，所以不必写出酮基的位次；对于像戊酮、己酮等含碳原子数多的酮由于存在同分异构体，因此必须写出酮基的位次以区分同分异构体。

（二）芳香醛、芳香酮的命名法

命名时，以脂肪醛、脂肪酮为母体，将芳香烃基作为取代基，"基"字通常可以省略。例如：

8-6 命名下列有机化合物：

（1） $CH_3-\overset{CH_3}{\underset{|}{C}H}-\overset{CH_2-CH_3}{\underset{|}{C}H}-CH_2-CHO$　　（2）

（3） $CH_3-\overset{\overset{O}{\|}}{C}-CH_2-\overset{CH_3}{\underset{|}{C}H}-CH_3$

8-7　写出下列有机化合物的结构式

(1) 3-苯基-2-戊酮　(2) 3-甲基-2-乙基戊醛　(3) 丙醛　(4) 3-苯丁醛

(5) 3,3-二甲基-2-乙基戊醛

知识链接

黄体酮

黄体酮是一种酮类化合物,白色结晶粉末,无臭无味。黄体酮又称孕酮,是卵巢分泌的具有生物活性的孕激素,对女性生理有着重要作用。黄体酮在月经周期后期使子宫黏膜内腺体生长,子宫充血,内膜增厚,为受精卵植入做好准备;受精卵植入后则使之产生胎盘,并减少妊娠子宫的兴奋性,抑制其活动,使胎儿安全生长;在与雌激素共同作用下,促使乳房充分发育,为产乳做准备。黄体酮在临床上主要用于治疗先兆流产和习惯性流产、经前期紧张综合征、无排卵型供血和无排卵型闭经、与雌激素联合使用治疗更年期综合征等。但是,作为激素类药物,黄体酮具有一定的副作用,可能会引起体重增加、钠水潴留等,严重的还会出现水肿,所以要谨慎服用。

第二节　醛、酮的化学性质和重要的醛、酮

醛和酮结构中的碳氧双键,与碳碳双键相似,其中一个是σ键,另一个是π键,σ键稳定,π键容易断裂,所以醛和酮的性质具有相似之处,如均能发生加成反应等。但醛基中羰基与氢原子相连,而酮基与烃基相连,这一结构上的差异,使醛和酮在化学性质上存在明显的差异,即醛的化学性质比酮活泼,醛易发生化学反应。

一、加成反应

加成反应是醛和酮共有的化学性质。

(一) 加氢还原反应

在金属催化剂铂(Pt)、钯(Pd)、镍(Ni)的作用下,醛和酮分子中的羰基可加氢生成醇羟基。

$$\underset{\text{乙醛}}{CH_3-\overset{\displaystyle O}{C}-H} + H-H \xrightarrow{Ni} \underset{\text{乙醇(伯醇)}}{CH_3-\underset{\displaystyle H}{\overset{\displaystyle OH}{C}}-H}$$

$$CH_3-\overset{\underset{\displaystyle O}{\uparrow}}{C}-CH_3+H-H \xrightarrow{\ Ni\ } CH_3-\overset{\underset{\displaystyle H}{|}}{\underset{\displaystyle |}{C}}-CH_3$$

丙酮　　　　　　　　　　　　　2—丙醇（仲醇）

由上可见,醛加氢还原生成伯醇,酮加氢还原生成仲醇。

（二）与醇加成

在干燥 HCl 作用下,醛与醇发生加成反应生成半缩醛,半缩醛进一步与过量的醇发生缩合反应生成缩醛。

半缩醛羟基

$$R-\overset{\underset{\displaystyle O}{\uparrow}}{C}-H+H-OR' \xrightarrow[\text{加成}]{\text{干燥HCl}} R-\overset{\overset{\displaystyle OH}{|}}{\underset{\displaystyle OR'}{C}}-H+H-OR' \xrightarrow[\text{缩合}]{\text{干燥HCl}} R-\overset{\overset{\displaystyle OR'}{|}}{\underset{\displaystyle OR'}{C}}-H+H_2O$$

醛　　　醇　　　　　　　半缩醛　　　　　　　　缩醛

如上式第二步反应,凡由两个或多个有机化合物分子相互结合,缩去简单小分子(如水、氨等),同时生成一个较大分子的反应,称为缩合反应。所得的较大分子叫做缩合物。

在同样的条件下,酮与醇不发生类似的反应,但使用特殊试剂也可制得缩酮。

学习

8-8 醛加氢还原生成_____醇,酮加氢还原生成_____醇。

8-9 由两个或多个有机化合物分子相互结合,缩去简单小分子(水、氨等),同时生成一个较大分子的反应,称为_____。

8-10 分别写出丁醛、丁酮的加氢还原反应。

二、醛的特殊性质

（一）与弱氧化剂反应

醛和酮在一定的条件下均能被氧化。但醛基上的氢原子由于受羰基的影响而比较活泼,很容易被氧化,即使弱氧化剂也可以使醛基氧化,所以醛具有较强的还原性;而酮基上没有氢原子,则不能被弱氧化剂氧化。因此,可以利用弱氧化剂来区别醛和酮,常用的弱氧化剂有土伦试剂和费林试剂。

1. 银镜反应

【演示实验8-1】　在洁净的试管中加入 0.1 mol/L AgNO$_3$ 溶液 2 mL,再滴加 2 mol/L NH$_3$·H$_2$O,边滴边振荡,直到生成的沉淀刚好溶解为止,这时所得到的无色澄清溶液称为土伦试剂或银氨溶液{其主要成分是[Ag(NH$_3$)$_2$]OH}。再滴加 10 滴乙醛,将试管置于 50 ℃～60 ℃水浴中加热,观察现象。

实验结果表明,乙醛与土伦试剂作用,会在试管内壁生成光亮的银镜。

在同等条件下,酮不发生反应,所以,可以利用银镜反应鉴别醛和酮。

土伦试剂与醛共热有银镜生成的反应称为银镜反应。所有的醛都能发生银镜反应,而相同条件下酮不能发生银镜反应,因此银镜反应可用于区别醛与酮。

2. 费林反应

费林试剂是由费林试剂甲(0.2 mol/L硫酸铜溶液)和费林试剂乙(0.8 mol/L酒石酸钾钠的氢氧化钠溶液)等体积混合而成的深蓝色溶液。其主要成分是Cu^{2+}与酒石酸钾钠形成的可溶性配离子。

【演示实验 8-2】 在试管中加入费林试剂甲和费林试剂乙各 2 mL 混合均匀,再滴入10 滴乙醛,将试管置于沸水浴中加热,观察现象。

实验结果表明,乙醛与费林试剂作用,会生成砖红色的氧化亚铜(Cu_2O)沉淀。

脂肪醛与费林试剂作用产生砖红色的氧化亚铜沉淀的反应,称为费林反应。芳香醛及酮不能发生费林反应。可以利用费林反应区别脂肪醛与芳香醛、酮。

(二)与希夫试剂的显色反应

希夫试剂又称为品红亚硫酸试剂。品红是一种红色染料,在其水溶液中通入二氧化硫,则溶液的红色褪去,得到的无色溶液即为希夫试剂。

醛与希夫试剂作用呈现紫红色,反应很灵敏,而酮不发生此反应,所以常用希夫试剂来检验醛的存在或区别醛和酮。

学与问

8-11　区别醛与酮有哪些方法?

8-12　用化学方法区别乙醛和丙酮。

三、重要的醛和酮

(一)甲醛

甲醛(HCHO)是最简单的脂肪醛,为具有强烈刺激性气味的无色气体,沸点-21 ℃,易溶于水,对人体有毒性。质量分数为 0.4(40%)的甲醛水溶液,在医药上称为福尔马林(formalin)(通常还包含 8%~15%的甲醇,以防止甲醛聚合),是临床上常用的消毒剂和防腐剂。

甲醛水溶液和气体均有广谱杀菌作用,对细菌繁殖体、结核杆菌、乙肝病毒和真菌等都有较强的杀灭作用。特别适用于忌热、忌湿物品和塑料及皮革等制品的消毒。不适于食品消毒。质量分数为 0.02(2%)的甲醛溶液用于外科器械消毒,质量分数为 0.1(10%)的甲醛溶液用于固定生物标本和保存尸体。

甲醛溶液长期放置会生成三聚甲醛或多聚甲醛的白色沉淀,使用时可采用加热的方法,使沉淀解聚重新生成甲醛。

甲醛溶液与氨水共同蒸发,可制取乌洛托品[$(CH_2)_6N_4$](尿道消毒剂)。

(二)乙醛

乙醛(CH_3CHO)是易挥发、具有刺激性气味的无色液体,沸点 20.8 ℃,能溶于水和乙醇等溶剂。

乙醛的衍生物三氯乙醛与水作用生成水合氯醛(CCl_3—$CHO·H_2O$),医药上简称为水合氯醛,是比较安全的催眠药和抗惊厥药。

乙醛的另一衍生物癸酰乙醛(鱼腥草素)是中草药鱼腥草中抗菌消炎的有效成分,用于治疗上呼吸道感染、急慢性支气管炎。

（三）苯甲醛

苯甲醛（ $\langle\bigcirc\rangle$—CHO ）俗称苦杏仁油(精),是具有苦杏仁味的无色液体,沸点178.1 ℃,微溶于水,易溶于乙醇和乙醚,它以结合状态存在于杏、桃等水果的核仁中。苯甲醛是制备药物、染料、香料的原料。

（四）丙酮

丙酮（ $CH_3—\overset{O}{\underset{\|}{C}}—CH_3$ ）是最简单的脂肪酮,为易挥发、易燃的无色液体,沸点56.2 ℃ ,易溶于水,能溶解多种有机物,是常用的有机溶剂。

丙酮是体内脂肪代谢的产物,正常情况下,血液中的丙酮含量很低。糖尿病患者由于代谢不正常,体内常有过量的丙酮积聚,随尿液排出。检验尿中丙酮的含量,可帮助对糖尿病的诊断。临床上检查尿液中是否有丙酮,可向尿样中滴加亚硝酰铁氰化钠（ $Na_2[Fe(CN)_5NO]$ ）的氢氧化钠溶液,如有丙酮存在,则显现鲜红色。此显色反应是丙酮的特性反应,可用于将丙酮与其他物质区别开。

知识链接

酮中毒

酮体是肝脏中脂肪分解成脂肪酸的中间代谢产物,包括乙酰乙酸、β-羟丁酸和丙酮三种成分。正常情况下,机体产生少量酮体,随着血液运送到心脏、肾脏和骨骼肌等组织,作为能量来源被利用。血中酮体浓度很低,一般不超过 1.0 mg/dL,尿中也测不到酮体。当体内胰岛素不足或者体内缺乏糖分,如饥饿、禁食、严重的妊娠反应情况下,脂肪分解过多时,酮体浓度增高,一部分酮体可通过尿液排出体外,形成酮尿。进一步发展可使血液变酸而引起酸中毒,称为酮症酸中毒。较重的中毒表现为多饮多尿、体力及体重下降、食欲下降、恶心呕吐、呼吸中有类似烂苹果的酮臭味、脱水症状及神志改变等。临床上一般的治疗方法是纠正水和电解质失衡,纠正酸中毒,补充胰岛素促进葡萄糖利用,并寻找和去除诱发酮中毒的应激因素。

知识点归纳

一、醛

知识点	知识内容
醛的概念	羰基碳原子与一个氢原子和一个烃基相连(甲醛例外)所构成的化合物
醛的结构	醛的结构通式：R—$\overset{\text{O}}{\overset{\|}{\text{C}}}$—H 或 R—CHO；醛的官能团：醛基 —$\overset{\text{O}}{\overset{\|}{\text{C}}}$—H 或 —CHO
醛的分类	1. 根据醛基所连接的烃基种类不同,醛可分为：(1) 脂肪醛；(2) 芳香醛；(3) 脂环醛 2. 根据醛基数目的不同,醛可分为：(1) 一元醛；(2) 多元醛
醛的命名	1. 脂肪醛的命名法；2. 芳香醛的命名法
醛的性质	1. 加氢还原反应；2. 与醇加成反应；3. 与弱氧化剂的反应：(1) 银镜反应；(2) 费林反应。 4. 与希夫试剂的显色反应
常见的醛	甲醛、乙醛、苯甲醛

二、酮

知识点	知识内容
酮的概念	羰基碳原子与两个烃基相连所构成的化合物
酮的结构	酮的结构通式 R—$\overset{\text{O}}{\overset{\|}{\text{C}}}$—R；酮的官能团：酮基 —$\overset{\text{O}}{\overset{\|}{\text{C}}}$— 或 —CO—
酮的分类	1. 根据酮基所连接的烃基种类不同,酮可分为：(1) 脂肪酮；(2) 芳香酮；(3) 脂环酮 2. 根据酮基数目的不同,酮可分为：(1) 一元酮；(2) 多元酮
酮的命名	1. 脂肪酮的命名法；2. 芳香酮的命名法
酮的性质	加氢还原反应
常见的酮	丙酮

复习检测题

一、名词解释

1. 醛　2. 酮　3. 缩合反应

二、选择题

1. 下列物质中既能被弱氧化剂氧化,又能被还原的是　　　　　　　　　　　　　　( )

A. 乙醇　　　　　　B. 乙醚　　　　　　C. 乙醛　　　　　　D. 丙酮

2. 能与费林试剂反应生成砖红色沉淀的物质是　　　　　　　　　　　　　　　　( )

A. 2-甲基丙醛　　　　B. 丙酮　　　　　　C. 苯甲醛　　　　　D. 苯乙酮

3. 在干燥氯化氢作用下,下列各组物质能发生反应的是 （　　）

A. 甲醛和乙醛　　　　B. 乙醇和乙醛　　　　C. 苯甲醛和乙醛　　　　D. 丙醇和丙酮

4. 下列物质能发生银镜反应的是 （　　）

A. 乙醇　　　　　　　B. 乙醛　　　　　　　C. 丙酮　　　　　　　D. 乙醚

5. 检查糖尿病患者尿液中的丙酮,可采用的试剂是 （　　）

A. 土伦试剂　　　　　　　　　　　B. 费林试剂

C. 希夫试剂　　　　　　　　　　　D. 亚硝酰铁氰化钠和氢氧化钠

6. 下列关于醛和酮的叙述不正确的是 （　　）

A. 醛和酮都能被弱氧化剂氧化成相应的羧酸　　　B. 醛和酮分子结构中都含有羰基

C. 醛和酮都可以发生加氢反应生成醇　　　　　　D. 醛和酮在一定条件下均能被氧化

三、填空题

1. 写出下列基团的结构式或结构简式

(1) 醛基_____　　(2) 羰基_____

2. 某羰基化合物的分子式为 C_3H_6O,其结构简式可能为_____或_____。

3. 最简单的脂肪醛是_____,质量分数为 0.4(40%)的甲醛水溶液,在医药上称为_____,常用作_____剂和_____剂。最简单的脂肪酮是_____,糖尿病患者体内常积累过量的该物质,临床检验病人尿液中是否有它,可向尿样中滴加_____溶液和_____溶液,如有该物质,则尿样呈_____色。

四、判断题

1. CH_3CH_2CHO 和 CH_3COCH_3 互为同分异构体。 （　　）

2. 醛既有氧化性,又具有还原性。 （　　）

3. 醛都能发生费林反应。 （　　）

4. 醛和酮分子均含有羰基结构,所以它们的化学性质相同。 （　　）

五、完成下列化学反应式

1. $CH_3-\overset{O}{\overset{\|}{C}}-CH_3 + H_2 \xrightarrow{Ni}$

2. $CH_3-CH_2-CHO + H_2 \xrightarrow{Ni}$

3. $CH_3-CH_2-CHO + HO-CH_3 \xrightarrow{\text{干燥 HCl(加成)}}$

六、写出下列物质的名称或结构简式

1. $CH_3-\overset{\overset{CH_3\ CHO}{|\quad|}}{CH-CH}-CH_3$

2. $CH_3-\overset{O}{\overset{\|}{C}}-CH_2-\overset{CH_3}{\overset{|}{CH}}$

3. ⟨苯环⟩$-CH_2-CHO$

4. ⟨苯环⟩$-\overset{O}{\overset{\|}{C}}-CH_3$

5. $CH_3-\overset{\overset{CHO}{|}}{\underset{\underset{CH_3}{\overset{|}{CH_2}}}{CH}}-CH_3$

6. ⟨苯环⟩$-CHO$，$-CH_3$

7. $CH_3-CH_2-\overset{\overset{}{\underset{\underset{CH_3}{\overset{|}{C=O}}}{|}}}{CH}-CH_2-\overset{CH_3}{\overset{|}{CH}}-CH_3$

8. 4,4-二甲基-2-戊酮

9. 乙醛

10. 丙酮

11. 甲醛　　　　　　　　　　　　12. 2-甲基-3-乙基己醛

13. 2-苯基-3-戊酮　　　　　　　14. 邻-甲基苯甲醛

七、用化学方法鉴别下列各组物质

1. 丙醛和丙酮　　　　2. 甲醛和乙醛　　　　　　3. 乙醛和苯甲醛

甲醛的危害与常用清除法

甲醛是有强烈刺激性气味的无色气体,对人体有毒性。新装修的房子或新的小汽车内常会散发难闻的甲醛气体。

长期接触低剂量甲醛可引起各种慢性呼吸道疾病,引起青少年记忆力下降;引起鼻咽癌、细胞核基因突变、抑制DNA损伤修复、月经紊乱、妊娠综合征、新生儿染色体异常等,甚至会引起白血病。在所有接触者中,儿童、孕妇和老年人对甲醛尤为敏感,危害也更大。不经处理,装修材料3～15年都会释放出甲醛,容易对小孩、老人、孕妇、过敏体质者、体弱多病者构成致命的威胁。

生产胶合板、纤维板、油漆和贴墙纸等使用的胶黏剂(如脲醛树脂类)中夹杂有未反应的残留甲醛,这是室内空气中甲醛的主要来源。其残留甲醛含量的多少取决于装饰材料的质量的优劣。我国《居室空气中甲醛的卫生标准》规定:居室空气中甲醛的最高允许浓度为 $0.08\ mg/m^3$。

甲醛已被世界卫生组织认定为致癌和致畸物质。使用甲醛时需倍加小心和注意防护。

新装修房间清除甲醛的日常方法:

1. 保持室内空气流通。这是清除室内甲醛行之有效的办法,可选用有效的空气换气装置,或者在室外空气好的时候打开窗户通风,有利于室内材料中甲醛的散发和排出。

2. 装修后的居室不宜立即迁入,而应当留有一定的时间让材料中甲醛以较高的力度散发。

3. 合理控制调节室内温度和相对湿度。甲醛是一种缓慢挥发物质,随着温度的升高,其挥发会更快一些。

4. 在室内吊花、植草(如:芦荟、吊兰和绿萝兰)会对降低室内有害气体的浓度起辅助作用。

5. 活性炭吸附法清除甲醛。活性炭是国际公认的吸毒能手。每屋放两至三碟,72小时可基本除尽室内异味。中低度污染可选此法。

第九章

羧酸和取代羧酸

学习重点

1. 羧酸的概念、结构和分类。
2. 羧酸的化学性质。
3. 重要羧酸的结构、名称及应用。
4. 羟基酸和酮酸的概念和命名。
5. 常见羟基酸和酮酸的结构、名称及应用。

　　羧酸和取代羧酸是烃的含氧衍生物,它们广泛存在于自然界,通常以游离状态、羧酸盐或酯的形式存在于生物体内,是与人类生活密切相关的一类化合物。

第一节　羧　酸

一、羧酸的概念、结构和分类

（一）概念

烃分子中的氢原子被羧基取代形成的化合物（甲酸除外）称为羧酸。

（二）结构

　　羧酸的官能团是羧基,结构式为：$-\overset{\overset{O}{\|}}{C}-OH$,简式为—COOH。羧基可看作是由羰基 $-\overset{\overset{O}{\|}}{C}-$ 和羟基—OH 构成的。

　　羧酸的结构通式为 $R-\overset{\overset{O}{\|}}{C}-OH$,简式为 R—COOH,羧酸从结构上可看作是由烃基 R—与羧基—COOH 连结而成的化合物,式中的 R 可以是氢原子、脂肪烃基或芳香烃基。

例如：

$$H-\overset{\overset{\displaystyle O}{\|}}{C}-OH(HCOOH) \qquad CH_3COOH$$

甲酸　　　　　　　　　乙酸　　　　环己基甲酸　　　　苯甲酸

（三）分类

1. 根据分子中烃基的不同,羧酸分为脂肪酸和芳香酸;脂肪酸根据脂肪烃基的不同又分为饱和脂肪酸和不饱和脂肪酸。

2. 根据分子中羧基的数目不同,羧酸分为一元羧酸、二元羧酸和多元羧酸。羧酸的分类见表9-1。

表 9-1　羧酸的分类

	脂肪酸		芳香酸
	饱和脂肪酸	不饱和脂肪酸	
一元羧酸	CH_3COOH	$CH_2=CH-COOH$	—COOH
二元羧酸	$\overset{COOH}{\underset{COOH}{\|}}$	$\overset{CH-COOH}{\underset{CH-COOH}{\|}}$	—COOH / —COOH

二、羧酸的命名

羧酸的系统命名法,根据羧酸类型不同有以下原则:

（一）饱和一元脂肪酸

它的命名与醛类相似,具体步骤是:

1. 选主链:选择含有羧基碳原子在内的最长碳链作主链,支链作为取代基。

2. 编号:从羧基碳原子开始给主链碳原子依次编号,确定取代基的位次。

3. 定名称:按主链碳原子数目称"某酸",把取代基的位次、数目和名称分别写在某酸名称之前(羧基总在 1 号位,一般不必写出羧基的位次)。

如有多个取代基,取代基相同则合并,位次编号不省略;取代基不同,简单的基写在前,复杂的基写在后,中间用短线隔开。命名时,位次编号之间用逗号隔开,位次编号和名称之间用短线隔开。例如:

2-甲基丙酸
(α-甲基丙酸)

2-甲基丁酸
(α-甲基丁酸)

2,3-二甲基戊酸
(α,β-二甲基戊酸)

羧酸的碳链可用阿拉伯数字编号,也可用希腊字母编号。若用希腊字母编号,与羧基直接相连的第一个碳原子编号为 α 碳,其余碳原子依次编号为 β、γ、δ、ε……

（二）不饱和脂肪酸

选择包含羧基和碳碳双键在内的最长碳链作主链,根据主链碳原子数称为"某烯酸",将碳碳双键位置写在某烯酸之前；当主链碳原子数大于 10 个时，根据主链碳原子数称为"某碳烯酸"。例如：

（三）芳香酸

以脂肪酸为母体，将芳香烃基作为取代基，其名称写在脂肪酸名称之前。例如：

（四）饱和二元脂肪酸

选择分子中含两个羧基在内的最长碳链为主链，根据主链碳原子数称"某二酸"。例如：

此外，羧酸还常使用俗名，如甲酸俗称蚁酸、乙酸俗称醋酸、乙二酸俗称草酸、丁二酸俗称琥珀酸等，俗名是根据其来源命名的。

学与问

9-1 羧酸从结构上可看作是烃分子中的氢原子被（　　）取代生成的化合物。

    A. 羟基　　　　B. 醛基　　　　C. 羧基　　　　D. 甲基

9-2 下列不属于羧酸的是　　　　　　　　　　　　　　　　　　（　　）

9-3 根据羧酸分子中烃基的不同，羧酸可以分为_____和_____；脂肪酸又可根据脂肪烃基的不同分为_____和_____。根据羧酸分子中羧基数目的多少，羧酸可分为_____、_____和_____。

9-4 饱和一元脂肪酸的命名与醛的命名为何相似？

三、羧酸的性质

（一）物理性质

常温下，饱和一元羧酸中甲酸、乙酸和丙酸是具有强烈刺激性气味的无色液体，含有4～9个碳原子的羧酸是具有腐败气味的油状液体，含10个碳原子以上的羧酸是蜡状固体。二元羧酸和芳香酸都是晶体。低级脂肪酸能与水任意比互溶，但随相对分子质量的增大溶解度逐渐减小。芳香酸难溶于水。羧酸的熔点、沸点均随相对分子质量的增大而升高。

（二）化学性质

羧酸的化学性质由其官能团羧基决定。虽然羧基是由羰基和羟基组成，但由于基团的相互影响，羧酸的化学性质并不是羟基化合物和羰基化合物二者性质的简单加合，而是具有羧酸自身的特殊性质。

1. 弱酸性

羧酸的水溶液中能部分电离出氢离子，从而具有弱酸性。羧酸都是弱酸，具有酸的一般通性，如羧酸能使蓝色石蕊试纸变红，羧酸和碱反应生成羧酸盐和水等。

$$CH_3COOH + NaOH \longrightarrow CH_3COONa + H_2O$$

2. 酯化反应

酸与醇作用生成酯和水的反应，称为酯化反应，又称成酯反应。酸与无机酸作用生成的酯，称无机酸酯。醇与羧酸生成的酯，称羧酸酯，一般所谓的酯，通常是指羧酸酯。

羧酸中羧基上的羟基与醇羟基上的氢原子之间脱水而形成酯。

$$
\underset{\text{羧酸}}{R-\overset{O}{\overset{\|}{C}}-\boxed{OH} + H}-\underset{\text{醇}}{OR'} \underset{\triangle}{\overset{\text{浓 }H_2SO_4}{\rightleftharpoons}} \underset{\text{酯}}{R-\overset{O}{\overset{\|}{C}}-O-R'} + \underset{\text{水}}{H_2O}
$$

酯化反应是可逆的，其逆反应是酯的水解反应。酯化反应速率很慢，为了加快反应速率，缩短达到平衡的时间，通常用浓硫酸作催化剂和脱水剂，并加热。例如：

$$
\underset{\text{乙酸}}{CH_3-\overset{O}{\overset{\|}{C}}-OH + H}-\underset{\text{乙醇}}{O-CH_2-CH_3} \underset{\triangle}{\overset{\text{浓 }H_2SO_4}{\rightleftharpoons}} \underset{\text{乙酸乙酯}}{CH_3-\overset{O}{\overset{\|}{C}}-O-CH_2-CH_3} + H_2O
$$

酯化反应生成的酯的名称是根据反应物羧酸和醇的名称来命名，称为"某酸某酯"，如乙酸乙酯、甲酸甲酯等。

羧酸（ $R-\overset{O}{\overset{\|}{C}}-OH$ ）脱去羧基中的羟基（—OH），剩余部分称为酰基（ $R-\overset{O}{\overset{\|}{C}}-$ ）。例如：

$$H-\overset{O}{\overset{\|}{C}}- \qquad CH_3-\overset{O}{\overset{\|}{C}}-$$

甲酰基　　　　　乙酰基　　　　　苯甲酰基　　　　草酰基

3. 脱羧反应

羧酸失去羧基放出二氧化碳的反应称为脱羧反应。一元脂肪酸对热比较稳定,不易发生脱羧反应,但在特殊条件下,可脱羧生成烃。二元羧酸对热不稳定,当加热乙二酸、丙二酸时发生脱羧反应,生成少一个碳原子的一元羧酸。例如:

$$CH_3COONa + NaOH \xrightarrow[\triangle]{CaO} CH_4\uparrow + Na_2CO_3$$

$$\begin{matrix} COOH \\ | \\ COOH \end{matrix} \xrightarrow[\triangle]{>150C°} HCOOH + CO_2\uparrow$$

脱羧反应是人体代谢过程中重要的生物化学反应,是机体产生二氧化碳的方式,体内的脱羧反应是在脱羧酶催化作用下进行的。

四、重要的羧酸

(一)甲酸

甲酸(HCOOH)俗称蚁酸,是最简单的脂肪酸。甲酸存在于蚂蚁和蜂类的分泌物中,是无色有刺激性气味的液体,能与水混溶。人被蚂蚁或蜂类蜇咬后皮肤红肿疼痛,就是甲酸刺激的结果,这时可用弱碱性的稀氨水或肥皂水涂敷止痛。1.25%的甲酸溶液是治疗风湿病的外用药。

甲酸结构很特殊,分子中既含羧基又含醛基,因此它表现出了羧酸和醛两类物质的性质,即甲酸既具有酸性又具有还原性。甲酸的酸性能使蓝色石蕊试纸变红,甲酸的还原性能发生银镜反应和费林反应,由此可以鉴别甲酸。

(二)乙酸

乙酸(CH_3COOH)俗称醋酸,纯净的乙酸是具有强烈刺激性气味的无色液体,能与水混溶,纯乙酸在16.5 ℃时凝结成冰状固体,故纯乙酸又称冰醋酸或冰乙酸。

食用醋中含3%～5%的乙酸。乙酸是常用的有机试剂,也是重要的化工原料,普通市售的乙酸质量分数约为36%。在医药上,乙酸能抗细菌和真菌,常用作消毒防腐剂。如临床上用0.1%～0.5%的乙酸溶液治疗阴道滴虫病,0.5%～2%的乙酸溶液用于创面洗涤,30%的乙酸溶液外涂可治疗甲癣、鸡眼等。此外用食醋熏蒸房间,能预防流感。

(三)乙二酸

乙二酸(HOOC—COOH)俗名草酸,其分子式为$H_2C_2O_4$,通常以钾盐形式存在于许多植物中,人的尿中有草酸钙或草酸脲,在肾或膀胱析出便形成结石。

草酸是无色晶体,一般含有二分子结晶水($H_2C_2O_4 \cdot 2H_2O$),能溶于水和乙醇。草酸加热会失去结晶水,当温度超过150 ℃时草酸会发生脱羧反应。草酸是二元羧酸,且两羧基直接相连,草酸的酸性比一元羧酸和其他二元羧酸的酸性都强。草酸还具有还原性,能与许多金属离子形成易溶于水的配合物。工业上草酸常用作漂白剂,草酸还可用来清除铁锈和墨迹。草酸的铅盐和锑盐是印染工业的媒染剂。

（四）苯甲酸

苯甲酸（—COOH）因最早从安息香树胶里制得，故俗名安息香酸，是最简单的芳香酸。苯甲酸是白色有光泽的鳞片状或针状结晶，熔点 122 ℃，能升华，易溶于热水、乙醇和乙醚中。苯甲酸及其钠盐，常用作食品和药品的防腐剂。

学与问

9 - 5 写出在浓 H_2SO_4 作用下，乙酸与甲醇的酯化反应。

9 - 6 甲酸俗称＿＿＿＿＿，乙酸俗称＿＿＿＿＿，乙二酸俗称＿＿＿＿＿。

9 - 7 写出在加热条件下，丙二酸的脱羧反应。

9 - 8 用化学方法区别甲酸与乙酸。

知识链接

食醋简介

作为"五味之首"，食醋的主要成分是醋酸、不挥发酸、氨基酸、糖等。在我国两千多年的酿醋历史中，出现了各种工艺、各种原料、各种风味的醋，它们用法不同，功效不同。食醋大致可分以下几种：

1. 佐料醋　酸度较低，味浓，醇香，稍甜，有较强的助鲜作用，适合烹调菜肴。不仅使蔬菜脆嫩可口，还能保护蔬菜中维生素 C 不流失。食醋还能增强胃酸，促进消化。

2. 饮料醋　以果汁、米醋、蜂蜜、麦芽糖等调和而成。有甜酸适中、爽口不黏的特点，它能防暑降温，生津止渴，还能增进食欲和消除疲劳。饮料醋可供选择的味很多，加入冰水和二氧化碳后口感更佳。

3. 保健醋　添加了氨基酸、低聚糖、维生素、益生菌等具有保健作用的成分，这种醋酸度较低，口味佳，能强身健体，预防疾病。

4. 酿造醋　用含淀粉、糖的粮食或水果等为原料，经微生物发酵酿制而成，在酿制过程中不添加冰醋酸。成分含醋酸 5％～20％，还含有氨基酸、乳酸、琥珀酸、草酸、烟酸等多种有机酸，还有蛋白质、脂肪、糖以及维生素 B_1、B_2、芳香性物质乙酸乙酯，以及钙、铁、磷等多种矿物质。尤其氨基酸等营养成分含量高，更有益于人体健康。

5. 配制醋　以酿制食醋为主，加入冰醋酸、食品添加剂等混合配制的调味食醋，没有其他营养成分，故不如酿造醋有营养，它有白醋和色醋之分。

第二节 取代羧酸

一、取代羧酸的结构和命名

羧酸分子中烃基上的氢原子被其他原子或原子团取代而形成的化合物,称为取代羧酸。取代羧酸除含有官能团羧基外,还含有其他官能团,因此又称为具有复合官能团的羧酸。取代羧酸根据取代基的种类不同分为羟基酸、酮酸等。

（一）结构

分子中除羧基外还含有羟基的取代羧酸称为羟基酸。分子中除羧基外还含有酮基的取代羧酸称为酮基酸,简称酮酸。

（二）命名

羟基酸和酮酸系统命名法是以羧酸为母体,把羟基或酮基当作取代基,用希腊字母或阿拉伯数字标明羟基或酮基的位次;羟基酸称为羟基某酸,酮酸称为某酮酸。"某"是指主链碳原子数。例如:

$$CH_3-\overset{\displaystyle OH}{\underset{\displaystyle |}{CH}}-COOH$$
α-羟基丙酸（俗称乳酸）

$$CH_3-\overset{\displaystyle OH}{\underset{\displaystyle |}{CH}}-CH_2-COOH$$
β-羟基丁酸

$$\underset{\displaystyle OH}{\overset{\displaystyle COOH}{\bigcirc}}$$
邻-羟基苯甲酸（俗称水杨酸）

$$HOOC-CH_2-\overset{\displaystyle}{\underset{\displaystyle |}{CH}}-COOH \atop OH$$
α-羟基丁二酸（俗称苹果酸）

$$CH_3-\overset{\displaystyle O}{\overset{\displaystyle ||}{C}}-COOH$$
丙酮酸

$$CH_3-\overset{\displaystyle O}{\overset{\displaystyle ||}{C}}-CH_2-COOH$$
β-丁酮酸（又称乙酰乙酸）

羟基酸和酮酸的名称常根据来源采用俗名。

二、重要的羟基酸和酮酸

（一）乳酸

乳酸（ $CH_3-\overset{\displaystyle}{\underset{\displaystyle |}{CH}}-COOH \atop OH$ ）系统名称为 α-羟基丙酸或 2-羟基丙酸,因最初在酸牛奶中发现,故俗称乳酸。纯净的乳酸常温下是晶体,熔点 18 ℃,一般乳酸为无色或淡黄色黏稠液体,有酸味,能溶于水或乙醇。市售乳酸溶液的质量分数是 $85\%\sim92\%$。因有羟基的存在,乳酸的酸性比丙酸强。

乳酸存在于人体内,是人体糖代谢的中间产物。人在剧烈运动时,机体因氧气供应不足,肌肉内糖酵解生成大量乳酸,乳酸储留在肌肉中会刺激肌肉组织,人就感到肌肉酸胀。

在酶的催化作用下,乳酸在体内能脱氢氧化生成丙酮酸。

$$CH_3-\overset{\overset{\displaystyle OH}{|}}{CH}-COOH \underset{+2H}{\overset{-2H}{\rightleftharpoons}} CH_3-\overset{\overset{\displaystyle O}{\|}}{C}-COOH$$

乳酸在医药上有许多用途。乳酸可以消毒灭菌,加热稀乳酸熏蒸房间,能起到消毒作用。临床上乳酸钠可纠正酸中毒,乳酸钙用于治疗缺钙。

(二)水杨酸

水杨酸(
$\begin{array}{c}\\ \end{array}$
)系统名称为邻一羟基苯甲酸或 2-羟基苯甲酸,因在水杨树和柳树的树皮中含有,故俗名为水杨酸或柳酸。水杨酸是一种白色针状结晶,熔点 159 ℃,易溶于沸水、乙醇和乙醚中。水杨酸有酚羟基,具有酚和羧酸的性质,能与三氯化铁溶液反应显紫色,水杨酸还能与乙酐作用生成乙酰水杨酸。

乙酰水杨酸为白色针状结晶,熔点 143 ℃,又名阿司匹林,有解热、镇痛、抗风湿作用,临床上用于内服药。医药上将阿司匹林、非那西汀和咖啡因三种配伍制成片剂,俗称 APC,又称复方阿司匹林,是最常使用的解热镇痛药。阿司匹林还可以抑制血小板聚集,降低血液黏稠度,从而防止血栓形成,50 岁以上成人每日服低剂量的肠溶阿司匹林,能防治心脑血管疾病。

(三)酒石酸

酒石酸(HOOC—CH—CH—COOH)系统名称为 2,3-二羟基丁二酸,因最初从酒石中
OH OH
发现,故俗名酒石酸。酒石酸在各种果汁中均有,葡萄中含量尤为丰富。酒石酸是无色晶体,熔点 170 ℃,易溶于水。酒石酸钾钠是配制费林试剂的成分之一。酒石酸锑钾俗称吐酒石,有催吐作用。临床上用酒石酸锑钾治疗血吸虫病和黑热病。

(四)丙酮酸

丙酮酸($CH_3-\overset{\overset{\displaystyle O}{\|}}{C}-COOH$)为无色液体,沸点 165 ℃,能与水混溶,酸性比乳酸强。丙酮酸是人体内糖代谢的中间产物,可以与乳酸互相转化,还可以在酶作用下氧化脱羧。

$$CH_3-\overset{\overset{\displaystyle O}{\|}}{C}-COOH \xrightarrow[-CO_2]{[O]} CH_3COOH+CO_2\uparrow$$

学与问

9-9 羟基酸的官能团是_____和_____;酮酸的官能团是_____和_____。

9-10 乳酸系统名称为_____,结构简式为_____,它在体内可发生脱氢氧化,其产物结构简式为_____,系统名称为_____
_____。

9-11 乙酰水杨酸在临床上有什么作用?

9-12 酮体包括_____、_____和_____三种物质。

酮体

酮体是脂肪酸在人体中氧化的中间产物,也是机体内一种供能物质。尤其是脑和骨骼肌等组织的重要能源。人在长期饥饿状态下,脑组织所需能量的75%是由酮体提供。酮体包括β—羟基丁酸(约占70%)、β-丁酮酸(乙酰乙酸)(约占30%)和丙酮(极微量)三种物质。正常情况下血中仅含少量酮体(小于0.5 mmol/L)。当机体代谢发生紊乱时,如饥饿、低糖饮食及糖尿病时,因脂肪分解代谢加强,酮体生成过多,超出组织利用能力,此时血中酮体含量升高,尿中出现酮体,引起酮血症和酮尿症。酮体是酸性的,血中浓度过高时,可导致机体出现酮症酸中毒,严重时可危及生命。临床上常通过检查血中酮体含量来帮助诊断疾病。

酮体中三种物质相互转化关系如下:

知识点归纳

知识点	知识内容
羧酸的概念	烃分子中的氢原子被羧基取代而成的化合物(甲酸例外)
羧酸的结构	羧酸的结构通式为 $R-\overset{O}{\underset{}{C}}-OH$ 或 R—COOH;羧酸的官能团为 $-\overset{O}{\underset{}{C}}-OH$,简式为—COOH。
羧酸分类	1. 根据分子中烃基的不同,羧酸分为脂肪酸和芳香酸;脂肪酸根据脂肪烃基的不同又分为饱和脂肪酸和不饱和脂肪酸; 2. 根据分子中羧基的数目不同,羧酸分为一元羧酸、二元羧酸和多元羧酸
羧酸的命名	系统命名法: 1. 饱和一元脂肪酸:选主链→编号→定名称;(2) 饱和二元脂肪酸:称"某二酸";(3) 不饱和一元脂肪酸:称"某烯酸";(4) 芳香酸:以脂肪酸为母体,将芳香烃基作取代基
羧酸的性质	1. 弱酸性;2. 酯化反应;3. 脱羧反应
重要的羧酸	甲酸、乙酸、乙二酸及苯甲酸的一般性质和用途
羟基酸的结构和命名	结构:既有羧基又有羟基的化合物。系统命名法以羧酸为母体,羟基作取代基,称为羟基某酸。俗名:根据来源命名
酮酸的结构和命名	结构:既有羧基又有酮基的化合物。系统命名法以羧酸为母体,酮基作取代基,称为某酮酸。俗名:根据来源命名
重要羟基酸和酮酸	乳酸、水杨酸、酒石酸和丙酮酸的一般性质及医学意义

一、名词解释

1. 羧酸　2. 酯化反应　3. 羟基酸　4. 酮酸

二、选择题

1. 羧酸的官能团是　　　　　　　　　　　　　　　　　　　　　　　　　　　　（　　）

A. —CHO　　　　　B. R—C— (带O双键)　　　　C. —COOH　　　　D. —COOR

2. 下列羧酸属于二元羧酸的是　　　　　　　　　　　　　　　　　　　　　　　（　　）

A. 乳酸　　　　　　B. 草酸　　　　　　C. 水杨酸　　　　　D. 乙酰乙酸

3. 能发生银镜反应的物质是　　　　　　　　　　　　　　　　　　　　　　　　（　　）

A. 甲醇　　　　　　B. 甲醚　　　　　　C. 甲酚　　　　　　D. 甲酸

4. 具有相同物质的量浓度的下列溶液,酸性最强的是　　　　　　　　　　　　　（　　）

A. 碳酸　　　　　　B. 醋酸　　　　　　C. 苯酚　　　　　　D. 草酸

5. 属于酮酸的化合物是　　　　　　　　　　　　　　　　　　　　　　　　　　（　　）

A. 乙酰乙酸　　　　B. 乳酸　　　　　　C. 苹果酸　　　　　D. 酒石酸

6. 临床上检验尿中丙酮所用试剂为　　　　　　　　　　　　　　　　　　　　　（　　）

A. 费林试剂　　　　　　　　　　　　　B. 亚硝酰铁氰化钠溶液和氢氧化钠溶液

C. 三氯化铁溶液　　　　　　　　　　　D. 希夫试剂

7. 下列各组物质,互为同分异构体的是　　　　　　　　　　　　　　　　　　　（　　）

A. 丙酮和丙酮酸　　B. 乙醇和乙醚　　　C. 乙酸乙酯和丁酸　D. 乙醇和乙醛

8. 能与苯甲酸发生酯化反应的是　　　　　　　　　　　　　　　　　　　　　　（　　）

A. 苯甲醇　　　　　B. 苯甲醛　　　　　C. 甲酸　　　　　　D. 丙酮

9. 不能与 Na_2CO_3 反应,放出 CO_2 气体的是　　　　　　　　　　　　　　　（　　）

A. 蚁酸　　　　　　B. 醋酸　　　　　　C. 苯甲酸　　　　　D. 碳酸

10. 由—CH_3、—OH、—C_6H_5、—COOH 四种基团两两组合而成的化合物中,其中水溶液能使石蕊试液变红的有　　　　　　　　　　　　　　　　　　　　　　　　　　　　　　（　　）

A. 2 种　　　　　　B. 3 种　　　　　　C. 4 种　　　　　　D. 5 种

三、命名下列化合物

1. CH_3—CH—CH_2—COOH
　　　　　　|
　　　　　　CH_3

2. CH_3—CH—COOH
　　　　　|
　　　　　CH_2
　　　　　|
　　　　　CH_2
　　　　　|
　　　　　CH_3

3. CH_3—$(CH_2)_8$—COOH

4. CH_3—CH_2—CH＝CH—COOH

5. HOOC—CH—OH
　　　　　　|
　　HOOC—CH_2

6. （苯基）—CH_2—COOH

7.
$$\begin{array}{c} COOH \\ | \\ \bigcirc \\ | \\ CH_3 \end{array}$$

8. $CH_3-CH_2-\underset{\underset{OH}{|}}{CH}-COOH$

9. $CH_3-CH_2-\underset{\underset{O}{\|}}{C}-CH_2-COOH$

10. $\bigcirc-\underset{\underset{CH_3}{|}}{CH}-CH_2-COOH$

四、写出下列物质的结构简式

1. 草酸；2. 乳酸；3. 水杨酸；4. 丙酮酸；5. 乙酰乙酸；6. 邻苯二甲酸；7. β-羟丁酸；

8. 丙烯酸

五、完成下列化学反应式

1. $CH_3-CH_2-COOH+NaOH \longrightarrow$

2. $CH_3-CH_2-COOH+NaHCO_3 \longrightarrow$

3. $CH_3-CH_2-COOH+CH_3-CH_2-OH \xrightarrow[\triangle]{浓 H_2SO_4}$

4. $\begin{array}{c} COOH \\ | \\ COOH \end{array} \xrightarrow[\triangle]{>150℃}$

六、用化学方法鉴别下列各组物质

1. 甲酸和乙酸

2. 苯甲酸和水杨酸

3. 甲酸和甲醛

4. 石炭酸和醋酸

七、某一无色液态有机物,相对分子质量为 102,具有下列性质:

① 与 Na 反应放出氢气；② 能与乙醇发生酯化；③ 能与碳酸钠反应放出二氧化碳。

(1) 写出该物质分子式。

(2) 写出符合上述性质的所有物质的结构简式和名称。

科技视野

食品防腐剂

食品防腐剂,是能防止由微生物引起的腐败变质,延长食品保藏期的食品添加剂。因兼有防止微生物繁殖引起食物中毒作用,故又称抗微生物剂。

食品防腐是古老的话题,在人类还没有化学合成食品防腐剂之前,人们已经找到很多长期保存食品并能防止食品变质的方法,如高糖蜜制、高盐腌制、酸和酒泡制、烟熏制以及在水中、地下存放等等。随着食品工业的发展,传统防腐已无法满足需要,于是化学产品用于食品防腐的做法开始流行。早期主要有甲醛、硝酸盐等高毒性防腐剂,以后又研制出了苯甲酸及其钠盐、山梨酸及其钾盐、丙酸钙等数十种各类化学合成食品防腐剂。目前食品防腐剂的生产发展趋势正由化学合成向更安全、更方便的天然食品防腐剂的方向转变。如微生物源的乳酸链球菌素、那他霉素、红曲米素等；动物源的溶菌酶、壳聚糖、鱼精蛋白、蜂胶等；植物源的琼脂低聚糖、杜仲素、辛香料、丁香提取物等。

科学观野

我国批准使用的食品防腐剂有十几种，不同种类的防腐剂有着不同的作用机制，它们的使用范围也不尽相同。苯甲酸钠是当前应用较为广泛的一种食品防腐剂，常用于碳酸饮料、低盐酱菜、酱油、蜜饯、葡萄酒、果酒、软糖、食醋、果酱、果汁（味）型饮料、复合调味料等。山梨酸及其钾盐除与上述苯甲酸钠的使用范围相似外，还主要用于鱼、肉、蛋、禽类食品和果蔬类产品的保鲜，此外，也用于果冻、即食豆制品、糕点、即食海蜇、乳酸菌饮料等。对羟基苯甲酸乙酯和对羟基苯甲酸丙酯常用于果蔬保鲜、食醋、碳酸饮料、果汁（味）饮料、果酱、酱油、糕点等。脱氢乙酸用于腐乳、酱菜等。乳酸链球菌素用于罐头、植物蛋白饮料、乳制品、肉制品等。丙酸钙（钠）用于生面湿制品（切面、馄饨

皮）、面包、糕点、豆制品、罐头、食醋、酱油等。

食品防腐剂对现代食品工业的发展作出了很大贡献，给人们的生活带来了方便。由于目前使用的食品防腐剂大多是人工合成的化学防腐剂，若超标使用会对人体造成一定损害。因此，我国对防腐剂的使用有着严格的规定和标准：①合理使用对人体健康无害；②不影响消化菌群；③在消化道可降解为食物的正常成分；④不影响药物特别是抗生素的使用；⑤对食品热处理时不产生有害物质。对列入《食品原料和添加剂目录》的防腐剂，必须按我国的《食品添加剂使用卫生标准》的规定限量添加，严禁超标使用，这样就可保障食品的安全性，就能让消费者放心食用。

第十章

酯　和　油　脂

学习重点

1. 酯的结构和命名。
2. 酯的性质。
3. 油脂的组成和结构。
4. 油脂的主要化学性质。

　　酯是酸和醇脱水反应的产物。由无机酸和醇反应生成的酯,称为无机酸酯;由有机酸和醇反应生成的酯,称为有机酸酯,简称酯。

　　油脂属于羧酸酯,是维持生命活动不可缺少的物质。油脂的主要生理功能是储能供能,每1 g油脂完全氧化可产生能量38.9 kJ,是同质量的糖类或蛋白质产能的两倍。正常人生理活动所需能量的20%～30%由油脂提供。脏器和体表周围的油脂还具有保护内脏器官、防止热量散失而保持体温的作用。油脂还是人体重要的溶剂,体内脂溶性维生素 A、D、E、K 等物质的吸收和代谢与油脂密切相关。

第一节　酯

一、酯的结构和命名

　　酯的通式为 $R-\overset{O}{\underset{}{C}}-O-R_1$,简式为 $R-COOR_1$,其中 R 和 R_1 可能相同也可能不同,R、R_1 可以是脂肪烃基,也可以是芳香烃基。酯可看作是由酰基($R-\overset{O}{\underset{}{C}}-$)和烃氧基

（—O—R$_1$）连接而成的化合物。酯的官能团是酯键（ $-\overset{\overset{O}{\|}}{C}-O-$ ）。

酯的化学名称是根据生成酯的羧酸和醇的名称来命名的,酸名在前,醇名在后,将"醇"字改为"酯"字,称为"某酸某酯"。例如:

$$CH_3-\overset{\overset{O}{\|}}{C}-O-CH_2-CH_3$$
乙酸乙酯

$$H-\overset{\overset{O}{\|}}{C}-O-CH_3$$
甲酸甲酯

$$CH_3-\overset{\overset{O}{\|}}{C}-O-CH_2-CH_2-CH_3$$
乙酸丙酯

$$CH_3-CH_2-\overset{\overset{O}{\|}}{C}-O-CH_3$$
丙酸甲酯

苯甲酸甲酯

苯甲酸苄酯

二、酯的性质

含碳原子少的低级酯是具有芳香气味的、易挥发的无色液体,广泛存在于各种水果和花草中,如乙酸乙酯有苹果香味,乙酸丁酯有梨香味,乙酸辛酯有橘香味,乙酸甲酯有菠萝香味,苯甲酸甲酯有茉莉香味等。含碳原子数多的高级酯是蜡状固体,无水果香味。酯一般比水轻,难溶于水,易溶于有机溶剂。低级酯可作为食品和日用品的香料,还可作有机溶剂。

酯的溶液近乎中性,其主要化学性质表现在能水解,生成相应的羧酸和醇。例如:

$$CH_3-\overset{\overset{O}{\|}}{C}-O-CH_2-CH_3 +H_2O \underset{酯化}{\overset{水解}{\rightleftharpoons}} CH_3-\overset{\overset{O}{\|}}{C}-OH +HO-CH_2-CH_3$$
乙酸乙酯　　　　　　　　　　乙酸　　　　乙醇

酯的水解反应是酯化反应的逆反应。酯的水解反应速率慢,程度小,反应不完全,若加入少量酸或碱作催化剂,能加快酯的水解速率。

学与问

10-1 写出下列酯的结构式:

1. 乙酸甲酯　2. 甲酸乙酯　3. 乙酸乙酯　4. 苯甲酸丙酯

10-2 在酸性条件下,CH$_3$CH$_2$COOCH$_3$ 水解产物是 （　　）

A. 丙酸和甲醇　　B. 乙酸和甲醇　　C. 甲酸和丙醇　　D. 丙醇和甲酸

10-3 炒荤菜时,加醋又加酒,菜能美味可口,原因是 （　　）

A. 有酸类物质生成　　　　　　B. 有盐类物质生成

C. 有醇类物质生成　　　　　　D. 有酯类物质生成

10-4 低级酯为什么可作为食品和日用品的香料? 高级酯为什么不能作为香料?

香水中的酯

香水是香精的酒精溶液,其中香精含量在 $15\%\sim25\%$,配制香水的酒精浓度是 95%,且不能带有丝毫的杂味。所有酒精一般需加入 1% 的氢氧化钠煮沸回流数小时,再经一次或多次分馏,收集气味最纯正的部分来配香水,香水的香气是香精所赋予的。香精是由各种香料调配而成的,香料里主要是一些酯类和其他有机物。如茉莉香型的香料配方:乙酸苄酯 35%,甲酸苄酯 3%,芳樟醇 15%,苄醇 10%,邻氨基苯甲酸甲酯 5%,羟基香草醛 15%,依蓝油 3%,甲位戊基桂醛 5%,癸醛 1%,茉莉净油 7%。

第二节 油 脂

油脂是油和脂肪的总称。油脂广泛存在于动物和植物中,在常温下呈液体的油脂称为油,如豆油、花生油、芝麻油、蓖麻油等植物油脂;在常温下呈固态的油脂称为脂肪,如牛脂、猪脂、羊脂等动物油脂。油脂是由高级脂肪酸与甘油(学名丙三醇)所生成的酯,所以油脂属于酯类化合物。

一、油脂的组成和结构

天然的油脂是混合物,其主要成分是甘油和高级脂肪酸脱水生成的酯。因甘油分子中有三个羟基,故可以与三分子高级脂肪酸脱水,产物称甘油三酯,医学上称三酰甘油。其结构通式和结构组成示意图如下:

三酰甘油通式　　　　　　　　　　三酰甘油结构示意图

式中 R_1、R_2、R_3 代表高级脂肪酸的烃基,它们可能相同,也可能不同。R_1、R_2、R_3 相同的油脂称为单甘油酯;R_1、R_2、R_3 不相同的油酯称为混甘油酯。

油脂的化学命名与酯相似,将脂肪酸的名称放在前,甘油名称放在后,称为"某酸甘油酯",也称"某酰甘油"。如:三硬脂酸甘油酯,也可称三硬脂酰甘油。

组成油脂的脂肪酸大多数是含偶数碳原子的直链高级脂肪酸,其中以含十六和十八个碳原子的高级脂肪酸最为常见,有饱和的高级脂肪酸也有不饱和的高级脂肪酸。天然油脂中含有的主要高级脂肪酸见表 $10-1$ 几种重要的高级脂肪酸。

表 10 - 1　几种重要的高级脂肪酸

类别	俗名	化学名称	结构简式
饱和脂肪酸	软脂酸	十六酸	$CH_3(CH_2)_{14}COOH$
	硬脂酸	十八酸	$CH_3(CH_2)_{16}COOH$
不饱和脂肪酸	油酸	9-十八碳烯酸	$CH_3(CH_2)_7CH=CH(CH_2)_7COOH$
	亚油酸	9,12-十八碳二烯酸	$CH_3(CH_2)_4CH=CHCH_2CH=CH(CH_2)_7COOH$
	桐油酸	9,11,13-十八碳三烯酸	$CH_3(CH_2)_3(CH=CH)_3(CH_2)_7COOH$
	亚麻酸	9,12,15-十八碳三烯酸	$CH_3(CH_2CH=CH)_3(CH_2)_7COOH$
	花生四烯酸	5,8,11,14-二十碳四烯酸	$CH_3(CH_2)_3(CH_2CH=CH)_4(CH_2)_3COOH$

　　高级脂肪酸的饱和程度,对其所组成的油脂的熔点有影响,常温下呈液态的植物油中含较多不饱和高级脂肪酸,常温下呈固态的动物脂肪中含较多饱和高级脂肪酸。

必需脂肪酸

　　人体血液中甘油三酯的正常值在 $0.34\sim1.70$ mmol/L 之间。甘油三酯长期偏高会加速血管的硬化速度,促进全身动脉粥样硬化,同时诱发高血压、心肌梗死、冠心病、脑卒中等恶性疾病。

　　必需脂肪酸是指人体维持机体正常代谢不可缺少而自身又不能合成必须通过食物供给的脂肪酸。人体能合成多种脂肪酸,只有亚油酸、亚麻酸和花生四烯酸等不能合成,但它们又是人体生命活动中不可缺少的,必须由食物提供。

　　必需脂肪酸有降低血胆固醇和三酰甘油的作用,并能减少血栓形成,防止动脉血管硬化。植物油中含必需脂肪酸多,动物脂肪中含量较少。因此,为了达到健康饮食,人们的食用油应以植物油为主。

　　近年来,从海洋鱼类和甲壳类动物体内的油脂中分离出了二十碳五烯酸(EPA)和二十二碳六烯酸(DHA),实验证明它们可以降低人的血脂,能抗血栓,能防治心脑血管疾病,同时又是大脑所需的营养物质,被人们誉为"脑黄金"。

二、油脂的性质

(一)物理性质

　　纯净的油脂为无色、无臭、无味的液体,比水轻,密度在 $0.9\sim0.95$ g/cm³ 之间,难溶于水,易溶于汽油、乙醚、氯仿等有机溶剂。天然油脂是混合物,没有恒定的熔点和沸点,因溶有色素、维生素等物质而有颜色和气味。

(二)化学性质

1. 水解反应

　　在酸、碱或酶等催化剂作用下,油脂能水解。1分子油脂完全水解能生成1分子甘油和3分子高级脂肪酸。

$$
\begin{array}{l}
CH_2-O-\overset{\displaystyle O}{\overset{\|}{C}}-R_1 \\
CH-O-\overset{\displaystyle O}{\overset{\|}{C}}-R_2 \\
CH_2-O-\overset{\displaystyle O}{\overset{\|}{C}}-R_3
\end{array}
+3H_2O \xrightarrow{\text{酸或酶}}
\begin{array}{l}
CH_2-OH \\
CH-OH \\
CH_2-OH
\end{array}
+
\begin{array}{l}
R_1COOH \\
R_2COOH \\
R_3COOH
\end{array}
$$

油脂（三酰甘油）　　　　　　　甘油　　　高级脂肪酸

　　油脂在不完全水解时，生成脂肪酸、甘油一酯（单酰甘油）或甘油二酯（二酰甘油）。油脂的水解反应具有重要的生理意义。在人体内，油脂的水解主要发生在小肠，催化剂是胰脂酶，产物有脂肪酸、甘油以及不完全水解产物单酰甘油等。这些产物透过肠壁被吸收，一部分氧化供能，一部分重新合成自身脂肪。

　　2. 加成反应

　　含不饱和脂肪酸的油脂，分子中含有碳碳双键，在一定条件下可发生加成反应。液态的不饱和脂肪酸甘油酯催化加氢后，可以转化为饱和程度较高的固态或半固态的脂肪。例如：

$$
\begin{array}{l}
CH_2-O-\overset{\displaystyle O}{\overset{\|}{C}}-C_{17}H_{33} \\
CH-O-\overset{\displaystyle O}{\overset{\|}{C}}-C_{17}H_{33} \\
CH_2-O-\overset{\displaystyle O}{\overset{\|}{C}}-C_{17}H_{33}
\end{array}
+3H_2 \xrightarrow[110\sim190℃]{Ni}
\begin{array}{l}
CH_2-O-\overset{\displaystyle O}{\overset{\|}{C}}-C_{17}H_{35} \\
CH-O-\overset{\displaystyle O}{\overset{\|}{C}}-C_{17}H_{35} \\
CH_2-O-\overset{\displaystyle O}{\overset{\|}{C}}-C_{17}H_{35}
\end{array}
$$

三油酸甘油酯　　　　　　　　　三硬脂酸甘油酯
（三油酰甘油）　　　　　　　　（三硬脂酰甘油）

　　加氢后的油脂，称氢化油或硬化油。氢化油熔点高，稳定性强，不易变质，同时也便于储存和运输。我国目前以棉籽油、菜籽油等植物油作为氢化油原料，制得的氢化油用于生产人造奶油、肥皂和高级脂肪酸。

　　（三）酸败

　　油脂由于长期储存，逐渐变质，产生异臭味，称为油脂的酸败。

　　导致油脂酸败的原因是在空气中的氧、水以及微生物的作用下，油脂发生了氧化、水解等反应，产生了具有特殊气味的挥发性的低级醛、酮和脂肪酸的混合物，光和热可加快油脂酸败。

　　油脂酸败的重要标志是油脂中游离脂肪酸的含量增加，含量越高，意味着油脂酸败越严重。为防止油脂的酸败，油脂储存时应放在低温、干燥、避光的密闭容器内。此外，在保存食用油脂时还可添加一些抗氧化剂如花椒、丁香等。

10-5　油和脂肪在组成上有什么不同？用什么方法可以把油变成脂肪？为什么生活中食用油应以植物油为主？

10-6 三硬脂酸甘油酯的结构简式为_____。

10-7 既能发生皂化反应,又能与氢气发生加成的是　　　　　(　　)

    A. 软脂酸甘油酯　　　　　　　　B. 油酸甘油酯

    C. 软脂酸　　　　　　　　　　　D. 油酸

油脂的乳化

    油脂难溶于水,且密度比水小。油脂与水混合后振荡,油脂在水中能分散成小油滴,暂时形成一种乳状液,但不稳定,静置一会儿,小油滴就会互相碰撞聚集,从而发生分层现象。若在不稳定的油水乳状液中加肥皂、胆汁酸盐等物质,油脂与水就能形成稳定的乳状液,而不发生分层。其中肥皂、胆汁酸盐等物质称为乳化剂。这种加入乳化剂使油脂在水中形成比较稳定乳状液的现象,称为油脂的乳化。

    乳化剂的作用原理是:乳化剂分子结构特殊,如肥皂的主要成分硬脂酸钠$C_{17}H_{35}$—COONa,分子中的烃基部分($C_{17}H_{35}$—)因极性小而亲油但疏水,称亲油基,又称疏水基;另一部分(—COONa)因极性大而亲水但疏油,称亲水基,又称疏油基。把乳化剂加入油水混合液中,其亲油基伸向油中,亲水基伸向水中。这样在油滴的表面形成了一层乳化剂的保护膜,从而阻止了小油滴的相互碰撞聚集,形成了比较稳定的乳状液。日常生活中使用肥皂去污,就是利用油脂乳化的原理。油脂乳化还具有重要的生理意义,油脂在小肠内经胆汁酸盐的乳化,分散成小油滴,使脂肪与胰脂酶接触面积增大,这样有利于油脂的消化和吸收。人们将胆汁酸盐称为“生物肥皂”。

知识点归纳

知识点	知识内容
酯的概念	酯可看作是由酰基和烃氧基连结而成的化合物
酯的结构	酯的结构通式为 R—C—O—R′,简式为 R—COOR,酯的官能团为酯健 —C—O—
酯的命名	根据生成酯的羧酸和醇的名称命名,称为“某酸某酯”
酯的化学性质	水解反应
油脂的概念	油脂是油和脂肪的总称,常温下呈液体的油脂称为油,常温下呈固态的油脂称为脂肪

知识点	知识内容
油脂的组成	主要成分是甘油和高级脂肪酸脱水生成的酯
油脂的种类	单甘油酯和混甘油酯
油脂的结构	油脂的结构通式： $$\begin{array}{c} \quad\quad\quad O \\ \quad\quad\quad \| \\ CH_2{-}O{-}C{-}R_1 \\ \quad\quad\quad O \\ \quad\quad\quad \| \\ CH{-}O{-}C{-}R_2 \\ \quad\quad\quad O \\ \quad\quad\quad \| \\ CH_2{-}O{-}C{-}R_3 \end{array}$$
油脂的化学性质	1. 水解反应；2. 加成反应；3. 酸败

复习检测题

一、名词解释

1. 酯　2. 脂肪　3. 必需脂肪酸

二、选择题

1. 既能发生水解反应又能发生氢化反应的物质是（　　　）

A. 油酸甘油酯　　　　B. 软脂酸甘油酯　　　　C. 油酸　　　　D. 乙酸乙酯

2. 油脂不易溶于下列哪种溶剂　　　　　　　　　　　　　　　　　　　（　　　）

A. 酒精　　　　B. 汽油　　　　C. 苯　　　　D. 水

3. 下列物质中不能发生银镜反应的是　　　　　　　　　　　　　　　　（　　　）

A. 甲醛　　　　B. 甲酸　　　　C. 甲醇　　　　D. 甲酸乙酯

4. 油脂水解反应的生成物中均含有　　　　　　　　　　　　　　　　　（　　　）

A. 硬脂酸　　　　B. 甘油　　　　C. 软脂酸　　　　D. 油酸

5. 下列有关油脂的叙述错误的是　　　　　　　　　　　　　　　　　　（　　　）

A. 植物油可以使溴水褪色

B. 皂化反应是指油脂在碱性条件下的水解过程

C. 天然油脂主要成分是高级脂肪酸甘油酯

D. 油脂的硬化是物理变化

三、填空题

1. 酯的结构通式为＿＿＿＿＿＿；$\begin{array}{c} \quad O \\ \quad \| \\ \text{⬡}{-}C{-}O{-}CH_2{-}CH_3 \end{array}$ 化学名称为＿＿＿＿＿＿。

2. 油脂是由＿＿＿＿＿＿分子和＿＿＿＿＿＿分子＿＿＿＿＿＿生成的酯，其结构通式为＿＿＿＿＿

＿＿＿＿。

3. 常温下液态的油脂称为＿＿＿＿，其分子中含较多＿＿＿＿＿＿高级脂肪酸；常温下固态的油脂称为

＿＿＿＿，其分子中含较多＿＿＿＿高级脂肪酸。

4. 油脂酸败是由于发生了＿＿＿＿和＿＿＿＿反应，生成了有挥发性的有臭味的＿＿＿＿＿＿

二、_____和_____的混合物。

5. 分子式为 $C_6H_{12}O_2$ 的酯，经水解后可得到相同碳原子数的醇和羧酸；该醇氧化得到丙酮。该酯结构简式为_____，名称为_____。

四、推断题

现有 A、B、C 三种有机物，分子式均为 $C_3H_6O_2$，把它们分别进行下列实验，以进行鉴别。实验记录如下表：

试　剂 反　应	NaOH 溶液	土伦试剂	钠
A	中和反应	不反应	产生 H_2
B	水解反应	反应，有银镜产生	不反应
C	水解反应	不反应	不反应

结果证明三种有机物的结构简式分别是：A_____；B_____；C_____。

科学视野

生命中的类脂

类脂是存在于生物体内，在结构和性质上与油脂相似的一类化合物。类脂在体内含量较少，约占体重的 5%，它不受遗传、营养和体力活动等因素影响，故称"固定脂"。类脂虽不是机体的供能源，但它却是生命活动中不可缺少的重要物质。重要的类脂有磷脂和甾族化合物。

磷脂是指含磷的类脂，主要是甘油磷脂。甘油磷脂是由甘油、高级脂肪酸、磷酸和胆碱（或胆胺）脱水形成，结构与油脂极其相似。甘油磷脂广泛存在于动物的肝、脑、脊髓、神经组织和植物的种子及胚芽中。甘油磷脂有卵磷脂和脑磷脂。磷脂与蛋白质结合形成磷脂蛋白，有着非常重要的作用。磷脂蛋白参与构成细胞膜，人的神经细胞和大脑细胞就是由磷脂为主所构成的细胞膜包覆，若磷脂不足会导致细胞膜受损，引发智力减退，精神紧张。另外磷脂分解产生的乙酰胆碱是各种神经细胞和大脑细胞间信息传递的载体——神经递质，故磷脂有助于加快神经细胞

和大脑细胞间的信息传递速度，增强人的思维能力和记忆力，可以增智。磷脂特别是卵磷脂还对肝脏中的脂肪代谢有重要影响，肝内的脂肪是以极低密度脂蛋白的形式运出，而脂蛋白是由磷脂和蛋白质组成的，若磷脂不足，或合成磷脂的原料（胆碱、胆胺、必需脂肪酸等）缺乏，会造成脂蛋白合成受阻，引起肝内脂肪运出障碍，可导致肝脏脂肪堆积，形成脂肪肝。脑磷脂与蛋白质构成的凝血激酶是血小板的主要成分，参与血液凝固。由此可知，多食富含磷脂的食物，有益健康。

甾族化合物是一类分子中含有一个环戊烷多氢菲基本结构骨架的固体的醇，故也称固醇。胆固醇是最早发现的固醇，因在胆石中发现而取名胆固醇。胆固醇存在于动物的各种组织中，脑和神经组织含量较高。胆固醇如磷脂一样，是构成机体细胞膜的重要成分，胆固醇在体内还能转化成多种重要生命活性物质。在肝脏，胆固醇转化成胆汁酸，胆汁酸盐在肠道作乳化剂，对

科学视野

食物中脂肪的消化吸收起促进作用；胆固醇在性腺能产生性激素，在肾上腺可转化成肾上腺皮质激素，胆固醇还能在皮下在紫外线照射下转变成维生素 D_3，维生素 D_3 可以活化调节机体钙磷代谢。但是当人体胆固醇代谢发生障碍时，血中胆固醇含量升高，过多的胆固醇和胆固醇酯会沉积于血管，引起动脉粥样硬化，导致心血管疾病；若沉积于胆囊或肾脏会形成结石。医学发现，多吃高纤维食物人群血浆胆固醇含量低，动脉粥样硬化的发病率低。

第十一章

糖 类

学习重点

1. 糖的概念、分类和结构特点。
2. 葡萄糖的结构和性质。
3. 单糖、双糖和多糖的主要性质及还原糖和非还原糖的鉴别。
4. 糖类物质在医学和人类生活中的意义。

糖类是自然界中存在非常广泛的一类十分重要的有机化合物。日常食用的蔗糖、粮食中的淀粉、植物体中的纤维素、人体血液中的葡萄糖等均属糖类。从化学结构上看，糖类是多羟基醛或多羟基酮及其脱水缩合物。根据能否水解及水解后的产物，糖类可以分为单糖、低聚糖和多糖三类。单糖是不能水解的多羟基醛或多羟基酮，如葡萄糖、果糖等。低聚糖也称寡糖，是能水解生成 2～10 个单糖分子的糖，其中以双糖最常见，如蔗糖、麦芽糖、乳糖等。多糖是能水解生成许多个单糖分子的糖，如淀粉、糖原、纤维素等。多糖由几百上千个单糖分子缩合而成，属于天然高分子聚合物。

第一节 单 糖

单糖是多羟基醛或多羟基酮。根据结构不同，单糖分为醛糖（多羟基醛）和酮糖（多羟基酮）；根据分子中所含碳原子数目，单糖分为丙糖（三碳糖）、丁糖（四碳糖）、戊糖（五碳糖）、己糖（六碳糖）。自然界中的单糖以戊糖和己糖存在最为广泛，其中与医学关系密切的有葡萄糖、果糖、核糖和脱氧核糖等。

一、单糖的结构

（一）葡萄糖的结构

1. 开链式　葡萄糖的分子式为 $C_6H_{12}O_6$（或 $C_5H_{11}O_5CHO$），是己醛糖。实验证明，葡萄糖分子中有 1 个醛基和 5 个羟基,醛基碳为 1 位碳,另外 5 个碳原子上分别连接一个羟基,并且除 3 位碳原子上的羟基在碳链的左侧外,其余的羟基都排在右侧。葡萄糖开链式结构的费歇尔投影式为:

葡萄糖分子结构中有 4 个手性碳原子(C_2 、 C_3 、 C_4 、 C_5)。根据 D、L 构型标记法,编号最大的手性碳原子上的羟基位于右边称为 **D-构型糖**,位于左边的称为 **L-构型糖**。葡萄糖编号最大的手性碳原子(C_5)上的羟基位于右边,因此葡萄糖属于 D-构型糖。

知识链接

L-构型糖与 D-构型糖

与四个完全不同的原子或原子团相连的碳原子称为手性碳原子。甘油醛碳链上第二个碳原子属于手性碳原子,因为该碳原子连有氢原子—H、羟基—OH、醛基—CHO、羟甲基—CH_2OH 四个完全不同的原子或原子团。

含有手性碳原子的分子会产生两种对映异构体,这两种构型异构体像人的左手和右手互为实物与镜像关系而又不能重叠,这种分子称为手性分子。含有手性碳原子的甘油醛分子会产生两种对映异构体,手性碳原子所连羟基在左边的标记为 L-甘油醛,手性碳原子所连羟基在右边的标记为 D-甘油

醛。L 是英语 Laevo 的字首,意为左;D 是英语 Dextro 的字首,意为右;如下图。

L-甘油醛   D-甘油醛

各种单糖立体异构体的构型,一般采用甘油醛标准,用 D、L 标记相对构型。规定凡是单糖分子中编号最大的手性碳原子的构型与 D-甘油醛相同者为 D-构型糖,与 L-甘油醛相同者为 L-构型糖。

2. 氧环式 由于葡萄糖分子中既含有醛基又含有羟基,可以发生分子内的半缩醛反应。即由醛基与第 5 位碳原子上的羟基发生反应生成环状的半缩醛结构。糖分子中的半缩醛羟基又称为苷羟基。

在形成环状结构的过程中,葡萄糖原有的羰基碳原子 C_1 成为一个新的手性碳原子,因而生成的半缩醛羟基有两种构型:半缩醛羟基在投影式右边称为 **α 型**;在左边称为 **β 型**。相应的葡萄糖就有两种环状结构 α-D-葡萄糖和 β-D-葡萄糖,两者在结构上的区别只是 C_1 的构型不同,其他手性碳原子构型完全相同。这两种异构体在溶液中可以通过开链式结构相互转化,形成平衡体系。开链式葡萄糖与 α-D-葡萄糖和 β-D-葡萄糖相互转化关系如下:

α-D-葡萄糖（约占37%）　　　开链式葡萄糖（微量）　　　β-D-葡萄糖（约占63%）

3. 哈沃斯式　哈沃斯采用平面六元环透视式代替费歇尔投影式,称为哈沃斯式。费歇尔投影式并不能表示葡萄糖的真实结构,因为真实结构中碳原子不可能是直线排列的,同时 C_1 和 C_5 之间通过氧原子连接的键也不可能那样长。能够更接近于真实地表示葡萄糖氧环式结构的是哈沃斯式。

在哈沃斯式书写中,葡萄糖分子环上的碳原子和氧原子构成一个六边形平面,顺时针方向 C_1 在右边, C_2 和 C_3 在前边, C_4 在左边, C_5 和氧原子在后边,成环的碳原子省略不写,与成环碳原子相连的氢原子和羟基等一般按照"左上右下"的方法书写。将 D-葡萄糖 C_5 所连的羟甲基（—CH_2OH)写在环平面的上方; C_1 上所连的苷羟基与羟甲基在异侧的为 α-D-葡萄糖,在同侧的为 β-D-葡萄糖。葡萄糖的哈沃斯式为:

α-D-葡萄糖　　　　　　　　　β-D-葡萄糖

（二）果糖的结构

1. 开链式　果糖的分子式为 $C_6H_{12}O_6$（或 $C_5H_{12}O_5CO$),是己酮糖,为葡萄糖的同分异构体,其开链结构含有 3 个手性碳原子（ C_3 、 C_4 、 C_5),由于编号最大的手性碳原子(C_5)上的羟基在投影式右边,属于 D 型糖。果糖分子中 C_2 位上含有酮基,5 个羟基分别连在其余的 5 个碳原子上。除 C_1 外,其余碳原子上羟基的空间位置与葡萄糖相同,其开链式为:

或

开链式果糖的费歇尔投影式

1. 氧环式　由于果糖分子中与酮基相邻的碳原子上都有羟基,使酮基的活泼性提高,可以与 C_5 或 C_6 位上的羟基作用生成半缩酮。实验证明,当果糖以游离状态存在时,酮基与 C_6 位上的羟基作用生成六元环状结构形式存在,当以六元环存在时与杂环化合物吡喃相似,故称为吡喃果糖；当果糖以结合状态存在时，酮基与 C_5 位上的羟基作用生成五元环状结构形式存在，与杂环化合物呋喃相似，故称为呋喃果糖。

果糖的环状结构用哈沃斯式表示为：

α–D–吡喃果糖　　　　　　　　　　　α–D–呋喃果糖

（三）核糖和脱氧核糖的结构

1. 开链式　核糖的分子式为 $C_5H_{10}O_5$（或 $C_4H_9O_4CHO$），脱氧核糖的分子式为 $C_5H_{10}O_4$（或 $C_4H_9O_3CHO$），它们都是戊醛糖。两者在结构上的差异在核糖的 C_2 位上连有羟基，而脱氧核糖的 C_2 位上只连有氢原子，因此脱氧核糖可以看成是核糖 C_2 位上的羟基脱去氧原子而形成的。它们开链式结构的费歇尔投影式为：

```
      CHO                    CHO
  H—C—OH                 H—C—H
  H—C—OH                 H—C—OH
  H—C—OH                 H—C—OH
      CH2OH                  CH2OH
      核糖                   脱氧核糖
```

2. 氧环式　核糖和脱氧核糖中都有醛基和羟基，可以在分子内发生反应生成环状的半缩醛结构，在生物体内以五元环形式存在，其氧环式结构的费歇尔投影式为：

α–D–核糖　　　　　　　　　　　　β–D–脱氧核糖

其氧环式结构的哈沃斯式为：

α–D–核糖　　　　　　　　　　　β–D–脱氧核糖

学与问

11-1　单糖按结构中含有醛基或酮基可分为_____和_____；按所含碳原子数目，可分为_____、_____、_____和_____等；自然界的单糖以_____和_____最为常见。

11-2　写出葡萄糖和果糖的开链式，比较两者的异同。

11-3　各种单糖立体异构体的 D、L 构型，一般采用什么标准标记？如何标记？

11-4　单糖环状结构的两种构型 α 型和 β 型是如何标记的？

二、单糖的性质

单糖都是白色或无色晶体，有甜味，有吸湿性，易溶于水，难溶于乙醇和乙醚。

单糖具有相似的化学性质。因为单糖是多羟基醛和多羟基酮，所以既能发生醇羟基的反应，也能发生羰基的反应，还能进行氧化和还原反应。

（一）氧化反应

1. 与土伦试剂、费林试剂和班氏试剂反应　土伦试剂、费林试剂和班氏试剂是碱性弱氧化剂，单糖都能被这些弱氧化剂氧化。单糖与土伦试剂反应会产生银镜现象；单糖与费林试剂或班氏试剂反应会产生氧化亚铜的砖红色沉淀现象。

人体尿液中的葡萄糖称为尿糖。正常人尿中含有微量的葡萄糖，一般测不出来。糖尿病患者尿中葡萄糖含量比正常人高得多，含量随病情的轻重而不同。测定尿糖含量是糖尿病辅助诊断方法，临床上常用班氏试剂来检验尿中的葡萄糖。

凡是能被土伦试剂、费林试剂或班氏试剂氧化的糖，称为还原糖。凡是不能被土伦试剂、费林试剂或班氏试剂氧化的糖，称为非还原糖。单糖都是还原糖。

2. 与溴水反应　溴水可将醛糖中的醛基氧化成羧基而生成糖酸，但不能氧化酮糖中的酮基。因此可以用这个反应来鉴别醛糖和酮糖。

（二）成酯反应

葡萄糖分子中的羟基能与酸作用生成酯。随反应条件不同，人体内的葡萄糖在酶的作用下，可以和磷酸作用生成葡萄糖-1-磷酸酯、葡萄糖-6-磷酸酯和葡萄糖-1,6-二磷酸酯。其化学反应式为：

$$\text{α-D-葡萄糖} + H_3PO_4 \xrightarrow{\text{酶}} \text{α-D-葡萄糖-1-磷酸酯} + H_2O$$

α-D-葡萄糖　　　　　　　　　　α-D-葡萄糖-1-磷酸酯

α–D–葡萄糖　+ H₃PO₄ —酶→ α–D–葡萄糖–6–磷酸酯　+H₂O

β–D–葡萄糖　+2H₃PO₄ —酶→ β–D–葡萄糖–1，6–二磷酸酯　+2H₂O

糖在代谢过程中要先经过磷酸化，然后才能进行一系列反应。因此，成酯反应是糖在人体内代谢的重要中间步骤。

（三）成苷反应

单糖的氧环式结构中的半缩醛羟基（苷羟基）比其他羟基都活泼，可以继续与醇羟基或酚羟基脱水生成缩醛化合物。这种缩醛化合物称为糖苷或糖甙。糖苷广泛存在于植物体内，多数具有生理活性，是许多中草药的有效成分。

学与问

11－5 用化学方法鉴别下列各组化合物。

　　1. 葡萄糖和己六醇；2. 葡萄糖和果糖

11－6 如何检验尿中的葡萄糖？

三、重要的单糖

（一）葡萄糖

葡萄糖是自然界分布最广的己醛糖，因最初是从葡萄汁中发现而得名。葡萄糖不仅以游离态存在于蜂蜜和成熟的水果中，而且以结合态广泛存在于生物体内。血液中的葡萄糖称为血糖。正常人体的空腹血糖含量为 3.9～6.1 mmol/L。

葡萄糖是无色晶体，味甜，易溶于水，难溶于有机溶剂。

葡萄糖是一种重要的营养物质，在体内氧化 1 g 葡萄糖能放出 15.6 kJ 能量。因为葡萄糖可以直接被人体吸收，所以是婴儿和体弱病人良好的滋补品。葡萄糖注射液用于补充能量和体液，有解毒、利尿的作用，临床上用于治疗水肿、血糖过低、心肌炎等。工业上葡萄糖可作为还原剂，也是合成维生素 C 和制造葡萄糖酸钙等药物的原料。

（二）果糖

纯净的果糖是棱柱形的晶体。天然果糖不易结晶，通常是黏稠的液体，易溶于水。果糖是天然糖中最甜的糖，游离的果糖存在于蜂蜜和水果浆汁中。大量的果糖以结合状态存在于蔗糖中。

果糖的酮基因受相邻碳原子上羟基的影响而变得活泼，与葡萄糖一样也是还原糖。能与土伦试剂、费林试剂或班氏试剂反应，能发生成酯反应和成苷反应。

（三）核糖和脱氧核糖

核糖和脱氧核糖分别是核糖核酸和脱氧核糖核酸的组成部分，是生命活动中重要的糖。它们具有单糖的化学通性。

学与问

11-7 正常人体空腹血糖含量是多少？葡萄糖在医学上有什么重要作用？

11-8 天然糖中最甜的糖是什么糖？

知识链接

糖类的分布

糖类在生物界中分布很广，几乎所有的动物、植物、微生物体内都含有糖类化合物。糖类约占植物干重的80%，微生物干重的10%～30%，动物干重的2%。在人体中，糖类主要的存在形式有：①以糖原形式贮藏在肝和肌肉中。糖原代谢速度很快，对维持血糖浓度衡定，满足机体对糖类的需求有重要意义。②以葡萄糖形式存在于体液中。

细胞外液中的葡萄糖是糖的运输形式，它作为细胞的内环境条件之一，浓度相当衡定。③存在于多种含糖生物分子中。糖类作为组成成分直接参与多种生物分子的构成。如：DNA分子中含脱氧核糖，RNA和各种活性核苷酸（ATP、许多辅酶）含有核糖，糖蛋白和糖脂中有各种复杂的糖结构。

第二节 双 糖

双糖广泛存在于自然界。双糖是指水解能生成两分子单糖的糖，也可以看成是由两分子单糖脱水缩合而成的糖苷。其中单糖部分可能相同，也可能不同。最常见的双糖有蔗糖、麦芽糖、乳糖，三者互为同分异构体，分子式都是 $C_{12}H_{22}O_{11}$。

一、蔗糖

蔗糖是自然界分布最广的双糖，尤其在甘蔗和甜菜中含量最高。以蔗糖为主要成分的食糖根据纯度由高到低又分为：冰糖（99.9%）、白砂糖（99.5%）、绵白糖（97.9%）和赤砂糖（也称红糖或黑糖）（89%）。蔗糖在医药上用作营养剂和调味剂，常制成糖浆。把蔗糖加热变成褐色的焦糖可以用作着色剂。高浓度的蔗糖能抑制细菌生长,也可以用作药物的防腐剂。

（一）蔗糖的结构

蔗糖是由一分子 α-D-葡萄糖的苷羟基与另一分子 β-D-果糖的苷羟基脱去一分子水缩合而成的糖苷。其哈沃斯式为：

是β-D-果糖翻转180° 以后的构型。

α-D-葡萄糖单位　　　　　β-D-果糖单位

（二）蔗糖的性质

纯净的蔗糖是白色晶体,易溶于水,难溶于乙醇,甜度仅次于果糖。

由于蔗糖分子中没有游离的苷羟基,所以是非还原糖,不能与土伦试剂、费林试剂或班氏试剂作用,也不能发生成苷反应。蔗糖较其他双糖容易水解,在弱酸或酶的作用下,水解生成等物质的量的葡萄糖和果糖,这种混合物称为转化糖,比蔗糖更甜,是蜂蜜的主要成分。

$$C_{12}H_{22}O_{11}+H_2O \xrightarrow{H^+或酶} C_5H_{11}O_5CHO+C_5H_{12}O_5CO$$

蔗糖　　　　　　　　葡萄糖　　　　果糖

二、麦芽糖

麦芽糖是米、大麦、粟或玉蜀黍等粮食经发酵制成的糖类食品,是一种廉价的营养食品,容易被人体消化和吸收。麦芽糖是禾本科植物大麦萌发时,淀粉酶将贮藏的淀粉分解所得的双糖。

（一）麦芽糖的结构

麦芽糖是由一分子 α-葡萄糖的苷羟基与另一分子葡萄糖 C_4 位上的醇羟基脱去一分子水缩合而成的糖苷。其哈沃斯式为：

α-D-葡萄糖部分　　　　α-D-葡萄糖部分

（二）麦芽糖的性质

麦芽糖是白色晶体,易溶于水,甜度是蔗糖的 40% 左右。

麦芽糖分子中还保留了一个苷羟基,具有还原性,所以是还原糖,能与土伦试剂、费林试剂或班氏试剂作用,能发生成苷反应和成酯反应。在稀酸或酶的作用下,一分子麦芽糖水解生成两分子葡萄糖。

$$C_{12}H_{22}O_{11} + H_2O \xrightarrow{H^+ 或酶} 2C_5H_{11}O_5CHO$$

　　　　麦芽糖　　　　　　　　　　　　　葡萄糖

三、乳糖

乳糖存在于人和哺乳动物的乳汁中,人乳中含 50～70 g/L(占 5％～8％),牛乳中约含 40 g/L(占 4％～6％)。

(一)乳糖的结构

乳糖是由一分子 β-D-半乳糖(半乳糖与葡萄糖在结构上的唯一区别在于 C_4 上的羟基在左边,它成环时也是 C_1、C_5 成环)的苷羟基与 α-D-葡萄糖 C_4 位上的醇羟基脱去一分子水缩合而成的糖苷。其哈沃斯式为:

β-D-半乳糖部分　　　　　α-D-葡萄糖部分

(二)乳糖的性质

乳糖是白色粉末,微溶于水,甜度约是蔗糖的五分之一。它的吸湿性较小,在医药上常用作散剂、片剂的填充剂。乳糖是儿童生长发育的主要营养物质之一,对青少年智力发育十分重要,特别是新生婴儿绝对不可缺少,小儿的脑细胞发育和整个神经系统的健全都需要大量的乳糖。

乳糖分子中还有一个苷羟基,所以是还原糖,能与土伦试剂、费林试剂或班氏试剂作用,能发生成苷反应和成酯反应。在稀酸或酶的作用下,乳糖水解生成等物质的量的半乳糖和葡萄糖。

$$C_{12}H_{22}O11 + H_2O \xrightarrow{H^+ 或酶} C_5H_{11}O_5CHO + C_5H_{11}O_5CHO$$

　　　　乳糖　　　　　　　　　　半乳糖　　　　　　葡萄糖

学与问

11-9 下列糖类化合物中,具有还原性的是　　　　　　　　　　　　　(　　)

　　　A. 蔗糖　　　　　　　　　　　　B. 葡萄糖-1-磷酸酯

　　　C. 麦芽糖　　　　　　　　　　　D. 葡萄糖甲苷

11-10 蔗糖是由一分子_____和一分子_____组成,它们之间通过_____糖苷键相连。蔗糖分子中没有半缩醛羟基,是_____。

11-11 麦芽糖是由两分子_____组成,它们之间通过_____糖苷键相连。

糖类化合物

糖类,过去称碳水化合物,是自然界分布极广又十分重要的一类有机化合物。由于早期发现这类物质的组成符合 $C_n(H_2O)_m$ 的通式,其中氢和氧的比例与水相同,所以被称为碳水化合物。但是后来的结构研究表明,碳水化合物这个名称并不能反映这类物质的结构特点。如鼠李糖 $C_6H_{12}O_5$、脱氧核糖 $C_5H_{10}O_4$ 等虽然不符合 $C_n(H_2O)_m$ 的通式,但属于糖类;而甲醛 HCHO、乙酸 $C_2H_4O_2$、乳酸 $C_3H_6O_3$ 等虽然符合 $C_n(H_2O)_m$ 的通式,但却不属于糖类。因此碳水化合物这个名称并不确切。

糖类在生命活动过程中起着重要的作用,是一切生命体维持生命活动所需能量的主要来源。从低等微生物到高等生物的机体中,时刻发生着一系列的糖代谢反应。人类需要的大量糖类化合物主要来自绿色植物。植物在叶绿素的作用下通过光合作用将水和二氧化碳转变成葡萄糖。当葡萄糖生成后,再进一步合成为淀粉和纤维素。糖类化合物除了在生命活动中起着能量的供给与储存作用外,还是动、植物的结构成分,并且在生命过程中发挥着重要的生理作用。

第三节 多 糖

多糖是指水解时生成许多分子单糖的糖,也可以看成是许多单糖分子脱水缩合而成的糖苷。多糖在自然界分布很广,是生物体的重要组成成分。常见的多糖有淀粉、糖原和纤维素等。

多糖是由几百至数千个单糖以氧苷键结合形成的天然高分子化合物,其化学组成可用通式 $(C_6H_{10}O_5)_n$ 表示,相对分子质量一般在几万以上。多糖是高分子化合物,与低分子化合物单糖、双糖在性质上差别很大。多糖为无定形粉末,无甜味,难溶于水,也难溶于有机溶剂;不具有还原性,没有旋光性,水解的最终产物都是单糖。

一、淀粉

淀粉是绿色植物进行光合作用的产物,是植物储存营养物质的一种形式。它主要存在于植物的种子和根茎内,谷类中含量较多,大米中约含淀粉80%,小麦中约含70%,土豆中约含20%。淀粉为白色粉末,一般难溶于水和有机溶剂。天然淀粉主要由直链淀粉和支链淀粉两部分组成。

直链淀粉在淀粉中占10%~30%,能溶于热水,又称为可溶性淀粉或糖淀粉,它是由250~300个 α-D-葡萄糖通过糖苷键连接而形成的。直链淀粉是一种没

图 11-1 直链淀粉结构示意图

有分支的长链多糖,与碘作用呈蓝色。如以小圈表示葡萄糖单元,则直链淀粉的结构如图11-1所示。

支链淀粉在淀粉中占 $70\%\sim90\%$,又称胶淀粉,一般含 6 000～40 000 个 α-D-葡萄糖单元。其结构如图11-2所示。支链淀粉与碘作用呈蓝紫色。

图 11-2　支链淀粉结构示意图

在玉米淀粉中,直链淀粉占 27%,其余为支链淀粉;糯米淀粉几乎全部为支链淀粉;有些豆类淀粉则全是直链淀粉;支链淀粉比直链淀粉难消化。在稀酸和酶的作用下,淀粉能水解。在人体内,淀粉首先被淀粉酶转化为麦芽糖,继续水解得到葡萄糖。

$$(C_6H_{10}O_5)_n + nH_2O \xrightarrow{\text{淀粉酶}} nC_5H_{11}O_5CHO$$

淀粉　　　　　　　　　　　　　葡萄糖

二、糖原

糖原是人和动物体内储存葡萄糖的一种形式,是葡萄糖在体内缩合而成的一种多糖。糖原主要存在于肝脏和肌肉中,存在于肌肉中的糖原称为肌糖原,存于肝脏中的糖原称为肝糖原。

糖原的结构与支链淀粉相似,只是比支链淀粉分支程度更高,更稠密,相对分子质量更大。各支链点的间隔大约是5～6个葡萄糖单元。糖原结构示意图如图11-3。

图 11-3　糖原结构示意图

糖原是无定型粉末,不溶于冷水。糖原与碘作用呈红棕色。其水解的最终产物是葡萄糖。

糖原在人体代谢中对维持血液中的血糖浓度起着重要的作用。当血糖浓度增高时,在胰岛素的作用下,肝脏把多余的葡萄糖变成糖原储存起来;当血糖浓度降低时,在高血糖素的作用下,肝糖原就会分解成葡萄糖而进入血液,从而保持血糖的正常浓度。人在剧烈运动时,肌糖原通过无氧氧化转变成乳酸而释放出能量以供需求。

三、纤维素

纤维素是世界上蕴藏量最丰富的天然高分子化合物,它是植物细胞壁的主要成分。木材中含纤维素 50% 以上,棉花中含纤维素 90% 以上。

纤维素的相对分子质量很大,含 1 000～15 000 个 β-D-葡萄糖单元,其结构中不含支链,几条纤维素分子长链通过大量的氢键结合成纤维素束,几个纤维素束绞在一起形成绳索状结构。纤维素结构紧密,是植物的支撑物质。

纤维素的结构稳定,一般不溶于水和有机溶剂。在一定条件下,某些酸、碱和盐的水溶液可使纤维素产生无限溶胀、溶解。

食草动物具有分解纤维素苷键的水解酶,因此可以纤维素为营养来源。而人的消化道中无水解此苷键的纤维素酶,所以人不能消化纤维素。但食物中的纤维素能促进肠蠕动,具有通便作用,所以纤维素在人类的食物中是不可缺少的。在制药方面,纤维素经处理后可用作片剂的黏合剂、填充剂、润滑剂及良好的赋形剂。

学与习

11-12 下列认识正确的是 （ ）

　　A. 糖类是都是有甜味的物质

　　B. 糖类组成一定符合通式 $C_m(H_2O)_n$

　　C. 糖类是人类维持生命的营养素之一

　　D. 符合通式 $C_m(H_2O)_n$ 的一定是糖

11-13 下列关于淀粉的认识中,不正确的是 （ ）

　　A. 淀粉属于糖类,有甜味

　　B. 淀粉属于高分子化合物

　　C. 淀粉与碘作用呈现蓝色

　　D. 淀粉在人体内能够水解,生成葡萄糖,经肠壁吸收进入血液

11-14 淀粉和纤维素的分子组成都可以用通式＿＿＿＿＿＿＿表示,但二者的 n 值是＿＿＿＿＿＿＿同的。它们都属于＿＿＿＿＿＿＿糖,在性质上跟单糖、双糖不同,没有＿＿＿＿＿＿＿味,都＿＿＿＿＿＿＿发生银镜反应;在稀硫酸的催化作用下,都能发生＿＿＿＿＿＿＿反应,反应的最终产物都是＿＿＿＿＿＿＿＿＿。

知识链接

右旋糖酐

右旋糖酐是由蔗糖经发酵合成的一种高分子葡萄糖聚合物,是目前最佳的血浆代用品之一。右旋糖酐为白色或类白色无定形粉末,无臭,无味,易溶于热水,不溶于乙醇。其水溶液为无色或微带乳光的澄明液体。由于聚合的葡萄糖分子数目不同,而产生不同相对分子质量的产品。有高分子右旋糖酐(平均相对分子质量10万~20万)、中分子右旋糖酐(平均相对分子质量6万~8万)、低分子右旋糖酐(平均相对分子质量2万~4万)和小分子右旋糖酐(平均相对分子质量1万~2万)。临床上常用的有中分子右旋糖酐,主要用作血浆代用品,用于出血性休克、创伤性休克及烧伤性休克等。低、小分子右旋糖酐,能改善微循环,预防或消除血管内红细胞聚集和血栓形成等,亦有扩充血容量作用,但作用较中分子右旋糖酐短暂,用于各种休克所致的微循环障碍、弥漫性血管内凝血、心绞痛、急性心肌梗死及其他周围血管疾病等。

知识点归纳

知识点	知识内容
糖类的概念	糖类是多羟基醛或多羟基酮及其脱水缩合物
糖类的分类	单糖、低聚糖和多糖
单糖的结构	1. 开链式（费歇尔投影式）；2. 氧环式（费歇尔投影式、哈沃斯式）。 （以葡萄糖的组成和结构为核心联想记忆其他单糖）

知识点	分类	代表物	性　质	检　验
糖类的性质	单糖	葡萄糖	1. 氧化反应：①与土伦试剂、费林试剂和班氏试剂反应；②与溴水反应； 2. 成酯反应； 3. 成苷反应	土伦试剂、费林试剂或班氏试剂
	双糖	蔗糖	能水解；不能与土伦试剂、费林试剂和班氏试剂作用，也不能发生成苷反应	
		麦芽糖	能水解；能与土伦试剂、费林试剂和班氏试剂作用，能发生成苷反应和成酯反应	土伦试剂、费林试剂或班氏试剂
		乳糖	能水解；能与土伦试剂、费林试剂和班氏试剂作用，能发生成苷反应和成酯反应	土伦试剂、费林试剂或班氏试剂
	多糖	淀粉	无还原性；能水解；遇 I_2 显蓝色	遇 I_2 变蓝色
		糖原	无还原性；能水解；遇 I_2 显红棕色	遇 I_2 变红棕色
		纤维素	无还原性；能水解	

复习检测题

一、名词解释

1. 糖类　2. 单糖　3. 糖苷　4. 血糖　5. 还原糖

二、选择题

1. 下列物质中，非还原性糖的是　　　　　　　　　　　　　　　　　　　　（　　）

A. 葡萄糖　　　　　　　B. 果糖　　　　　　　C. 蔗糖　　　　　　　D. 麦芽糖

2. 葡萄糖不能发生的反应是　　　　　　　　　　　　　　　　　　　　　　（　　）

A. 氧化反应　　　　　　B. 成苷反应　　　　　　C. 成酯反应　　　　　D. 水解反应

3. 下列化合物中，互为同分异构体的是　　　　　　　　　　　　　　　　　（　　）

A. 核糖和脱氧核糖　　　　　　　　　　　　B. 葡萄糖和果糖

C. 淀粉和糖原　　　　　　　　　　　　　　D. 葡萄糖和葡萄糖甲苷

4. 下列说法不正确的是　　　　　　　　　　　　　　　　　　　　　　　　（　　）

A. 单糖是不能发生水解的糖　　　　　　　　B. 不含醛基的糖一定没有还原性

C. 淀粉和纤维素都是天然高分子化合物

D. 多糖没有还原性

（　　）

5. 下列化合物中具有苷羟基的是

A. 葡萄糖甲苷　　　　　　B. 蔗糖　　　　　　C. 葡萄糖－1－磷酸酯　　　D. 葡萄糖－6－磷酸酯

（　　）

6. 下列能发生成苷反应的是

A. 蔗糖　　　　　　　　　B. 麦芽糖　　　　　　C. 葡萄糖甲苷　　　　　　D. 糖原

（　　）

7. 下列糖类中不能发生水解反应的是

A. 核糖　　　　　　　　　B. 蔗糖　　　　　　　C. 淀粉　　　　　　　　　D. 糖原

（　　）

8. 下列对多糖的叙述不正确的是

A. 多糖没有还原性　　　　　　　　　　　　　　B. 多糖没有甜味

C. 多糖都能水解　　　　　　　　　　　　　　　D. 多糖都能与碘液作用显蓝色

三、填空题

1. 根据单糖分子中的官能团，可分为_____糖和_____糖；根据单糖分子中的碳原子数，又可分为_____、_____、_____和_____等。

2. 临床上常用_____来检查尿中的葡萄糖。

3. 糖苷是由_____和_____两部分组成。

4. 蔗糖是由一分子_____的苷羟基与另一分子_____的苷羟基脱去一分子水缩合而成的糖苷。

5. 天然淀粉主要由_____和_____两部分组成。

6. 糖原主要存在于肝脏和肌肉中，存在于肌肉中的糖原称为_____，肝脏中的糖原称为_____。

四、用化学方法鉴别下列各组化合物溶液

1. 葡萄糖和果糖

2. 核糖和葡萄糖甲苷

3. 蔗糖、麦芽糖和淀粉

科学视野

微生物多糖

21世纪将是多糖的时代。目前对多糖及其衍生物的鉴定、提取、合成和应用已取得了很大进展，来源于不同微生物的能产生某些特殊性质的微生物多糖物质不断问世和被人们认识。微生物多糖主要有细菌性脂多糖和真菌多糖两大类。

现已获得生产与应用的微生物胞外多糖主要有黄原胶、结冷胶、短梗霉多糖、热凝多糖等。由于它们具有高黏性、凝胶性、乳化性等特点而广泛应用于食品工业。可以作为食品添加剂、凝结剂和保鲜剂等。

黄原胶是由黄单胞菌以淀粉或蔗糖为主要原料，经微生物发酵及一系列生化过程，最终得到的一种生物高聚物。该产品是世界上生产规模最大，用途最广的微生物多糖。黄原胶可用于多种行业，例如：用于食品工业，可使饮料不分层、啤酒发泡足而持久、冰激凌更松软可口、面包和蛋糕延长松软时间、肉制品的风味和口感得以改善并提高出品率。黄原胶的这些性质使制成食品具有更长的货架寿命、良好的流动性、均一的黏度，更好的质构、口感和令人愉悦的外观。

结冷胶不仅是一种凝结剂，它还具有提供优良的质地和口感，改变食品组

科学视野

织结构、液体营养品的物理稳定性、食品烹调和贮藏时的持水能力等功能，因而被广泛应用于糖衣、色拉调料、人造肠衣、果冻、果酱、馅料等食品中。

在医药领域得到广泛研究应用的微生物多糖主要是真菌多糖，大多数真菌多糖具有抗肿瘤、免疫调节、抗衰老、抗感染等生物学功能。

目前研究认为真菌多糖主要是通过增强机体的免疫功能来达到杀伤肿瘤细胞的目的。如香菇多糖、灵芝多糖、茯苓多糖、云芝多糖、银耳多糖、金针菇多糖、猪苓多糖等均有提高机体免疫力和抗肿瘤作用。灵芝多糖、茯苓多糖、银耳多糖、香菇多糖早已应用于临床。

许多真菌多糖对细菌和病毒有抑制作用，如艾滋病毒、单纯疱疹病毒、流感病毒、囊状胃炎病毒等。例如，灵芝多糖、香菇多糖、猪苓多糖等具有抗肝炎病毒的作用，并能保护肝细胞，明显降低肝炎患者的转氨酶。

真菌多糖对于防治心血管疾病具有重要意义。香菇多糖有降低胆固醇和抗血小板凝固的作用。黑木耳多糖与银耳多糖可明显延长特异性血栓及纤维蛋白栓的形成时间，具有抗血栓作用。茯苓多糖则能使心肌收缩力加强，改善血流动力，预防血栓形成。其他诸如灵芝多糖、竹荪多糖等，亦有类似功效。

近些年，随着生活水平的不断提高，人们的健康保健意识在逐渐增强。多糖作为保健食品的主要成分已悄然兴起。我国多糖资源丰富，应用历史悠久，具有巨大的开发前景。

第十二章

胺 和 酰 胺

学习重点

1. 胺的概念、分类和命名。
2. 胺的主要化学性质。
3. 酰胺的概念和命名。

含氮有机化合物是指分子中除碳氢元素以外还含有氮元素的有机化合物。常见的有胺类、酰胺类、含氮杂环化合物和生物碱。本章主要介绍胺和酰胺。

第一节　胺

一、胺的概念和分类

（一）胺的概念

胺可以看作是氨（NH_3）分子中的氢原子被一个或几个烃基取代形成的化合物，即氨的烃基衍生物。例如：

$$CH_3-NH_2 \qquad \underset{\displaystyle CH_3}{\overset{\displaystyle CH_3}{NH}} \qquad CH_3-\underset{\displaystyle CH_3}{N}-CH_3 \qquad \text{（苯环）}-NH_2$$

甲胺　　　　　　二甲胺　　　　　　三甲胺　　　　　　苯胺

（二）胺的分类

1. 根据分子中氮原子上所连接的烃基不同，胺分为脂肪胺和芳香胺。胺分子中的氮原子与脂肪烃基直接相连的为脂肪胺，与芳环直接相连的为芳香胺。

脂肪胺：CH_3-NH_2　　$CH_3-NH-CH_3$　　$CH_3-\underset{\displaystyle CH_3}{N}-CH_3$

甲胺　　　　　　二甲胺　　　　　　　　三甲胺

芳香胺：

苯胺　　　　　　N-甲基苯胺　　　　　　N,N-二甲基苯胺

2. 根据分子中的氢原子被烃基取代的数目不同,胺分为伯胺、仲胺和叔胺。

伯胺:氨分子中的一个氢原子被烃基取代,通式为 R—NH$_2$,官能团是氨基(—NH$_2$)。例如：

$$CH_3—NH_2$$

甲胺　　　　　　　　　　苯胺

仲胺:氨分子中有两个氢原子被烃基取代,通式为 R—NH—R′(R、R′可能相同,也可能不同),官能团为亚氨基( )。例如：

$$CH_3—NH—CH_3 \qquad CH_3—NH—C_2H_5$$

二甲胺　　　　　　甲乙胺　　　　　　　N-甲基苯胺

叔胺:氨分子中的三个氢原子都被烃基取代,通式为 $\begin{array}{c} \text{R—N—R}' \\ | \\ \text{R}'' \end{array}$ (R、R′、R″可能相同,也可能不同),官能团为次氨基($\diagdown$N ⟨)。例如：

$$CH_3—N—CH_3 \atop \quad | \atop \quad CH_3$$

三甲胺　　　　　　　　N,N-二甲基苯胺

3. 根据分子中氨基的数目不同,胺分为一元胺、二元胺和多元胺。例如：

$$CH_3—CH_2—NH_2 \qquad NH_2—CH_2—CH_2—NH_2$$

乙胺(一元胺)　　　　　　　乙二胺(二元胺)

学与问

12-1　把胺分为伯胺、仲胺、叔胺的根据和把醇分为伯醇、仲醇、叔醇的根据分别是什么？两者相同吗？

12-2　把下列化合物按伯、仲、叔进行分类。

二、胺的命名

（一）简单的胺命名

1. 以胺为母体,烃基作为取代基称作"某胺"。例如:

$$CH_3-CH_2-NH_2$$

乙胺　　　　　　　苯胺　　　　　　邻-甲基苯胺

2. 氮原子上连有 2 个或 3 个烃基,烃基相同时,在"胺"字前加上烃基的数目和名称。例如:

$$CH_3-NH-CH_3 \qquad CH_3-\underset{\underset{CH_3}{|}}{N}-CH_3$$

二甲胺　　　　　　三甲胺　　　　　　二苯胺

3. 烃基不同时,把简单的烃基名称写在前面,复杂的烃基写在后面。例如:

$$CH_3-NH-CH_2CH_3 \qquad CH_3-\underset{\underset{CH_2CH_3}{|}}{N}-CH_2CH_2CH_3$$

甲乙胺　　　　　　　甲乙丙胺

4. 芳香胺的氮原子上连有脂肪烃基时,以芳香胺为母体,在脂肪烃基名称前加上字母"N",表示该脂肪烃基连接在氮原子上。例如:

N-甲基苯胺　　　N,N-二甲基苯胺　　　　N-甲基-N-乙基苯胺

5. 含有两个氨基的二元胺,根据碳原子数称为"某二胺"。例如:

$$NH_2-CH_2CH_2-NH_2 \qquad NH_2-CH_2CH_2CH_2CH_2-NH_2$$

乙二胺　　　　　　　　1,4-丁二胺

（二）复杂的胺命名

以烃作为母体,把氨基作为取代基。例如:

$$CH_3\underset{\underset{CH_3}{|}}{CH}CH_2\underset{\underset{NH_2}{|}}{CH}CH_3$$

2-甲基-4-氨基戊烷

学习

12-3 命名下列化合物。

$$CH_3CH_2-\underset{\underset{CH_2CH_3}{|}}{N}-CH_2CH_3$$

$$CH_3CH_2\underset{\underset{NH_2}{|}}{CH}CH_2\underset{\underset{NH_2}{|}}{CH}CH_3$$

三、胺的性质

(一) 物理性质

甲胺、二甲胺、三甲胺和乙胺在常温下为气体,其他的低级胺为液体,高级胺为固体。芳香胺是高沸点液体或低熔点固体。

低级胺有难闻的气味。腐烂的鱼、肉散发出来的臭味就是因为产生了极臭而且有毒的二甲胺、三甲胺和 1,4 - 丁二胺(腐胺)、1,5 - 戊二胺(尸胺)。高级胺的气味随相对分子质量增大而减弱。芳香胺的气味比脂肪胺气味小。

低级胺可溶于水,随着相对分子质量的增大,溶解度降低。

胺有毒性,吸入其蒸气或与皮肤接触,都会引起中毒。使用时要注意。

12 - 4　为什么腐烂的鱼、肉散发出来的臭味对人体有害?

(二) 化学性质

1. 碱性

胺与氨相似,在水溶液中呈碱性。

$$NH_3 + H_2O \rightleftharpoons NH_4^+ + OH^-$$

$$R{-}NH_2 + H_2O \rightleftharpoons R{-}NH_3^+ + OH^-$$

胺属于弱碱,只能与强酸形成稳定的盐。

$$CH_3{-}NH_2 + HCl \longrightarrow CH_3NH_3^+Cl^-$$

　　　　甲胺　　　　　　　　　氯化甲铵

2. 酰化反应

伯胺和仲胺能与酰卤或酸酐作用生成酰胺。反应时,胺分子中氮原子上的氢原子被酰基所取代,在胺分子中引入一个酰基。

在化合物分子中引入酰基的反应称为酰化反应。在酰化反应中提供酰基的试剂称为酰化剂。酰卤和酸酐性质很活泼,在反应中能提供一个酰基,是常用的酰化剂。

叔胺因为氮原子上没有氢原子,所以不能发生酰化反应。

　　酰化反应是胺重要的化学反应。大多数胺是液体，经过酰化后生成的酰胺是固体，有一定的熔点。所以这个反应常被用于胺类的分离、提纯和鉴别。由于胺毒性较大，且容易被氧化，经过酰化后，其毒性降低，稳定性增强。在人体中，肝脏通过酰化反应可以解除某些胺类药物残留的毒性。

学与问

12－5　写出乙胺与盐酸反应的化学反应式。

12－6　写出甲胺与乙酰氯反应的化学反应式。

四、季铵盐和季铵碱

　　氮原子上连有 4 个烃基的化合物称为季铵化合物。季铵化合物分为季铵盐和季铵碱。其通式为：

$$\left[\begin{array}{c} R \\ R-N-R \\ R \end{array}\right]^{+} X^{-} \qquad \left[\begin{array}{c} R \\ R-N-R \\ R \end{array}\right]^{+} OH^{-}$$

$$\text{季铵盐} \qquad\qquad\qquad \text{季铵碱}$$

　　季铵盐和季铵碱中的烃基可能相同，也可能不同。

　　季铵盐和季铵碱的命名类似于铵盐和碱。例如：

$$\left[\begin{array}{c} C_2H_5 \\ C_2H_5-N-C_2H_5 \\ C_2H_5 \end{array}\right]^{+} I^{-} \qquad \left[\begin{array}{c} CH_3 \\ CH_3-N-CH_3 \\ CH_3 \end{array}\right]^{+} OH^{-}$$

$$\text{碘化四乙铵} \qquad\qquad\qquad \text{氢氧化四甲铵}$$

　　季铵盐和季铵碱都是离子化合物，为结晶性固体，易溶于水，难溶于有机溶剂。

　　季铵碱是强碱，其碱性相当于氢氧化钠。

学与问

12－7　命名下列化合物：

$(CH_3)_4^{+}Cl^{-}$　　　　$(CH_3CH_2)_4^{+}OH^{-}$

常见的胺及其衍生物

　　1. 苯胺：苯胺是最简单和最重要的芳香胺，最初从煤焦油中分离得到。

苯胺有剧毒，吸入其蒸气或与皮肤接触，都会引起中毒。苯胺性质不稳定，

知识链接

易被空气中的氧气氧化,颜色逐渐加深,成棕色或黑色。苯胺的碱性很弱,只能与盐酸、硫酸等强酸作用生成盐。苯胺是重要的有机合成原料,用于制造染料和药物。

2. 甲胺、二甲胺、三甲胺:甲胺、二甲胺、三甲胺在常温下是气体,易溶于水,是生产药物、染料、农药和离子交换树脂等重要的有机合成原料。

3. 儿茶酚胺类:多巴胺、去甲肾上腺素和肾上腺素是具有儿茶酚结构的胺类物质,所以统称为儿茶酚胺。

多巴胺是大脑神经抑制性递质,缺乏可引起震颤麻痹发生。肾上腺素是肾上腺髓质分泌的主要激素,对 α 和 β 受体均有很强的激动作用,常配成注射剂供药用。有兴奋心脏、收缩血管、升高血压和松弛平滑肌等作用,用于过敏性休克及其他过敏反应、心搏骤停的急救。去甲肾上腺素作用较肾上腺素弱。

4. 苯扎溴铵:苯扎溴铵(又称新洁尔灭)是溴化二甲基烷铵的混合物,其主要成分为溴化二甲基十二烷基苄铵,是季铵盐类化合物。苯扎溴铵为淡黄色胶状体,有芳香气味,易溶于水,有较强的杀菌和去垢能力。由于其毒性低,刺激性小,价格低廉,它的 $1\ g/L$ 的水溶液常用于手术前皮肤和外科器械的消毒。

第二节　酰　胺

一、酰胺的概念和命名

(一)酰胺的概念

酰胺是氨或胺分子中氮原子上的氢原子被酰基取代所形成的化合物。酰胺也可以看成是羧酸分子中羧基上的羟基被氨基和烃氨基取代所形成的化合物,属于羧酸衍生物。其通式为:

$$\underset{R-C-NH_2}{\overset{O}{\parallel}} \qquad \underset{R-C-NH-R'}{\overset{O}{\parallel}} \qquad R-\overset{\overset{O}{\parallel}}{C}-N\underset{R''}{\overset{R'}{<}}$$

其中,R、R′、R″可能相同,也可能不同。

通常把酰胺分子中的 $-\overset{O}{\underset{}{C}}-\overset{H}{\underset{}{N}}-$ 结构称为酰胺键。

(二)酰胺的命名

1. 对于氮原子上没有取代基的简单酰胺,可根据相应酰基的名称命名为"某酰胺"。例如:

$$\underset{甲酰胺}{H-\overset{\overset{O}{\parallel}}{C}-NH_2} \qquad \underset{乙酰胺}{CH_3-\overset{\overset{O}{\parallel}}{C}-NH_2} \qquad \underset{苯甲酰胺}{\text{苯环}-\overset{\overset{O}{\parallel}}{C}-NH_2}$$

2. 氮原子上有取代基时,命名有两种方法。一是命名为"某酰某胺";二是将氮原子上的取代基放在"某酰胺"的前面,用"N"表示位置,即取代基直接连接在氮原子上。例如:

$$CH_3 - \overset{\overset{\displaystyle O}{\parallel}}{C} - NH - CH_3$$

乙酰甲胺(N-甲基乙酰胺)

$$CH_3 - \overset{\overset{\displaystyle O}{\parallel}}{C} - NH - \langle\text{苯环}\rangle$$

乙酰苯胺(N-苯基乙酰胺)

$$CH_3 - \overset{\overset{\displaystyle O}{\parallel}}{C} - N \overset{\displaystyle CH_3}{\underset{\displaystyle CH_3}{}}$$

N,N-二甲基乙酰胺

$$CH_3 - CH_2 - \overset{\overset{\displaystyle O}{\parallel}}{C} - N \overset{\displaystyle CH_3}{\underset{\displaystyle CH_2CH_3}{}}$$

N-甲基-N-乙基丙酰胺

二、酰胺的性质

酰胺的熔点和沸点都比较高,常温下除甲酰胺为液体外,大多数为白色结晶性固体。低级酰胺易溶于水,高级酰胺难溶于水,水溶性随相对分子质量的增大而减小。

(一)近中性

酰胺分子中虽然有氨基,但是由于氮原子受羰基的影响,使其结合水中 H^+ 的能力减弱,而使水溶液不显碱性,不能使石蕊试纸变色。酰胺是近中性的化合物。

(二)水解反应

酰胺在酸、碱的催化下加热,发生水解反应。

酰胺在酸催化下水解生成羧酸和铵盐,酰胺在碱催化下水解生成羧酸盐并放出氨气。

$$R - \overset{\overset{\displaystyle O}{\parallel}}{C} - NH_2 + H_2O \;\begin{cases} \xrightarrow[\triangle]{HCl} R - COOH + NH_4Cl \\ \xrightarrow[\triangle]{NaOH} R - COONa + NH_3\uparrow \end{cases}$$

酰胺在酶的催化下也能水解生成羧酸和氨或胺。

$$R - \overset{\overset{\displaystyle O}{\parallel}}{C} - NH_2 + H_2O \xrightarrow{\text{酶}} R - COOH + NH_3\uparrow$$

许多常用的药物都是酰胺类化合物,如对乙酰氨基酚(扑热息痛)。它是白色结晶或结晶性粉末,在空气中较稳定,毒性和副作用小,是一种较为优良的解热镇痛药。

12-8 写出乙酰胺在酶的催化下水解的化学反应式。

知识链接

尿素

1. 尿素的结构：尿素可以看成是碳酸分子中两个羟基分别被氨基取代后形成的化合物。尿素是二元酰胺，称为碳酰二胺，简称为脲。

$$
\underset{\text{碳酸}}{HO-\overset{\overset{\displaystyle O}{\|}}{C}-OH} \qquad \underset{\text{尿素}}{H_2N-\overset{\overset{\displaystyle O}{\|}}{C}-NH_2}
$$

2. 尿素的性质：尿素是哺乳动物和人体内蛋白质代谢的最终产物，存在于尿液中，故称为尿素。尿素是白色结晶性粉末，味咸，熔点133 ℃，易溶于水和乙醇，强热时分解成氨和二氧化碳。

（1）弱碱性：尿素具有酰胺的结构，因分子中有两个氨基，所以显碱性，但碱性很弱，不能使石蕊试剂变色。尿素只能与强酸作用生成盐，且显示一元碱的性质。尿素的硝酸盐和草酸盐均难溶于水，常利用这一性质从尿液中分离尿素。

（2）缩合反应：将尿素加热至熔点以上，2分子尿素之间失去1分子氨，生成缩二脲。

$$
H_2N-\overset{\overset{\displaystyle O}{\|}}{C}-\underset{\dashbox{}}{NH_2+H}-NH-\overset{\overset{\displaystyle O}{\|}}{C}-NH_2 \longrightarrow H_2N-\overset{\overset{\displaystyle O}{\|}}{C}-\overset{\overset{\displaystyle H}{|}}{N}-\overset{\overset{\displaystyle O}{\|}}{C}-NH_2+NH_3\uparrow
$$

缩二脲

缩二脲为白色结晶，熔点190 ℃，不溶于水，易溶于碱溶液。

在缩二脲的碱溶液中加入少量硫酸铜溶液，即呈现紫红色，此颜色反应称为缩二脲反应。

缩二脲反应并非只有缩二脲才能进行，凡分子中含有两个或两个以上酰胺键（ $-\overset{\overset{\displaystyle O}{\|}}{C}-\overset{\overset{\displaystyle H}{|}}{N}-$ ）的化合物，都能发生缩二脲反应，如多肽和蛋白质等。

尿素是很重要的有机化合物。除了在农业上作为肥料外，还用于合成医药、农药、塑料等。尿素可以配制成注射液，用于治疗急性青光眼和脑外伤引起的脑水肿等疾病。还能软化角质，用于治疗皮肤皲裂。

知识点归纳

一、胺

知识点	知识内容
胺的概念	胺可以看作是氨（NH_3）分子中的氢原子被一个或几个烃基取代形成的化合物
胺的分类	1. 根据分子中氮原子上所连接的烃基不同，胺分为脂肪胺和芳香胺；
	2. 根据分子中的氢原子被烃基取代的数目不同，胺分为伯胺、仲胺和叔胺；
	3. 根据分子中氨基的数目不同，胺分为一元胺、二元胺和多元胺

知识点	知识内容
胺的命名	1. 以胺为母体,烃基作为取代基称作"某胺"; 2. 氮原子上连有 2 个或 3 个烃基,烃基相同时,在"胺"字前加上烃基的数目和名称; 3. 烃基不同时,把简单的烃基名称写在前面,复杂的烃基写在后面; 4. 芳香胺的氮原子上连有脂肪烃基时,以芳香胺为母体,在脂肪烃基名称前加上字母"N",表示该脂肪烃基连接在氮原子上; 5. 含有两个氨基的二元胺,根据碳原子数称为"某二胺"
胺的性质	1. 碱性:与强酸反应生成盐; 2. 酰化反应:伯胺、仲胺与酰卤、酸酐反应生成酰胺。叔胺不能发生酰化反应
季铵化合物	氮原子上连有 4 个烃基的化合物称为季铵化合物。季铵化合物分为季铵盐和季铵碱。季铵盐和季铵碱都是离子化合物。季铵碱是强碱

二、酰胺

知识点	知识内容
酰胺的概念	酰胺是氨或胺分子中氮原子上的氢原子被酰基取代所形成的化合物
酰胺的命名	1. 对于氮原子上没有取代基的简单酰胺,可根据相应酰基的名称命名为"某酰胺"; 2. 氮原子上有取代基时,命名有两种方法。一是命名为"某酰某胺";二是将氮原子上的取代基放在"某酰胺"的前面,用"N"表示位置,即取代基直接连接在氮原子上
酰胺的性质	一般近中性 水解反应:断裂酰胺键生成相应的胺和酸

复习检测题

一、名词解释
1. 胺　2. 酰化反应　3. 季铵化合物　4. 酰胺

二、选择题
1. 下列化合物属于芳香族伯胺的是　　　　　　　　　　　　　　　　　　　（　　）

A. 苯-CH₂NH₂

B. 邻甲基苯-NH₂

C. 苯-C(=O)-NH₂

D. 苯-NH-CH₃

2. 下列化合物属于叔胺的是　　　　　　　　　　　　　　　　　　　　　　（　　）

A. $CH_3-NH-CHCH_3$
　　　　　　　CH_3

B. $CH_3-CH-CH_2CH_3$
　　　　　　NH_2

C. $CH_3-\underset{CH_3}{\overset{CH_3}{N}}-CH_2CH_3$

D. $CH_3-\underset{CH_3}{\overset{CH_3}{C}}-NH_2$

3. 下列化合物中,碱性最强的是　　　　　　　　　　　　　　　　　　　　　　　(　　)

A. 甲胺　　　　　　　　B. 苯胺　　　　　　　　C. 氨　　　　　　　　D. 氢氧化四甲基铵

4. 下列物质中,能与盐酸作用的是　　　　　　　　　　　　　　　　　　　　　　(　　)

A. 乙烷　　　　　　　　B. 乙醇　　　　　　　　C. 乙酸　　　　　　　　D. 乙胺

5. 下列物质中,不能与乙酰氯发生酰化反应的是　　　　　　　　　　　　　　　　(　　)

A. 苯胺　　　　　　　　B. N-甲基苯胺　　　　C. N,N-二甲基苯胺　　D. 苯甲胺

6. 下列物质中,不能发生水解反应的是　　　　　　　　　　　　　　　　　　　　(　　)

A. 乙胺　　　　　　　　B. 乙酰胺　　　　　　　C. 乙酰苯胺　　　　　　D. 尿素

三、填空题

1. 胺是氨的烃基衍生物,根据氨分子中氢原子被烃基取代的数目可分为_____、_____和_____三类。

2. 苯胺与溴水反应生成_____的_____沉淀,利用这一性质可以检验苯胺。

3. 将尿素加热至熔点以上,两分子尿素之间失去_____,生成_____。在此物质的碱溶液中加入少量硫酸铜溶液,即呈_____色,这个反应称为_____反应。

四、用系统命名法命名下列化合物

1.
$$CH_3$$
$$\underset{C_2H_5}{\overset{|}{N}}H$$

2. （二苯胺结构 $\phi-NH-\phi$）

3. $CH_3-\underset{\underset{CH_3}{|}}{N}-CH_3$

4. （N,N-二甲基苯胺结构）

5. $CH_3-\text{（苯环）}-CH_2NH_2$

6. $CH_3-\overset{\overset{\displaystyle O}{\|}}{C}-NH-\text{（苯环）}$

7. $CH_3-\overset{\overset{\displaystyle O}{\|}}{C}-NH-CH_3$

8. $CH_3-\overset{\overset{\displaystyle O}{\|}}{C}-\underset{\underset{C_2H_5}{|}}{N}-CH_3$

五、完成下列化学反应式

1. （苯胺）$-NH_2 + HCl \longrightarrow$

2. $\underset{CH_3}{\overset{CH_3}{\diagdown}}NH + Cl-\overset{\overset{\displaystyle O}{\|}}{C}-\text{（苯环）} \longrightarrow$

3. （苯基）$-NH-\overset{\overset{\displaystyle O}{\|}}{C}-CH_3 + H_2O \xrightarrow[\triangle]{NaOH}$

4. $NH_2-\overset{\overset{\displaystyle O}{\|}}{C}-NH_2 + H_2O \xrightarrow{\text{尿素酶}}$

六、用化学方法鉴别下列化合物

1. 苯酚和苯胺;

2. 尿素和乙酰胺

β-内酰胺类抗生素

1928 年，英国细菌学家弗莱明首先发现了青霉素，澳大利亚裔英国病理学家弗洛里和德裔英国生物化学家钱恩实现了对青霉素的分离与纯化，并发现其对传染病的疗效，而共同获得了 1945 年诺贝尔医学奖。

青霉素属于 β-内酰胺类抗生素，其化学结构中具有 β-内酰胺环。目前临床最常用的青霉素与头孢菌素，以及新发展的头孢霉素类、甲砜霉素类、单环 β-内酰胺类等都属此类抗生素。它具有杀菌活性强、毒性低、适应证广及临床疗效好的优点。

各种 β-内酰胺类抗生素的作用机制均相似，都能抑制胞壁粘肽合成酶，即青霉素结合蛋白，从而阻碍细胞壁粘肽合成，使细菌胞壁缺损，菌体膨胀裂解。哺乳动物无细胞壁，不受 β-内酰胺类药物的影响，因而本类药具有对细菌的选择性杀菌作用，对宿主毒性小。

青霉素与头孢菌素分子中都含有一个四元环的 β-内酰胺。β-内酰胺稠合一个含硫的五元杂环，侧链为苄基的为青霉素；稠合一个含硫的不饱和六元杂环的为头孢菌素。天然青霉素和头孢菌素经半合成结构改造，使稠杂环侧链改变而形成了许多不同抗菌谱和抗菌作用以及各种临床药理学特性的抗生素。部分常见的 β-内酰胺类抗生素的结构如下：

青霉素G钾

羟氨苄青霉素（阿莫西林）

头孢氨苄（先锋霉素Ⅳ）

头孢拉定（先锋霉素Ⅵ）

第十三章

杂环化合物和生物碱

学习重点

1. 杂环化合物的概念、分类。
2. 常见的杂环化合物及其在医学上的应用。
3. 生物碱的概念、生物碱的性质。
4. 常见的生物碱及其在医学上的应用。

含有杂环的化合物种类繁多,在自然界分布极广,其数量几乎占已知有机化合物的三分之一,是一类非常重要的有机化合物。杂环化合物是许多生物体的组成部分,并且大多数具有生理活性。例如叶绿素、血红素、核酸以及临床上应用的一些有显著疗效的天然药物和合成药物等,都含有杂环化合物的结构。生物碱多是中草药的有效成分,绝大多数是含氮的杂环化合物或其衍生物。

第一节　杂环化合物

一、杂环化合物的概念

构成环的原子除碳原子外,还含有其他非碳原子的环状有机化合物称为杂环化合物。环中的非碳原子称为杂原子,常见的杂原子有氮、氧、硫。例如: 环内的杂原子分别是氧、硫、氮原子。

二、杂环化合物的分类和命名

(一)分类

杂环化合物,常根据杂原子的种类及数目、环的大小和环的数目分类。

1. 根据构成环的杂原子的数目,分为含一个杂原子的杂环和含两个或两个以上杂原子的杂环。

2. 根据杂环的数目分为单杂环和稠杂环。单杂环又按环的大小分为五元杂环和六元杂环；稠杂环按其稠合环形式分为苯稠杂环和杂稠杂环。

最常见的杂环为五元杂环、六元杂环、苯稠杂环和杂稠杂环。

$$
杂环化合物\begin{cases}单杂环\begin{cases}五元杂环\\六元杂环\end{cases}\\稠杂环\begin{cases}苯稠杂环——苯环与杂环稠合\\杂稠杂环——杂环与杂环稠合\end{cases}\end{cases}
$$

（二）命名

杂环化合物的命名比较复杂，目前我国通常采用音译法，即按照英文名称的译音，选用同音汉字，再加上"口"字旁表示。例如， 的英文为 furan，译音命名为"呋喃"。

常见的杂环化合物的结构、分类和名称见表 13-1。

表 13-1　常见的杂环化合物的结构、分类和名称

杂环的分类	重要的杂环	
	含有 1 个杂原子的杂环	含有 2 个及以上杂原子的杂环
五元杂环	呋喃　噻吩　吡咯	咪唑　吡唑　噻唑
六元杂环	吡啶	吡嗪　嘧啶
苯稠杂环	喹啉　异喹啉　吲哚	
杂稠杂环		嘌呤

杂环上有取代基时，以杂环为母体，将环编号以注明取代基的位次。含一个杂原子的单杂环命名时，从杂原子开始编号。含有两个或两个以上相同杂原子的单杂环编号时，把连有氢原子的杂原子编为 1 号，并使其余杂原子的位次尽可能小。如果环上有多个不同杂原子时，按氧、硫、氮的顺序依次编号。例如：

2,5-二甲基呋喃　　　　4-甲基咪唑　　　　4,5-二甲基噻唑

三、常见的杂环化合物

（一）呋喃妥因

呋喃妥因，又称呋喃呾啶，是呋喃衍生物，为黄色结晶粉末，味苦，微溶于水，遇光颜色渐变深。呋喃妥因为抗菌药，主要用于尿路感染。

（二）尼可刹米

尼可刹米，又称可拉明，是吡啶衍生物，为无色或淡黄色油状液体，味苦，能溶于水、乙醇、乙醚等溶剂。尼可刹米为中枢兴奋药，可以刺激呼吸中枢，使呼吸加快，临床上用于中枢呼吸及循环衰竭。

（三）烟酸

烟酸　　　　烟酰胺

烟酸是吡啶衍生物，与烟酰胺合称维生素 PP，为白色晶体，味酸，能溶于水，存在于肉类、肝、肾、花生、米糠、酵母中。维生素 PP 是组成体内脱氢酶的成分，缺乏该维生素可引起癞皮病，临床上用于治疗缺乏该维生素引起的疾病。

（四）磺胺嘧啶

磺胺嘧啶含嘧啶环，为白色结晶性粉末，无臭、无味，遇光颜色渐变暗，在水中溶解度非常小，在稀酸中溶解。属于磺胺类药物，抗菌谱广，用于肺炎、中耳炎、上呼吸道感染等的治疗，是治疗流行性脑膜炎的首选药物。

（五）嘌呤类化合物

嘌呤为无色晶体，熔点 216～217 ℃，易溶于水，可与强酸或强碱成盐。嘌呤并不存在于

自然界,但它的衍生物广泛存在于动植物体中。如腺嘌呤和鸟嘌呤为核酸的碱基,黄嘌呤和尿酸存在于哺乳动物的尿和血液中。

腺嘌呤　　　　　鸟嘌呤　　　　　黄嘌呤　　　　　尿酸

学与问

13-1 有机化合物中的闭链化合物分为_____和_____。两者在结构上有何异同?

13-2 根据构成环的杂原子的数目,分为_____和_____。根据杂环的数目分为_____和_____。最常见的杂环有_____、_____、_____和_____。

13-3 写出呋喃、噻吩、吡咯和吡啶的结构。

知识链接

嘌呤与疾病

嘌呤是存在于人体内的一种物质,主要以嘌呤核苷酸的形式存在,在能量供应、代谢调节及组成辅酶等方面起着十分重要的作用。嘌呤经过一系列代谢变化,最终形成的产物称尿酸。嘌呤的来源分为内源性嘌呤和外源性嘌呤,内源性嘌呤80%来自核酸的氧化分解,外源性嘌呤主要来自食物摄取,占总嘌呤的20%,尿酸在人体内没有什么生理功能,在正常情况下,体内产生的尿酸,2/3由肾脏排出,余下的1/3从肠道排出。

体内尿酸是不断地生成和排泄的,因此尿酸在血液中维持一定的浓度。正常人每升血中所含的尿酸,男性为 0.42 mmol/L 以下,女性为 0.357 mmol/L 以下。在嘌呤的合成与分解过程中,有多种酶的参与,由于酶的先天性异常或某些尚未明确的因素,代谢发生紊乱,使尿酸的合成增加或排出减少,结果均可引起高尿酸血症。当尿酸浓度过高时,尿酸即以钠盐的形式沉积在关节、软组织、软骨和肾脏中,引起组织的异物炎症反应,成了引起痛风的祸根。海鲜、动物肉的嘌呤含量都比较高,因而有痛风的病人除用药物治疗外,更重要的是平时注意忌口。

第二节　生物碱

存在于生物体内具有明显碱性和生理活性的含氮有机化合物,称为生物碱。生物碱主要存在于植物中,所以又称植物碱。例如,鸦片中含有 20 多种生物碱;烟草中含有 10 多种生物碱。产地不同,植物中的生物碱的含量也不同。

一、生物碱的结构特点和作用

(一)生物碱的结构特点

绝大多数生物碱是多环系的具有复杂结构的化合物,其特点是都含有氮原子。多数生物碱分子中的氮原子是以含氮杂环的形式存在,也有部分是胺类化合物。一种植物中有时可以含有许多种结构近似的生物碱,一种生物碱也可以存在于不同科植物内。生物碱在植物体内常与有机酸结合成盐存在,少数以游离碱、酯或苷的形式存在。

(二)生物碱的作用

生物碱一般都具有显著的生理活性。许多生物碱是中草药的有效成分,在医疗上有广泛应用。例如黄连中的黄连素有清热解毒、治疗痢疾的功效;吗啡具有镇痛作用,是最早使用的一种镇痛剂;麻黄碱有平喘止咳的效能;莨菪碱用于平滑肌痉挛、胃和十二指肠溃疡的治疗。从长春花可分离出近 60 种生物碱,其中一种叫长春新碱,具有显著的抗白血病及恶性淋巴肿瘤的作用。

生物碱一般毒性较大,治疗时用量要适度,量过大会引起中毒以致死亡。对生物碱的研究,促进了有机合成药物的发展,为合成新药物提供了线索。例如对可卡因结构和性质的研究,导致局部麻醉剂普鲁卡因的合成;对奎宁化学结构的确定,促进了新抗疟药氯喹的合成。

二、生物碱的性质

生物碱除少数为油状液体(如烟碱)外,绝大多数为无色或白色结晶固体,味苦,难溶于水,易溶于乙醇、乙醚、氯仿等有机溶剂。

(一)弱碱性

生物碱具有弱碱性,可以和酸作用生成易溶于水的生物碱盐,生物碱盐遇强碱又可以转变为游离的生物碱。利用这个性质,可以进行生物碱的提取、分离和精制。

$$生物碱 \underset{+NaOH}{\overset{+HCl}{\rightleftharpoons}} 生物碱盐$$
$$(难溶于水) \qquad\qquad (易溶于水)$$

由于生物碱难溶于水而生物碱盐易溶于水,临床上使用的生物碱药物,一般都制成生物碱盐。例如盐酸麻黄碱、硫酸阿托品和磷酸可待因等。临床上应用生物碱类药物时,应注意不与碱性药物并用,否则会析出沉淀,影响疗效。

(二)沉淀反应

大多数生物碱或生物碱盐能与一些试剂生成难溶性盐而沉淀。能使生物碱发生沉淀反应的试剂,称为**生物碱沉淀剂**。生物碱沉淀剂的种类很多,包括某些酸、重金属盐及一些碘化钾的复盐,常用的生物碱沉淀剂有磷钨酸、磷钼酸、苦味酸、鞣酸、氯化汞、碘化汞钾和碘化铋钾等。例如生物碱遇苦味酸生成黄色沉淀、遇鞣酸生成棕黄色沉淀、遇氯化汞生成白色沉淀。生物碱的沉淀反应，可用于生物碱的鉴别，也用于生物碱的分离和精制。

（三）显色反应

生物碱或生物碱盐能与一些试剂发生反应呈现不同的颜色。能使生物碱发生显色反应的试剂，称为**生物碱显色剂**。常用的生物碱显色剂有甲醛的浓硫酸溶液、重铬酸钾的浓硫酸溶液、钒酸铵的浓硫酸溶液等。例如吗啡与甲醛-浓硫酸溶液作用可呈紫色，可待因与甲醛－浓硫酸溶液作用可呈蓝色。

三、常见的生物碱

（一）麻黄碱

麻黄碱，又称麻黄素，存在于中药麻黄中，为无色晶体，味苦，易溶于水、乙醇和氯仿。麻黄碱有松弛支气管平滑肌、收缩血管、升高血压及中枢兴奋作用，是一种常用的平喘止咳药，也用于治疗鼻黏膜肿胀、支气管肿胀、过敏性反应等。临床上使用的是盐酸麻黄碱。

（二）烟碱

烟碱，又称尼古丁，是烟草中含量较多的一种生物碱，在烟草中占 $2\%\sim8\%$。为无色或微黄色油状液体，在空气中逐渐变为棕色。烟碱有剧毒，少量对中枢神经有兴奋作用，大量能抑制中枢神经系统，使心脏停搏以至死亡，因此不能作药用。农业上用作杀虫剂。吸烟有害健康，长期吸烟会引起慢性中毒，引起支气管炎、肺炎、肺气肿、肺癌等疾病。

（三）吗啡、可待因、海洛因

吗啡　　　　可待因　　　　海洛因

吗啡来源于罂粟科植物鸦片中，吗啡为白色结晶，微溶于水，味苦。吗啡对中枢神经有抑制作用，有强而快的镇痛作用，是在 1806 年最早提纯的一种生物碱，是人类使用最早的一种镇痛剂。吗啡易成瘾，不宜长期连续使用。

与吗啡结构相似的生物碱有可待因和海洛因，可待因的镇痛作用比吗啡弱，镇咳效果较好，虽然成瘾性比吗啡小，但是仍不能滥用。海洛因是麻醉作用和毒性都比吗啡强得多的生物碱，极易成瘾，是绝对不能吸食的毒品。

（四）肾上腺素

肾上腺素是存在于人或动物肾上腺中的生物碱,是人体内的一种激素。为白色结晶性粉末,无臭,味苦,微溶于水。性质不稳定,在空气中易氧化变质。不能口服,常配成注射剂供药用。肾上腺素有兴奋心脏、收缩血管、升高血压和松弛平滑肌等作用,用于过敏性休克及其他过敏反应、支气管哮喘及心搏骤停的急救等。

13-4 生物碱是存在于_____内,具有_____性和_____性的含_____的有机化合物。

13-5 用什么化学方法鉴别吗啡和可待因?

13-6 下列化合物为毒品的是 （　　　）

    A. 烟碱　　　　B. 肾上腺素　　　　C. 麻黄碱　　　　D. 海洛因

黄连素

黄连素又称小檗碱,为黄色针状晶体,味很苦,是一种重要的生物碱,是我国应用很久的中药。可从黄连、黄柏、三颗针等植物中提取。它具有显著的抑菌作用。常用的盐酸黄连素又叫盐酸小檗碱。黄连素能对抗病原微生物,对多种细菌如痢疾杆菌、结核分歧杆菌、肺炎球菌、伤寒杆菌及白喉杆菌等都有抑制作用,其中对痢疾杆菌作用最强,常用来治疗细菌性胃肠炎、痢疾等消化道疾病。临床主要用于治疗细菌性痢疾和肠胃炎,它无抗药性和副作用。

虽然黄连素是良药,但不可乱用,应正确选用。首先,对于全身性感染疾病,不适宜选择黄连素,因为它口服吸收效果极差,几乎停留在胃肠道,不易透过胃肠道进入血液,所以只适合胃肠消化道炎症性疾病。

知识点归纳

知识点	知识内容
杂环化合物	构成环的原子除碳原子外,还含有其他非碳原子的环状有机化合物称为杂环化合物。环中的非碳原子称为杂原子,常见的杂原子有氮、氧、硫
杂环化合物分类	1. 根据构成环的杂原子的数目,分为含一个杂原子的杂环和含两个或两个以上杂原子的杂环; 2. 根据杂环的数目分为单杂环和稠杂环。单杂环又按环的大小分为五元杂环和六元杂环;稠杂环按其稠合形式分为苯稠杂环和杂稠杂环。 最常见的杂环为五元杂环、六元杂环、苯稠杂环和杂稠杂环
常见的杂环化合物	呋喃妥因、尼可刹米、烟酸、磺胺嘧啶、嘌呤类化合物等
生物碱	存在于生物体内具有明显碱性和生理活性的含氮有机化合物,称为生物碱
生物碱的结构特点	绝大多数生物碱是多环系的具有复杂结构的化合物,其特点是都含有氮原子
生物碱的作用	生物碱一般都具有显著的生理活性
生物碱的性质	主要有:弱碱性、沉淀反应、显色反应
常见的生物碱	麻黄碱、烟碱、吗啡、可待因、海洛因、肾上腺素等

复习检测题

一、名词解释

1. 杂环化合物　2.杂原子　3. 生物碱　4. 生物碱显色剂

二、选择题

1. 化合物 O₂N———CH=N—N 中含有的杂环是　　　　　　　　　　　（　　）

A. 呋喃　　　　　　B. 吡啶　　　　　　C. 噻唑　　　　　　D. 吡唑

2. 化合物 中含有的杂环是　　　　　　　　　　　（　　）

A. 嘌呤　　　　　　B. 吡啶　　　　　　C. 噻唑　　　　　　D. 吡咯

3. 化合物 H₂N———SO₂—NH— 中含有的杂环是　　　　（　　）

A. 嘌呤　　　　　　B. 喹啉　　　　　　C. 嘧啶　　　　　　D. 吡嗪

4. 用于平喘止咳的药是　　　　　　　　　　　　　　　　　　　　　（　　）

A. 烟酸　　　　　　B. 肾上腺素　　　　C. 麻黄碱　　　　　D. 可待因

5. 以下为毒品的是 （ ）

A. 烟碱　　　　　　　B. 肾上腺素　　　　　　C. 麻黄碱　　　　　　D. 海洛因

6. 与甲醛-浓硫酸溶液作用可呈紫色的生物碱是 （ ）

A. 吗啡　　　　　　　B. 可待因　　　　　　　C. 麻黄碱　　　　　　D. 海洛因

三、填空题

1. 常见的杂原子有_____、_____、_____。

2. 生物碱是存在于_____内，具有_____和_____的含_____的有机化合物。

3. 生物碱除少数为液体外，大多数为固体，味_____，难溶于_____，易溶于_____、_____、_____等有机溶剂。

4. 生物碱主要化学性质有_____、_____、_____。

四、用化学方法鉴别

1. 吗啡和苯胺　　2. 吡啶和可待因　　3. 葡萄糖和呋喃

科学视野

远离毒品　珍爱生命

"毒品"是令人望而生畏的词。《中华人民共和国刑法》第三百五十七条规定：毒品是指鸦片、海洛因、甲基苯丙胺（冰毒）、吗啡、大麻、可卡因以及国家规定管制的其他能够使人形成瘾癖的麻醉药品和精神药品。

鸦片又称阿片，俗称大烟，是罂粟果实中流出的乳液经干燥凝结而成。因产地不同而呈黑色或褐色，味苦。生鸦片经过烧煮和发酵，可制成精制鸦片，吸食时有一种强烈的香甜气味。吸食者初吸时会感到头晕目眩、恶心或头痛，多次吸食就会上瘾。

吗啡是从鸦片中分离出来的一种生物碱，在鸦片中含量10%左右，为无色或白色结晶粉末状，具有镇痛、催眠、止咳、止泻等作用，吸食后会产生欣快感，比鸦片容易成瘾。长期使用会引起精神失常、谵妄和幻想，过量使用会导致呼吸衰竭而死亡。

海洛因的化学名称是二乙酰吗啡，俗称白粉，由吗啡加工制作而成，镇痛作用是吗啡的4～8倍，医学上曾广泛用于麻醉镇痛，但成瘾快，极难戒断。

长期使用会破坏人的免疫功能，并导致心、肝、肾等主要脏器的损害。注射吸食会传播艾滋病等疾病。

冰毒的化学名称是甲基苯丙胺，外观类似冰，为纯白结晶体。对人体中枢神经系统具有极强的刺激作用，且毒性强烈。冰毒的精神依赖性很强，吸食后会产生强烈的生理兴奋，大量消耗人的体力和降低免疫功能，严重损害心脏、大脑组织甚至导致死亡。还会造成精神障碍，表现出妄想、好斗、错觉，从而引发暴力行为。

毒品对人体的作用首先损害人的大脑，影响中枢神经系统的功能。其次是影响心脏功能、血液循环及呼吸系统功能，还会影响正常的生殖能力，吸毒者与其配偶生下畸形儿、怪胎屡见不鲜。吸毒可使人的免疫力下降，容易感染各类疾病。吸毒者之间共用注射器则导致艾滋病的传播与扩散。毒品不仅从肉体上和精神上毁灭吸毒者个人，而且祸及家庭、危害社会。吸毒者的结果往往是倾家荡产、妻离子散，最后挺而走险走上犯罪的道路。在吸毒者中，

科学视野

由于无知、好奇、被他人引诱而吸毒的青少年的比例最高。青少年正处在生理、心理发育时期，好奇心重，判别是非能力不强，抵制毒品侵害的心理防线薄弱，加之对毒品的危害性和吸毒的违法性缺乏认识，最容易受到毒品的侵袭。

《中华人民共和国刑法》第三百四十七条第一款规定：走私、贩卖、运输、制造毒品，无论数量多少，都应当追究刑事责任，予以刑事处罚。

每个珍爱生命、家庭和社会安宁的人，都必须终身远离毒品、拒绝毒品！

第十四章

氨基酸和蛋白质

学习重点

1. 氨基酸的概念、分类。
2. 氨基酸的化学性质。
3. 蛋白质的元素组成、结构。
4. 蛋白质的性质。

蛋白质是人类最重要的营养物质,也是生物体内极为重要的高分子化合物。从微小的病毒、细菌、酶、抗体、激素至动物的肌肉、皮肤、毛发、蹄角等其主要成分都是蛋白质,所有生命过程都与蛋白质密不可分。所以,蛋白质是一切生命活动的主要物质基础,没有蛋白质就没有生命。氨基酸是构成蛋白质的基本结构单位,要认识和研究蛋白质,必须先学习氨基酸。

第一节　氨　基　酸

一、氨基酸的结构、分类和命名

(一)氨基酸的结构和分类

羧酸分子中烃基上的氢原子被氨基取代的化合物称为氨基酸。例如:

$$CH_3—CH—COOH$$
$$|$$
$$NH_2$$

α-氨基丙酸

氨基酸分子中含有氨基和羧基两种官能团,是具有复合官能团的化合物,属于取代羧酸。氨基酸的种类很多,有以下几种分类方法。

1. 根据分子中烃基的种类不同,氨基酸分为脂肪族氨基酸、芳香族氨基酸和杂环族氨基酸。

2. 根据分子中氨基和羧基的相对数目不同,氨基酸分为中性氨基酸(一氨基一羧基)、酸性氨基酸(一氨基二羧基)和碱性氨基酸(二氨基一羧基)。

3. 根据氨基和羧基的相对位置,氨基酸分为 α-氨基酸、β-氨基酸、γ-氨基酸等。

存在于生物体内构成蛋白质的氨基酸都是 α-氨基酸,α-氨基酸的结构通式为:

$$R-\underset{NH_2}{\overset{\overset{\displaystyle H}{|}}{C}}-COOH \quad 或 \quad R-\underset{NH_2}{CH}-COOH$$

(二) 氨基酸的命名

氨基酸的系统命名法与羟基酸类似,即以羧酸为母体,氨基当作取代基,用希腊字母或阿拉伯数字来标明氨基的位次而命名,称为"氨基某酸"。习惯上氨基酸的命名多根据其来源和某些性质使用俗名。如天门冬氨酸最初是从植物天门冬的幼苗中发现而得名,甘氨酸因具甜味而得名。

现将重要的 α-氨基酸的名称、结构式、简写符号和等电点列于表 14 - 1。

表 14 - 1 重要的 α-氨基酸的名称、结构式、简写符号和等电点

俗名(系统命名)	结 构 式	英文及简写	等电点(pI)
	中性氨基酸		
甘氨酸(氨基乙酸)	H_2N-CH_2COOH	Gly(G)	5.97
丙氨酸 (α-氨基丙酸)	$CH_3CH(NH_2)COOH$	Ala(A)	6.00
丝氨酸 (α-氨基-β-羟基丙酸)	$HO-CH_2CH(NH_2)COOH$	Ser(S)	5.68
*苏氨酸 (α-氨基-β-羟基丁酸)	$CH_3CH(OH)CH(NH_2)COOH$	Thr(T)	6.53
*缬氨酸 (α-氨基-β-甲基丁酸)	$(CH_3)_2CHCH(NH_2)COOH$	Val(V)	5.96
*蛋氨酸 (α-氨基-γ-甲硫基丁酸)	$CH_3SCH_2CH_2CH(NH_2)COOH$	Met(M)	5.74
*亮氨酸 (α-氨基-γ-甲基戊酸)	$(CH_3)_2CHCH_2CH(NH_2)COOH$	Leu(L)	6.02
*异亮氨酸 (α-氨基-β-甲基戊酸)	$CH_3CH_2CH(CH_3)CH(NH_2)COOH$	Ile(I)	5.98
半胱氨酸 (α-氨基-β-巯基丙酸)	$CH_2(SH)CH(NH_2)COOH$	Cys(C)	5.05
*苯丙氨酸 (α-氨基-β-苯基丙酸)	⟨苯环⟩$-CH_2CH(NH_2)COOH$	Phe(F)	6.30

续表

俗名（系统命名）	结　构　式	英文及简写	等电点（pI）
酪氨酸 （α-氨基-β-对羟苯基丙酸）	HO——⟨苯环⟩——CH₂CH(NH₂)COOH	Tyr(Y)	5.66
脯氨酸 （α-羧基-四氢吡咯）	⟨四氢吡咯环⟩—COOH	Pro(P)	6.30
*色氨酸 （α-氨基-β-3-吲哚丙酸）	⟨吲哚环⟩—CH₂CH(NH₂)COOH	Try(W)	5.89
酸性氨基酸			
天门冬氨酸 （α-氨基丁二酸）	HOOCCH₂CH（NH₂）COOH	Asp(D)	2.77
谷氨酸 （α-氨基戊二酸）	HOOCCH₂CH₂CH(NH₂)COOH	Glu(E)	3.22
碱性氨基酸			
精氨酸 （α-氨基-δ-胍基戊酸）	NH₂—C—NHCH₂CH₂CH₂CH(NH₂)COOH ‖ NH	Arg(R)	10.76
*赖氨酸 （α,ε-二氨基己酸）	HN₂CH₂CH₂CH₂CH₂CH(NH₂)COOH	Lys(K)	9.74
组氨酸 （α-氨基-β-咪唑-丙酸）	⟨咪唑环⟩—CH₂CH(NH₂)COOH	His(H)	7.59

表中标有"＊"号的为人体必需氨基酸。

14-1 氨基酸分子中含有哪两种官能团？命名时以什么为母体？

14-2 简述氨基酸的分类方法。

14-3 人体中必需氨基酸有哪八种？

必需氨基酸、半必需氨基酸、非必需氨基酸

1. 必需氨基酸是指人体不能合成或合成速度远不适应机体的需要，必须由食物蛋白供给的氨基酸。成人必需氨基酸的需要量约为蛋白质需要量的20％～37％。共有8种必需氨基酸。

2. 半必需氨基酸是指人体虽能够

知识链接

合成但通常不能满足正常需要的氨基酸，又称条件必需氨基酸。如精氨酸和组氨酸。精氨酸和组氨酸是成人的半必需氨基酸，但在幼儿生长期是必需氨基酸。人体对必需氨基酸的需要量随着年龄的增加而下降，成人比婴儿显著下降。

3. 非必需氨基酸是指人体能在体内合成，不需要从食物中获得的氨基酸。大多数氨基酸属于非必需氨基酸，"非必需"并非人体不需要这些氨基酸，而是人体可以通过自身合成或从其他氨基酸转化得到，不一定非从食物中摄取不可。

二、氨基酸的性质

（一）氨基酸的物理性质

α-氨基酸都是白色晶体，熔点较高，一般在 200～300 ℃之间，加热到熔点时，易分解放出二氧化碳。氨基酸都能溶于强酸或强碱溶液中，除少数外一般均能溶于水，但难溶于乙醇及乙醚等有机溶剂。不同的氨基酸味道不同，其味有鲜、甜、苦及无味等多种。调味品"味精"的主要成分是谷氨酸的钠盐，具有鲜味。

（二）氨基酸的化学性质

氨基酸分子中含有氨基和羧基，故具有氨基和羧基的一般反应。由于分子内氨基和羧基之间的相互影响，氨基酸又有一些特殊性质。

1. 两性　氨基酸分子中含有碱性的氨基和酸性的羧基，属于两性化合物，因此氨基酸既能跟酸反应生成盐，又能跟碱反应生成盐。例如：

$$H_2C-COOH +HCl \longrightarrow H_2C-COOH$$

氨基乙酸　　　　　　　氨基乙酸盐酸盐

$$H_2C-COOH +NaOH \longrightarrow H_2C-COONa +H_2O$$

氨基乙酸　　　　　　　氨基乙酸钠

氨基酸分子中的氨基与羧基之间可相互作用而形成分子内盐。在内盐中同时含有阳离子和阴离子，因此内盐称为两性离子。例如：

$$R-CH-COOH \rightleftharpoons R-CH-COO^-$$

两性离子（分子内盐）

2. 成肽反应　在适当条件下，两个 α-氨基酸分子之间脱去一分子水缩合成二肽。

α-氨基酸　　　α-氨基酸　　　　　二肽

氨基酸分子之间在适当条件下发生缩合反应生成含有肽键的化合物,称为成肽反应。

肽是由两个或两个以上氨基酸分子脱水缩合以肽键相连的化合物。成肽反应属于缩合反应。

在肽分子中的酰胺键 $-\overset{O}{\overset{\|}{C}}-\overset{H}{\overset{|}{N}}-$ 称为肽键。肽键是多肽分子中氨基酸缩合在一起的桥梁。多个氨基酸分子间脱水以肽键结合,可以生成三肽、四肽、五肽……多肽。许多不同的氨基酸分子通过多个肽键连接起来,便形成了长链状的多肽。相对分子质量在 10 000 以上的,并具有一定空间结构的多肽,称为蛋白质。

$$H_2N-\overset{}{\underset{R_1}{CH}}-\overset{O}{\overset{\|}{C}}-\overset{H}{\overset{|}{N}}-\overset{}{\underset{R_2}{CH}}-\overset{O}{\overset{\|}{C}}-\overset{H}{\overset{|}{N}}-\overset{}{\underset{R_3}{CH}}-\overset{O}{\overset{\|}{C}}-\cdots-\overset{H}{\overset{|}{N}}-\overset{}{\underset{R_n}{CH}}-COOH$$

多肽链

肽的基本结构是肽链,肽链中每个氨基酸单位通常称为氨基酸残基。肽链的一端具有未结合的氨基,称为 N 端,一般写在肽链的左边;肽链的另一端具有未结合的羧基,称为 C 端,一般写在肽链的右边。

14-4　下列化合物中既能与酸反应,又能与碱反应的是　　　　　　　　　(　　)

　　　　A. 酒精　　　　　B. 醋酸　　　　　C. 甘氨酸　　　　　D. 苯胺

14-5　成肽反应属于　　　　　　　　　　　　　　　　　　　　　　　(　　)

　　　　A. 缩合反应　　　　　　　　　　　B. 缩二脲反应

　　　　C. 酯化反应　　　　　　　　　　　D. 聚合反应

14-6　氨基酸在 pH=pI 的溶液中,存在的主要形式是　　　　　　　　　(　　)

　　　　A. 两性离子　　　　　　　　　　　B. 阳离子

　　　　C. 阴离子　　　　　　　　　　　　D. 中性离子

氨基酸的等电点

氨基酸含有酸性基团羧基和碱性基团氨基,因此氨基酸既可以发生酸式电离,也可以发生碱式电离。当把氨基酸溶液调节到某一特定酸碱度 pH 时,其酸式电离程度与碱式电离程度相当,此时氨基酸主要以两性离子形式存在,两性离子的净电荷为零,从而处于等电状态。氨基酸以两性离子形式存在时的溶液 pH,称为氨基酸的等电点,用"pI"表示。

由于各种氨基酸的组成和结构不同,因此它们的等电点不同。在中性氨基酸的两性离子溶液中,因为酸式电离程度略大于碱式电离程度,所以中性氨基酸的等电点 pI 略小于 7,一般在 5～6.5 之间。酸性氨基酸的等电点 pI 一般在 2.7～3.2 之间。碱性氨基酸的等电点 pI 一般在 9.5～10.7 之间。

在等电点时,氨基酸的溶解度、黏度和吸水性都最小。由于等电状态时溶解度最小,最易从溶液中析出,因此利用调节等电点的方法,可以分离和提纯不同的氨基酸。

第二节 蛋 白 质

一、蛋白质的元素组成和结构

(一) 蛋白质的元素组成

蛋白质是一类十分重要的含氮生物高分子化合物,其相对分子质量从几万至几千万。人体内所具有的蛋白质种类达到了十万种以上。蛋白质虽然种类繁多,结构复杂,但其组成元素并不多,主要含有 C、H、O、N、S 等五种元素,某些蛋白质含有 P,少量蛋白质含有微量 Fe、Zn、Mn、Cu 及其他元素。蛋白质中主要元素的含量如下:

C 占 50%～55%;H 占 6.0%～7.3%;O 占 19%～24%;N 占 13%～19%;S 占 0%～4%。

蛋白质的重要特征是含氮元素,大多数蛋白质含氮量都很接近,平均约为 16%,即 100 g 蛋白质平均含有 16 g 氮。因此,在生物组织中每含 1 g 氮约相当于含 6.25g(100/16)的蛋白质,6.25 称为蛋白质系数。化学分析时,一般是测定生物样品中的含氮量,从而推算出其中蛋白质的大致含量。即:

$$蛋白质的含量 = 含氮量 \times 6.25。$$

(二) 蛋白质的结构

蛋白质的结构十分复杂,蛋白质的基本结构是一级结构,蛋白质的二级、三级、四级结构属于蛋白质的空间结构。

蛋白质分子多肽链中 α-氨基酸之间的排列顺序称为蛋白质的一级结构。一级结构是蛋白质的基本结构,肽键为主键,对蛋白质的性质起着决定性的作用。例如牛胰岛素是由 51 个氨基酸、两条多肽链构成的。

蛋白质分子的多肽链借助氢键卷曲盘旋和折叠而成的空间结构称为蛋白质的二级结构。氢键在维持和固定蛋白质的二级结构中起了重要作用。此外蛋白质分子还以离子键、二硫键、酯键等其他化学键,按照一定的方式进一步折叠盘曲,形成更复杂的三级、四级空间结构。

一级结构   二级结构

蛋白质分子形状、大小及表面性质都是其内部结构的反映,它的一系列理化性质、生物学功能都与蛋白质的空间结构密切相关。组成蛋白质的 α-氨基酸虽然只有 20 多种,但由于蛋白质中所含氨基酸的种类、数目不同,氨基酸排列的顺序和方式又是多种多样的,加上多肽链盘旋折叠的情况不一,所以自然界就存在着种类繁多的、具有各种特殊生理功能的蛋白质。自然界中生物多样性与蛋白质结构复杂多样性是密不可分的。

学与问

14-7 蛋白质主要是由_____、_____、_____、_____和_____五种元素组成。组成蛋白质的基本单位是_____。

14-8 每 100 g 蛋白质平均含氮_____g,蛋白质系数是_____。经测定某物质中含氮 8.4 g,该物质中约含蛋白质_____g。

14-9 蛋白质分子多肽链中 α-氨基酸之间的排列顺序称为_____。蛋白质分子的多肽链借助氢键卷曲盘旋和折叠而成的空间结构称为_____。

二、蛋白质的性质

蛋白质分子是由氨基酸形成的多肽链,某些化学性质与氨基酸相似,如两性电离、等电点等。但是蛋白质又是高分子化合物,有着复杂的空间结构,因此有其特有的性质,如盐析、水解、变性等。

(一)两性电离和等电点

由于蛋白质分子中仍存在游离的氨基和羧基,蛋白质分子是两性电解质,在水溶液中可以发生酸式电离、碱式电离和两性电离。某蛋白质呈两性离子状态时溶液的 pH,称为该蛋白质的等电点(pI)。

不同的蛋白质具有不同的等电点(表 14-2)。一般含酸性氨基酸较多的蛋白质,其等电点较低,为 2 左右。含碱性氨基酸较多的蛋白质,其等电点较高,为 9 左右。大多数蛋白质的等电点接近 5。

表 14 - 2　几种蛋白质的等电点(pI)

蛋白质名称	等电点	蛋白质名称	等电点
胃蛋白酶	1.5	血红蛋白	6.7
乳球蛋白	5.0	肌球蛋白	7.0
酪蛋白	4.6	胰蛋白酶	5.0
卵清蛋白	4.6	胰岛素	5.3
血清蛋白	4.7	细胞色素 C	10.7

在等电点时,蛋白质最不稳定,溶解度最小,最容易以结晶状态从溶液中析出。蛋白质的黏度、渗透压等在等电点时也最小。不同的蛋白质的等电点不同,利用此特性可分离提纯所需的蛋白质。

(二) 盐析

在蛋白质水溶液中加入盐,随着盐浓度增大而使蛋白质沉淀析出的现象称为盐析。在蛋白质溶液中,加入大量无机盐,如 $NaCl$、$(NH_4)_2SO_4$、Na_2SO_4 等,能破坏蛋白质分子的水化膜,同时盐离子又能中和蛋白质分子所带的电荷,会使蛋白质分子失去稳定因素,从溶液中沉淀出来发生盐析现象。

使不同的蛋白质发生盐析所需盐的浓度不同。例如,球蛋白在半饱和硫酸铵溶液中即可析出,而白蛋白却要在饱和硫酸铵溶液中才能析出。因此,可以用逐渐加大盐溶液浓度的方法,使不同蛋白质分段析出从而得以分离,这种操作称为分段盐析。

在临床检验上,利用分段盐析可以测定人血白蛋白和球蛋白的含量,借以帮助诊断某些疾病。

盐析所得的蛋白质,性质未变,加水可重新溶解,形成稳定的蛋白质溶液。因此,盐析是分离、提纯蛋白质的常用方法。

(三) 蛋白质的变性

在某些物理因素或化学因素的影响下,蛋白质的理化性质和生物活性随之改变的作用,称为蛋白质变性。物理因素有加热、高压、超声波、紫外线、X 射线等,化学因素有强酸、强碱、重金属盐、酒精、苯酚等。变性后的蛋白质称为变性蛋白质。蛋白质变性后,发生凝固沉淀不能重新溶解于水中,具有生物活性的蛋白质(酶、激素、抗体等)经变性后即失去原有的活性,例如酶变性后不再具有催化活性。蛋白质变性以后,溶解度减小,容易凝固沉淀。此外,变性后的蛋白质易为蛋白酶所水解,所以蛋白质在变性后较易被消化。

蛋白质的变性在临床中有许多实际应用。医学上用煮沸、高温、高压和用酒精以及其他化学药品进行消毒灭菌,是因为上述理化因素使细菌发生蛋白质变性而凝固死亡。用放射性同位素治疗癌肿,是利用放射线使癌细胞变性破坏。重金属盐中毒急救时,可先洗胃,然后让病人服用大量鸡蛋清、牛乳和豆浆等,是利用重金属盐与之结合生成不溶的变性蛋白质,以减少机体对重金属盐离子的吸收。在保存激素、疫苗、酶类和血清等蛋白质制剂时,为避免其变性而失去生物活性应置于冰箱等低温处。临床检验上利用蛋白质受热凝固沉淀的性质,检验尿液中的蛋白质。

(四) 蛋白质的水解

蛋白质在酸、碱溶液中加热或在酶的催化下,能水解为相对分子质量较小的肽类化合物。最终水解产物是 α-氨基酸。

从食物里摄入的蛋白质不能直接变成人体的组成部分。摄入的蛋白质必须在消化道中在各种蛋白酶的催化作用下水解为各种氨基酸,氨基酸被肠壁吸收进入血液,然后在体内重新合成人体所需的各种蛋白质。

(五)蛋白质的显色反应

1. 缩二脲反应　蛋白质在强碱性溶液中能和稀硫酸铜溶液作用,显紫色或紫红色称为缩二脲反应。因蛋白质分子含有许多肽键,具有与缩二脲相似的结构,故蛋白质能发生缩二脲反应,并且蛋白质的含量越多,产生的颜色也越深。医学上利用此反应来测定血清蛋白质的总量及其中白蛋白和球蛋白的含量。

2. 黄蛋白反应　含有苯环的蛋白质遇浓硝酸由于硝化作用会立即变成黄色,再加氨水后又变为橙色,此反应称为黄蛋白反应。皮肤、指甲上不慎溅到浓硝酸后出现黄色,就是发生了黄蛋白反应。

3. 茚三酮反应　所有蛋白质分子都含有 α-氨基酸的残基,因此都能与茚三酮试剂反应,反应呈现紫色,此反应可作为蛋白质的定性及定量测定。

学与问

14-10　临床上检验患者尿中蛋白质,利用蛋白质凝固的性质,这是利用蛋白质的（　　）

　　A. 显色反应　　B. 水解反应　　C. 盐析　　D. 变性

14-11　欲使蛋白质沉淀且不变性,应选用（　　）

　　A. 硫酸铵　　B. 浓硫酸　　C. 重金属盐　　D. 氢氧化钠

14-12　医学上消毒灭菌是利用蛋白质的什么化学性质?

蛋白质的分类

蛋白质种类繁多,绝大多数蛋白质的结构尚未阐明,还不能按其化学结构来分类,目前主要按蛋白质的组成、形状及功能等不同来进行分类。

(一)按蛋白质的组成

根据蛋白质分子的组成和结构复杂程度不同,可将蛋白质分为单纯蛋白质和结合蛋白质。

1. 单纯蛋白质结构简单,基本上只由 α-氨基酸组成蛋白质,称为单纯蛋白质。如人血白蛋白和血清球蛋白等。

2. 结合蛋白质结构复杂,由单纯蛋白质和非蛋白质两部分结合而成的蛋白质,称为结合蛋白质。结合蛋白质中的非蛋白质基团,称为辅基。如核蛋白、糖蛋白和血红蛋白等。

(二)按蛋白质分子的形状分类

根据蛋白质分子的形状不同,可将蛋白质分为球状蛋白质和纤维蛋白质。

1. 球状蛋白质形状近似于球形或椭圆形,生物界中的大多数蛋白质是球状蛋白质,如清蛋白、血红蛋白等。球状蛋白质一般可溶于水,并且具有特异

知识链接

的生物活性(如血红蛋白运输氧气,酶起催化作用等)。

2. 纤维状蛋白质多是构成机体的结构材料。这类蛋白质的外形类似细棒或纤维。一般不溶于水,如皮肤中的胶原蛋白,毛发及皮肤的角蛋白等。它们一般难溶于水,在抗体中起着黏合、支撑保护、负重和营养等功能,其更新较慢。

(三) 按蛋白质分子的功能分类

根据蛋白质的功能不同可将蛋白质分为活性蛋白质和非活性蛋白质。

1. 活性蛋白质是指生命运动中一切有活性的蛋白质及它们的前体,如酶具有催化功能,激素蛋白具有调节功能等。活性蛋白质占蛋白质的绝大部分。

2. 非活性蛋白质主要包括一大类担任生物的保护或支持作用的蛋白质,如胶原、角蛋白(包括毛发、羽毛、蹄、角等)、弹性蛋白等。

知识点归纳

一、氨基酸

知 识 点	知 识 内 容
氨基酸的概念	羧酸分子中烃基上的氢原子被氨基取代的化合物称为氨基酸
氨基酸的分类	1. 根据分子中烃基的种类不同,氨基酸分为脂肪族氨基酸、芳香族氨基酸和杂环族氨基酸; 2. 根据分子中氨基和羧基的相对数目不同,氨基酸分为中性氨基酸(一氨基一羧基)、酸性氨基酸(一氨基二羧基)和碱性氨基酸(二氨基一羧基); 3. 根据氨基和羧基的相对位置,氨基酸分为 α-氨基酸、β-氨基酸、γ-氨基酸等
氨基酸的命名	氨基酸的系统命名法与羟基酸类似,即以羧酸为母体,氨基当作取代基,用希腊字母或阿拉伯数字来标明氨基的位次而命名,称为"氨基某酸" 习惯上氨基酸的命名多根据其来源和某些性质使用俗名
氨基酸的性质	1. 两性:氨基酸既能跟酸反应生成盐,又能跟碱反应生成盐; 2. 成肽反应:氨基酸分子之间在适当条件下发生缩合反应生成含有肽键的化合物,称为成肽反应

二、蛋白质

知 识 点	知 识 内 容
蛋白质的元素组成	蛋白质的组成元素主要有碳、氢、氧、氮、硫等元素
蛋白质的结构	蛋白质分子多肽链中 α-氨基酸之间的排列顺序称为蛋白质的一级结构; 蛋白质分子的多肽链借助氢键卷曲盘旋和折叠而成的空间结构称为蛋白质的二级结构; 蛋白质还有三级、四级结构(空间结构)
蛋白质的性质	1. 两性电离和等电点;2. 盐析;3. 变性;4. 水解;5. 显色反应

一、名词解释

1. 氨基酸　2. 必需氨基酸　3. 成肽反应　4. 蛋白质的盐析　5. 蛋白质的变性

二、选择题

1. 下列最简单的氨基酸是　　　　　　　　　　　　　　　　　　　　　　　　　（　　）

A. 半胱氨酸　　　　　B. 丙氨酸　　　　　C. 组氨酸　　　　　D. 甘氨酸

2. 误服重金属盐能使人中毒,这是由于它在体内　　　　　　　　　　　　　　　（　　）

A. 发生了盐析作用　　　　　　　　　　B. 使蛋白质变性

C. 与蛋白生成配合物　　　　　　　　　D. 发生了氧化反应

3. 赖氨酸(pI= 9.74)在 pH 为 7 的溶液中,存在的主要形式是　　　　　　　　　（　　）

A. 两性离子　　　　B. 阳离子　　　　C. 阴离子　　　　D. 中性离子

4. 下列何种物质中不含有蛋白质　　　　　　　　　　　　　　　　　　　　　　（　　）

A. 豆腐　　　　　　B. 奶粉　　　　　C. 血清　　　　　D. 赖氨酸

5. 蛋白质基本结构的主键是　　　　　　　　　　　　　　　　　　　　　　　　（　　）

A. 肽键　　　　　　B. 氢键　　　　　C. 离子键　　　　D. 二硫键

6. 医学上用来测定血清蛋白质的总量及其中白蛋白和球蛋白的含量的反应是　　（　　）

A. 班氏反应　　　　B. 缩二脲反应　　　C. 黄蛋白反应　　D. 银镜反应

7. 下列化合物中既能溶于酸反应,又能溶于碱反应的是　　　　　　　　　　　　（　　）

A. 苯酚　　　　　　B. 醋酸　　　　　C. 苯丙氨酸　　　　D. 苯胺

8. 成肽反应属于　　　　　　　　　　　　　　　　　　　　　　　　　　　　　（　　）

A. 缩合反应　　　　B. 缩二脲反应　　　C. 酯化反应　　　D. 聚合反应

9. 医学上消毒灭菌是利用蛋白质发生了　　　　　　　　　　　　　　　　　　　（　　）

A. 盐析　　　　　　B. 水解　　　　　C. 显色　　　　　D. 变性

三、填空题

1. 氨基酸分子中,既含有酸性的_____,又含有碱性的_____,因而氨基酸是_____化合物。

2. 酸性氨基酸的等电点_____7,碱性氨基酸的等电点_____7。

3. 根据分子中_____和_____的相对数目不同,氨基酸可分为_____、_____和_____三类。

4. 蛋白质在酸或酶的作用下水解生成_____、_____,最终水解产物是_____。

5. 由于蛋白质分子中仍存在游离的_____和_____,因此蛋白质是_____化合物。

6. 大多数的蛋白质都是由_____、_____、_____、_____等主要元素组成的。

7. 蛋白质的一级结构是指_____中 α-氨基酸的_____。

8. 加大量盐能使蛋白质发生_____,高温能使蛋白质_____。

9. 甘氨酸 pI=5.97,在 pH=7.0 的溶液中,其主要存在形式是_____。

四、简要回答下列问题

1. 食物中蛋白质被摄入后,最终会被消化成什么物质?

2. 为什么可用 φ_B=0.70~0.75 的酒精消毒灭菌?

3. 为什么重金属盐中毒的病人可用灌服大量牛奶、豆浆或生鸡蛋清的方法来抢救?

4. 如何使蛋白质从溶液中沉淀析出?

5. 为什么沾有浓硝酸的手指甲会变黄?

6. 正常人血液的 pH 在 7.4 左右,而血液中大多数蛋白质的等电点在 5 左右,问血液中蛋白质带什么电荷?

五、用化学方法鉴别

1. 丙氨酸和蛋白质。

2. 淀粉和蛋白质。

蛋白质的生理功能

1. 构成人体的细胞组织　人体的任何一个细胞、组织和器官都含有蛋白质,人体中除了水分,几乎一半以上是由蛋白质组成的。人体各组织的更新和修补都必须有蛋白质的参与,没有蛋白质生命就不会存在。

2. 参加物质的代谢　由生物细胞产生具有催化活性的特殊蛋白质称为酶。食物在人体内的消化吸收、血液循环、肌肉收缩、神经传导、感觉功能、遗传素质以及记忆、识别等高级思维活动,都要有酶的参加。

3. 增强人体的抵抗力　机体内具有免疫作用的球蛋白称为抗体。抗体能识别侵入人体的病原微生物和毒素,并与之结合,使病原微生物失去侵袭力,使毒素失去毒性作用。

4. 运载体内的代谢物质　人体吸入的氧气和呼出的二氧化碳是由血液中的血红蛋白来输送的。体内许多小分子、离子、脂类物质以及药物等是依靠蛋白质转运的。

5. 肌肉的收缩与松弛　肌肉的收缩与松弛取决于肌肉中肌动蛋白和肌球蛋白的结合与分离,当两者结合为肌纤凝蛋白时,肌肉呈收缩状态;当肌纤凝蛋白分离为肌动蛋白与肌球蛋白时,肌肉呈松弛状态。

6. 激素的生理调节功能　激素可直接进入血液与淋巴液作用于全身,对促进人体发育、调节生理活动与物质代谢起决定性作用。如甲状腺分泌的甲状腺激素是含碘的氨基酸,分泌过多会引起饭量增大、身体消瘦、心跳加快、眼球突出等症状;分泌过少会造成生长迟缓、发育不良和智力低下等症状。

7. 遗传信息的控制　决定人类遗传的染色体主要成分是由蛋白质和核酸组成的核蛋白,传递信息的物质是脱氧核糖核酸(DNA),核蛋白根据 DNA 的指令把各种不同的氨基酸按照一定顺序和空间结构组合成新的蛋白质。

8. 结缔组织的特殊功能　人体中以胶原蛋白为主体的结缔组织,不仅是皮肤、肌腱、软骨、毛发、指甲的主要成分,而且广泛分布在细胞之间,对于保持器官组织的正常形态及润滑、防御疾病和毒素的入侵,促进创伤的愈合等具有重要的作用。

医用化学 YI YONG HUA XUE

第十五章

化学与环境（选学）

学习重点

1. 环境与环境污染的概念。
2. 环境保护的重要意义。
3. 水体污染物的分类、危害及防治方法。
4. 大气污染物类型、危害及防治方法。
5. 土壤污染源的分类及防治方法。
6. 居室污染源及防治。

  人类依赖于环境，环境是人类生存和发展的基础。人类社会发展至今，随着科学技术的不断进步和文明程度的不断提高，人类也正面临着越来越严重的环境危机。由于世界人口的剧增以及现代工业和都市的发展，出现了诸如大气污染、酸雨、全球气候变暖等环境问题，给人类社会造成了严重危害。在造成环境污染的各种因素中，化学物质占有很大的比例，其品种之多、数量之大、影响的范围之广，都是十分惊人的。人类只有一个地球，为了人类的未来，必须促进人类社会的可持续发展，大力发展绿色经济，培养人们在生态方面的意识，以经济发展促进生态环境改善，实现良性发展，从而建立生态文明。

第一节　人类与环境

一、环境与环境污染的概念

（一）环境

  环境是指影响人类生存和发展的各种天然的和经过人工改造的自然因素的总体。环境包括大气、水、海洋、土地、矿藏、森林、草原、湿地、野生生物、自然遗迹、人文遗迹、自然保护区、风景名胜区、城市和乡村等。人类的生存环境分为自然环境和社会环境。

自然环境是指人类生活和生产必需的自然条件与自然资源的总称。自然环境包括阳光、温度、气候、土壤、空气、水、动植物、草原、森林、地矿、岩石、微生物及地壳的稳定性等的总和。社会环境是指人类在自然环境的基础上,为了提高自身的物资与精神生活水平,通过不断提高科研和生产力而营造的人工环境。社会环境包括生产、交通、商业、卫生、文教、居住、旅游等环境。社会环境的状态受人类文明发展的限制,是物质文明和精神文明发展的标志。因此社会环境的发展既受到自然环境的制约,又影响到自然环境的发展与改变。

环境保护中的环境主要指自然环境。

(二) 环境污染

环境污染是指由于人为和自然的因素,环境受到有害物质的破坏,使生物的生长繁殖和人类的正常生活受到有害影响的现象。

造成环境污染的因素有自然因素和人为因素。自然因素有火山爆发、地震、台风、海啸、洪水、泥石流、旱灾、虫灾、流行病等自然灾害。人为因素是指因人类的生产和生活活动而导致的破坏。在这两个因素中,人为因素对生态系统的破坏作用尤为严重,特别是工业及化学污染,不但可能破坏生态系统平衡,导致生态系统的退化,甚至会分解整个生态系统。一般所讲的环境污染主要指人为因素造成的环境破坏。

环境污染种类很多,有以下几种分类方法:① 按环境要素,可分为大气污染、水体污染、土壤污染、居室污染等;② 按污染物的性质,可分为生物污染、化学污染、物理污染等;③ 按污染物的形态,可分为废气污染、废水污染、固体废物污染、噪声污染、辐射污染等;④ 按污染产生的原因,可分为生产污染和生活污染;生产污染又可分为工业污染、农业污染、交通污染等;⑤ 按污染物的影响范围,可分为全球性污染、区域性污染、局部性污染等。

造成环境污染的原因主要有化学原因、物理原因、生物原因。① 化学原因是指向环境直接排放有毒化学物质以及由于化学反应的结果在环境中生成有害物质,如汞、铅、砷、氰化物、酚、多氯联苯、各种农药等。② 物理原因是指放射性物质的辐射、振动、噪声等物理作用对环境的污染。③ 生物原因是指各种微生物对环境的污染。

人类的活动不断向环境排放污染物质,这些物质在复杂的环境条件下会发生物理和化学变化。有些物质的毒性可能降低,有一些则可能变为毒性更大的物质。特别是一些人造化学物质很难分解,累积在环境中对人和生物造成危害,直接或间接影响人类的健康。全球性的环境污染已威胁到人类的生存,以及阻碍经济的可持续发展。目前研究较多的是那些与人类生活关系最密切的物质,如医药、食品添加剂、日用品等。

二、环境保护的重要意义

环境保护是指人类为解决现实的或潜在的环境问题,协调人类与环境的关系,保障经济社会的持续发展而采取的各种行动的总称。环境保护不仅是治理污染的技术问题和保护人类的生存问题,而且环境保护更为重要的是经济问题和政治问题。

1987 年,世界环境与发展委员会提出,可持续发展是指"既满足当代人需求,又不对后代人满足其需求能力构成危害的发展"。可持续发展强调的是环境与经济的协调,追求的是人与自然的和谐,它的目标是不仅满足人类的各种需求,而且还要关注各种经济活动的生态合理性,保持生态资源,尊重自然规律,能动地调控自然、社会、经济复合系统,不能超越生态系统的承载能力,不对后代人的生存构成威胁。人类在改造自然、发展生产中必须注意给整个生态系统所带来的影响不能超过某一限度,否则人类的生存环境就会遭到破坏。环境污染对自然资源的破坏,有的要几十年、上百年才能恢复,有的则难以逆转。环境污染对人类健康的威胁,不只是致癌,更严重的是贻害子孙后代。不施行环境保护措施,后果不堪设想。世界上大多数国家当前都深刻认识到了环境保护的重要性,为此联合国召开的第一次人类环境会议提出将每年的 6 月 5 日定为"世界环境日",会议通过了《人类环境宣言》。

我国更是把环境保护提高到基本国策的战略高度。国家采取有利于节约和循环利用资源、保护和改善环境、促进人与自然和谐的经济、技术政策和措施,使经济社会发展与环境保护相协调。《中华人民共和国环境保护法》第六条规定,一切单位和个人都有保护环境的义务。

学与问

15-1 人类的生存环境分为_____和_____,环境保护中的环境主要指_____。

15-2 造成环境污染的原因主要有_____、_____和_____。

15-3 联合国召开的"第一次人类环境会议"提出将每年的_____月_____日定为"世界环境日"。

知识链接

展望 21 世纪环境

现在,世界环境问题的焦点集中在南部不发达国家,尤其是亚洲、非洲、拉丁美洲的国家。为了经济发展,许多发展中国家不惜以牺牲环境为代价,而地球的生命器官可以说基本在这些国家。例如,亚马逊雨林、东南亚热带雨林、中非热带雨林是全球之肺,地球一半的氧气和三分之二的物种资源来自这三个地方。而现在这些雨林正以每年10余万平方公里的速度遭到破坏,如果破坏速度持续下去,到 21 世纪中叶,这三片雨林将被剃光。雨林的减少,二氧化碳的增多,产生的温室效应使全球变暖,进而使极地冰川消融、大气环流异常,会使海平面升高,很多地区缺水,使得土地荒漠化更加严重,而激增的人口又需要新的耕地,这就得毁林开荒,于是人类陷入了一个环境怪圈。解决这样的问题,最根本之处在于可持续发展意识强有力地切入大众生活,这是一切的希望所在。然后,经过几十年的污染治理和控制,拥有一个基本能够可持续发展的环境,这是 21 世纪环境展望中最大的希望。

第二节　环境污染与防治

一、水污染及其防治

全世界约有 10 亿多人由于饮用水被污染，受到疾病传染、蔓延的威胁。水资源的缺乏及污染不仅给人类带来灾难，而且殃及其他生物，许多生物正随着工农业生产造成的河流改道、湿地干化和生态环境的恶化而灭绝。

（一）水体污染物分类及危害

水污染是指外来的其他物质在水体中的含量超过水体本身的自净能力，造成水的使用价值降低或丧失。固体、液体、气体、热和放射性等不同类型的物质，都能造成水污染。水体污染物分类及危害如下：

1. 微生物污染　生活污水、医院污物、垃圾等随地表水进入江、河、湖、塘污染了水体。这些物质带来大量的病原微生物，人、畜喝了污染的水便会生病。几次地区性、世界性的霍乱大暴发，都是由于水污染所致。

2. 有机物污染　有机物在污水中是病原微生物的营养来源。有机物在生化作用时分解，消耗水中的氧，严重威胁水生生物，特别是鱼类的生命。

3. 富营养化　生活用水中的有机物、洗涤剂、农药、化肥和工业废水中，有许多氮、磷及有机碳等植物所需的营养物质，它们的存在促进藻类大量繁殖，是海洋形成"赤潮"的根源。

4. 恶臭　金属冶炼、石油化工、塑料、橡胶、造纸、制药、农药、化肥、皮革、油脂及食品加工产生的恶臭，污染大气及生活用水。

5. 酸碱污染　来自造纸、化纤、制革、采矿与炼油工业的废水，常为生活用水带来酸碱的污染，杀死鱼类和水生生物，抑制水中微生物，使水失去自净能力；空气环境的污染，使天然降水产生酸雨或酸雾，损害植物的生长，使土壤酸化，使钙、镁、磷、钾等营养元素流失。

6. 地下水硬度升高　生活垃圾、污水、土壤中有机质生化分解，产生二氧化碳，导致水中钙离子浓度升高，水质硬度升高，严重影响人类身体健康和工业锅炉用水。

7. 毒污染　非金属的无机毒物（氰、氟、硫等离子），重金属和金属无机毒物（汞、镉、铅、铬、锌等），易分解有机毒物（挥发性的酚、醛、苯），难分解的有机毒物（多氯联苯、多环芳烃、芳香胺等芳香烃类化合物），各种毒物污染水后，通过食物链进入人体，使人体中毒。

8. 油污染　冲洗机件、油轮，陆地上工业排污，海滩及海上采油常常使油污染危害水生生物，严重影响鱼类及海边的生态环境。

9. 热污染　冶金、化工、机械和电力工业，特别是核电厂、热电厂排出的热，会导致水体发生生化反应。水温升高会减少水中氧含量，加速水体的富营养化。

10. 放射性污染　天然放射性核素、核武器试验的沉降物、核工业以及其他工业的废水、废气、废渣等废弃物都会污染水体，使人类产生放射性疾病及癌症。

（二）水污染的防治

1. 一般处理原则　废水中的污染物质是多种多样的，所以往往不可能用一种处理单元就能够把所有的污染物质去除干净。一般一种废水往往需要通过由集中方法和几个处理单元组成的处理系统处理后，才能够达到排放要求。采用哪些方法或哪几种方法联合使用，需根据废水的水质和水量、排放标准、处理方法的特点、处理成本和回收经济价值等,通过调查、分析、比较后决定,必要时要进行小试、中试等试验研究。废水处理的主要原则,首先是从清洁生产的角度出发,改革生产工艺和设备,减少污染物,防止废水外排,进行综合利用和回收。必须外排的废水,其处理方法随水质的要求而异。

2. 废水处理方法分类　针对不同污染物质的特征,开发了各种不同的废水处理方法,特别是对化工废水的处理,这些处理方法可按其作用原理划分为四大类,即物理处理法、化学处理法、物理化学处理法和生物处理法。

(1) 物理处理法:利用物理作用,分离废水中呈悬浮状态的污染物质,在处理过程中不改变污染物的化学性质。最常用的方法有沉淀法、过滤法、上浮法和隔油法等。

(2) 化学处理法:利用化学反应,去除污染物质或改变污染物的性质,处理水体中的可溶性或胶状污染物质。常用的方法有中和法、氧化还原法、混凝法等。

① 中和法:中和法就是向废水中投加酸性或碱性物质,使废水达到近中性后排放。对于酸性废水,投加碱性药剂如石灰(CaO)、石灰石($CaCO_3$)等。

$$H_2SO_4 + CaO = CaSO_4 + H_2O$$
$$H_2SO_4 + CaCO_3 = CaSO_4 + H_2O + CO_2\uparrow$$

对于碱性废水,可用废酸或酸性废水中和处理. 也可将烟道气通入废水,利用废气中的二氧化碳和二氧化硫进行中和。

$$CO_2 + OH^- = HCO_3^-$$
$$SO_2 + 2OH^- = SO_3^{2-} + H_2O$$

② 氧化还原法:氧化还原法是利用氧化或还原反应将废水中的污染物(可溶性的有机物或无机物)转化为无毒或微毒物质,从而使废水得以净化。例如,向炼油厂的含硫废水中通入价廉的空气和水蒸气,废水中的硫离子即被氧化成无毒的硫代硫酸盐或硫酸盐。

$$2HS^- + 2O_2 = S_2O_3^{2-} + H_2O$$
$$S_2O_3^{2-} + 2O_2 + 2OH^- = 2SO_4^{2-} + H_2O$$

③ 混凝法:废水中的胶体物质,通常带有负电荷,在水中加入带有相反电荷的电解质(即混凝剂)后,废水中胶体物质呈电中性,失去稳定性,并在分子引力作用下,凝聚成大颗粒而下沉。混凝剂中用得最多的是铝盐,如明矾。此法适用于处理含油废水、染色废水等。常用的混凝剂还有硫酸铝、硫酸亚铁等。

$$Al^{3+} + 3H_2O = Al(OH)_3 + 3H^+$$

(3) 物理化学处理法:物理化学处理法是利用物理化学作用去除废水中的污染物质。主要有吸附法、离子交换法、膜分离法、萃取法、气提法和吹脱法等。

(4) 生物处理法:生物处理法是通过微生物的代谢作用,使废水中呈溶液、胶体以及微细悬浮状态的有机性污染物质转化为稳定、无害的物质的废水处理方法。根据起作用的微生物不同,生物处理法又可分为好氧生物处理法和厌氧生物处理法。

15-4 简述水污染的概念。

15-5　废水处理有哪些方法?

二、大气污染及其防治

大气层又称大气圈,大气层的成分主要有氮气(N_2)占78%、氧气(O_2)占21%,此外还含有二氧化碳、稀有气体(氦气、氖气、氩气、氪气、氙气、氡气)、水蒸气以及大气污染物等成分。大气层的空气密度随空中高度增加而减小,越高空气越稀薄。

大气污染是指由于人类活动或自然过程引起某些物质进入大气中,呈现出足够的浓度,达到足够的时间,并因此危害了人体的舒适、健康和福利或环境的现象。

(一) 大气污染物的类型

目前对环境和人类产生危害的大气污染物有100种左右。其中影响范围广、具有普遍性的污染物有颗粒物、二氧化硫、碳氧化物、氮氧化物、碳氢化合物等。主要的大气污染物的类型有以下几种。

1. 颗粒物　颗粒物是指除气体之外的包含于大气中的物质,包括各种各样的固体、液体和气溶胶,其中有固体的灰尘、烟尘、烟雾,以及液体的云雾和雾滴,其粒径范围主要在0.1~200 μm 之间。

2. 硫氧化物　硫常以二氧化硫(SO_2)和硫化氢(H_2S)的形态进入大气,也有一部分以亚硫酸(H_2SO_3)及硫酸(H_2SO_4)或硫酸盐微粒形式进入大气。大气中的硫约2/3来自天然源,其中经细菌活动产生的硫化氢最多。人为源产生的硫排放的主要形式是二氧化硫,基本上来自含硫的煤和石油的燃烧以及石油炼制、有色金属冶炼、硫酸制造等。

3. 碳氧化物　主要有一氧化碳(CO)和二氧化碳(CO_2)两种物质,CO主要是由含碳物质不完全燃烧产生的,而天然源较少。CO是无色、无臭的气体,其化学性质稳定,在大气中不易与其他物质发生化学反应,在大气中停留时间较长。

CO_2 是大气中一种常规成分,参与地球上的碳平衡,它主要来源于生物的呼吸作用和化石燃料等的燃烧。然而,由于化石燃料的大量使用,使大气中的 CO_2 浓度逐渐增高,这将对整个地气系统中的长波辐射收支平衡产生影响,并导致温室效应的产生。

4. 氮氧化物　氮氧化物(NO_X)种类很多,主要有一氧化氮(NO)和二氧化氮(NO_2)。

5. 碳氢化合物　碳氢化合物包括烷烃、烯烃和芳烃等复杂多样的物质组成。大气中大部分的碳氢化合物来源于植物的分解,碳氢化合物的人为来源主要是石油燃料的不充分燃烧和石油类的蒸发过程。碳氢化合物是形成光化学烟雾的主要成分。碳氢化合物中的多环芳香烃,具有明显的致癌危害。

(二) 大气污染的危害

1. 对人体健康的危害　受污染的大气进入人体,可导致心血管、神经系统、呼吸道、眼睛等疾病。据北京市有关部门的调查,交通路口工作的民警,其咽炎发病率达23%,而园林工人却只有12%。另外肿瘤专家认为,肺癌90%以上是由于大气污染和职业致癌因子经过长期作用诱发的。废气中含有许多致癌物质,如炼焦排出的苯并芘就是诱发肺癌的废气。

另外如铅、汞、砷、硫化氢、碳氧化物和苯类化合物,会使人白细胞下降、心律异常。而硫酸烟雾、光化学烟雾对眼睛有较大的刺激作用,能引起眼睛疾病。

2. 对植物的危害　大气污染物的浓度超过植物的忍受限度,会使植物的细胞和组织器官受到严重伤害,生理功能和生长发育受阻,产量下降,产品品质变坏,助长病虫害的发生和蔓延。还可能使植物群落组成发生变化,甚至造成植物个体死亡、种群消失。植物是最容易受大气污染危害的,因为植物不会像高等动物那样有循环系统,可以缓冲外界的影响;而且植物一般是固定不动的,不能像动物那样可以避开污染物。

3. 对各种制品的危害　大气污染对各种制品都有腐蚀损害,特别是对金属制品、油漆材料、皮革制品、纸制品、纺织品、橡胶制品和建筑物等损害较大,这是造成城市地区经济损失的一个重要原因。

4. 对全球性生态的影响

(1) 温室效应:大气层中的某些微量组分,能使太阳的短微波透过,加热地面后产生的热辐射又被这些组分吸收,使大气增温,这种现象称为温室效应。目前普遍认为二氧化碳的增加是造成全球变暖的主要原因。

温室效应能加快植物生长,使植物生长带移动;由于气候变暖,积雪和冰川融化,还会使海平面上升。另外世界卫生组织在一份报告中指出,全球变暖可能导致全球疾病大流行,这更是个严峻的问题。

(2) 臭氧层破坏:大气层遭受破坏,特别是臭氧层遭受破坏,也是当代人类关注的重大环境问题。在大气层约 25 km 高空的平流层下方,有一个臭氧浓度相对较高的小圈层,即为臭氧层。臭氧被誉为地球的"保护伞",它是太阳紫外线辐射的一种过滤器,能强烈吸收来自太阳的高强度紫外线的 99%,保护了地球上的生命。

臭氧层遭受破坏,会给人类带来严重灾难。臭氧层破损将直接威胁人的健康,紫外线辐射对生命细胞有害,能导致人类患皮肤癌。据有关资料表明,臭氧每减少 1%,皮肤癌的发病率就增加 5%~7%;如果减少 10%,海洋中 10 m 深的鱼苗在 15 天内就会全部死亡。在强紫外线照射下,许多农作物,如棉花、豆类、瓜类、白菜都会受到严重损害;某些化工制品,如乙烯制的壁板、窗户等塑料品会发生化学变化,使用寿命大为缩短。

(3) 酸雨:酸雨是指 pH<5.6 的雨、雪、霜、雹等大气降水。酸雨的形成一般认为是由污染源向大气排放的硫氧化物和氮氧化物在高空大气中,遇到水汽变成雾和酸飘浮在空中,随同降水落到地面,形成酸雨。酸雨被称为"空中死神"。其危害主要有以下几个方面:①造成森林生态系统衰退和森林衰亡;②造成生物多样化的减少;③造成土壤酸化,有毒的金属离子从土壤中溶出,使人体致病或发生早衰和老年痴呆症;④造成建筑材料和历史古迹的严重损害。

(三) 大气污染的防治

根据大气污染物的存在状态,其治理方法可概括为两大类:颗粒污染物控制方法和气态污染治理方法。

1. 颗粒污染物控制方法　颗粒污染物控制方法,常称除尘法。除尘方法和设备种类很多,各具不同的性能和特点。除尘方法和设备主要有以下 4 类。

(1) 重力沉降:重力沉降是利用含尘气体中的颗粒受重力作用而自然沉降的原理,将颗粒污染物与气体分离的过程。

(2) 旋风除尘:旋风除尘是利用旋转的含尘气流所产生的离心力,将颗粒污染物从气体中分离出来的过程。

(3) 湿式除尘器除尘:湿式除尘器除尘是利用水形成液网、液膜或液滴与尘粒发生惯性碰撞、扩散效应、黏附、扩散漂移与热漂移、凝聚等作用,从废气中捕集分离尘粒,并兼备吸收气态污染物的作用。

(4) 过滤式除尘器除尘:过滤式除尘器除尘是利用多孔过滤介质分离捕集气体中固体或液体粒子的净化装置。

2. 气态污染治理方法 气态污染物治理方法很多,主要有吸收、吸附、催化、燃烧、冷凝、生物、膜分离、电子束等,这里就前4种方法作简要介绍。

(1)吸收法:吸收法是利用气体混合物中不同组分在吸收剂中溶解度不同,或者与吸收剂发生选择性化学反应,从而将有害组分从气流中分离出来的过程。吸收分为物理吸收和化学吸收。由于在大气污染控制过程中,一般废气量大、成分复杂、吸收组分浓度低,单靠物理吸收难达到排放标准,因此大多采用化学吸收法。

(2)吸附法:吸附法是将气体混合物与多孔性固体接触,利用固体表面存在的未平衡的分子引力或化学键力,把混合物中某一组分或某些组分吸留在固体表面上的过程。

(3)催化法:催化法是利用催化剂的催化作用,将废气中的气体有害物质转变为无害物质或转化为易于去除物质的一种废气治理技术。

(4)燃烧法:燃烧法是通过热氧化作用将废气中的可燃有害成分转化为无害物质的方法。

大气污染的防治除采用上述方法外,还要进行综合治理。主要包括采取调整能源结构、开发新能源、合理布局工业、减少和防止污染物的排放、利用植物净化、研制和运用各种防止污染的新技术、制定大气环境质量标准、加强大气质量监测等措施。

学与问

15-6 大气污染的类型有哪些?
15-7 臭氧层遭受破坏有什么危害?

三、土壤污染及其防治

土壤是地球陆地表面具有肥力、能生长植物的疏松表层。土壤由岩石风化而成的矿物质、动植物残体腐败分解而产生的有机物质以及水分、空气等组成。土壤是人类生产和生活所不可缺少的基本条件。

土壤污染主要是指人类不科学的活动产生的污染物进入土壤并积累到一定程度,超过了土壤的自净能力,引起土壤质量恶化的过程。

(一)土壤污染物

土壤污染物是指进入土壤中并影响土壤正常作用,改变土壤的成分和功能的物质。土壤污染物可影响土壤的生态平衡,降低农作物的产量和质量。土壤污染物主要分为无机物和有机物两大类。无机物主要是化肥、盐、碱、酸、氟、氯和汞、镉、铬、铅、镍、砷、锌、铜等重金属以及铯、锶等放射性元素;有机物主要指农药、洗涤剂、多环芳烃、酚类、氰类以及病原微生物和寄生虫卵等。

(二)土壤污染源的分类

土壤污染有天然污染和人为污染两大类。

天然污染包括某些元素富集中心或矿床附近等地质因素而造成的地区性土壤污染;气象因素引起的土壤淹没、冲刷流失、风蚀以及地震、火山爆发等。

人为污染包括固体废弃物的污染如人类生活垃圾、工业渣土、矿山尾矿等;农药、肥料在土壤中的残留、积累,有机肥中的病原菌及寄生虫卵在土壤中滋生;化肥的施用造成土壤的板结,农作物中硝酸盐和亚硝酸盐的积累;劣质水的灌溉,生活污水、工业废水进入土壤,大气污染物通过降水、沉降进入土壤;土壤植被被破坏、大型水利工程等引起土壤的沙漠化、盐渍化等。

1. 化肥对土壤的污染　合理地使用化肥,是粮食高产的重要措施。但超出一定范围,又长期施用,势必导致土壤物理性质的改变,土壤肥力下降,土壤板结,团粒结构破坏,水、空气和温度难以调节,导致减产;同时,随着化肥成分的积累,还会使农产品质量下降。过量施用氮肥,反而会妨碍植物正常的氮代谢过程,造成硝酸盐在植物体内的蓄积;硝酸盐一旦遇到还原性物质,就会被还原成亚硝酸盐,危害人畜的健康,因为它与二级胺容易生成致癌的亚硝胺。此外经测定,亚硝酸盐还可导致高价铁血红蛋白症,这主要是由于亚硝酸能将血液中的二价铁氧化成三价铁,使它失去携带氧气的功能,类似于煤气(一氧化碳)中毒,严重者可致人死亡。

施用有机肥人畜粪尿,可引起致病性微生物、寄生虫卵对土壤的污染。人接触被污染的土壤,食用被污染的蔬菜、瓜果,饮用土壤被雨水冲刷和渗漏的地下水,都会造成感染。

2. 农药对土壤的污染　农药包括杀虫剂、杀菌剂、除草剂、生物生长调节剂等,是农业生产不可缺少的重要物质。环境所面临的问题是:农药的利用率极低,施用农药时,只有 10% 施在作物上,其余 90% 或直接散落在土壤和水体中,或通过农作物落叶、降雨而进入土壤;有些农药难于降解,长期存于土壤中;农药可通过食物链进人体。

农业上施用的农药中,有的药效时间比较长,残留物也长期停留在土壤中;而有些农药还有挥发性,其分子挥发进入大气,再通过降水和降尘又返回土壤。一般来说,旱地土壤农药残留量较高,水田土壤农药残留量较低。残留在土壤中的农药,有的会受土壤中的生物和非生物的分解而消失,但也有一部分是难于分解的。在这种残留量较高的土壤中收获的农作物往往也会含有农药的残留物,其残留量随作物种类而异,残留在土壤中的农药和氮化肥、磷化肥,在发生地面径流或土壤风蚀时,还会向其他地方转移,使土壤污染范围扩大,难以根治。

对于环境保护来说,人们总是希望化学农药的残留时间越短越好,但从保护农作物不受病虫害或草害的威胁来说,如农药残留时间较短,施用后很快就消失,就达不到治病杀虫或灭草的目的。

3. 固体废弃物对土壤的污染　固体废弃物对土壤污染十分严重。固体废弃物不同于水、大气,可通过稀释、扩散、转移和净化来降低乃至消除污染。固体废弃物排出数量巨大,占地面积大,侵占大量良田,给农业生产带来毁灭性打击。固体废弃物不仅侵占农田,其中的有害气体逐渐挥发到大气中而污染空气。所含有毒的重金属和其他污染物,经雨水淋洗可污染地面水、河流湖泊、地下水和土壤。放射性的废渣还会造成放射性污染。

工业废弃物酸渣或碱渣以及赤泥、硼泥可使土壤的 pH 发生较大的改变,造成庄稼减收或颗粒无收。

城市生活垃圾的数量越来越大,品种越来越多。垃圾中大量的有机物腐败后,散发出各种各样的恶臭气体或有毒气体,其所含的致病性微生物、寄生虫卵、蚊、蝇、蟑螂等害虫可进入土壤并长期存活,污染农作物,尤其是蔬菜、水果、瓜类等,也污染地下水,给人们的健康带来巨大的威胁。

农业大田淘汰的塑料薄膜,散入农田,混入土壤,阻断土壤中空气的流通,影响植物根系的发育、呼吸,不利于微生物的繁殖,也影响土壤水分、肥料的迁移,对农作物危害极大;而且混在土壤中的塑料薄膜难以降解。

4. 不适当的污灌对土壤的污染　科学地利用污水灌溉本是农业增产的有效措施之一,因为污水在灌溉中,受到土壤的过滤、吸附和生物氧化作用,其中的氮、磷、钾等营养元素可被农作物吸收,对粮食和蔬菜的增产起了很大作用。尤其在北方缺水、缺肥的地方,利用污水灌溉既可作为肥源又可作为水源,同时还解决部分污水处理问题。但是,不适当的污灌会使农田生态系统受到影响,造成土壤及农作物的污染。在我国由于不适当地利用污水灌溉,许多耕地受到重金属和有机化学物质的污染,严重污染的耕地已不能使用。

5. 酸雨对土壤的污染　雨水是土壤水分的主要来源。但近几十年来,由于能耗量特别大,煤炭等化石燃料燃烧时产生大量氮和硫的氧化物污染大气,然后与空气中的水分作用形成酸雨。酸雨使土壤的酸度增加,促使土壤中钙、镁、钾、磷等元素的过量溶解,也增加被淋滤的损失。酸度增加,还会使土壤中某些有毒元素活化,使土壤微生物失去活力,因而造成土壤肥力的降低,增加风雨对土壤的侵蚀作用,致使土质恶化。由于土壤的酸化,还会使得一些吸附于土壤颗粒中的金属溶解出来,一些重金属元素铅、铜、汞等溶解造成土壤的铅、铜、汞中毒,这些元素带到人体,会损伤人的大脑神经系统,使骨骼严重变形。

土壤除了上述的各种污染以外,还容易被各种病原体污染,通过农作物向人体传播各种寄生虫病。

(三) 土壤污染的防治

土壤污染的原因大多是人为因素造成的。同样,人为地采取一定的措施来防治土壤的污染,保护土壤的自净能力,也是可行的。

1. 控制土壤污染源　预防土壤污染的根本方法是消除与控制土壤污染源及污染途径。消除与控制工矿业和居民生活废水、废渣和废气的排放,实行污染物排放总量控制。开展固体废弃物的综合利用。控制农药的施用量。淘汰毒性大、残留量高而在环境中造成长期危害的农药。严格控制农药的使用范围、次数和总施用量。保护人类的朋友、害虫的天敌益鸟、益虫和益兽等。合理施用化肥,提倡施用腐熟的有机肥料,合理施用硝酸盐和磷酸盐类及氮肥,选择使用盐酸盐和硫酸盐类的化肥,避免土壤的板结与污染。

发展规模种植,发展无土栽培,发展肥料农药滴灌。科学灌溉,利用污水灌溉时,严格掌握水质标准,控制次数和面积。结合土壤环境容量、作物品种,制定灌溉允许年限。加强对土壤和作物的检测,注意土壤的污染极限。对井水和地下水灌溉,要根据土壤质地、矿化度和地下水的深度而具体分析,防治土壤盐渍化。

2. 不断调节土壤的肥力　在土壤的物质平衡中,除了有机质以外,还应考虑各种养分的收支状况。作物每年从土壤中要带走大量养分,不同作物需要量也不同,应做好土壤及作物的养分分析测试工作,使参与土壤中物质循环的物质数量不断增加。同时,通过改变有机肥和化肥的配合比例、施肥期、施肥量和施肥部位等,来调节养分的供应强度和持续时间,以促进供需关系的协调。另外,要合理搭配各种作物间的套种和轮作,以提高复种次数和增加产量,又不降低土壤的肥力。

3. 注意土壤水分的调节　为了提高蓄水保墒效果,改善和调节土壤水分的特性是重要环节。良好的旱耕土壤,在土壤水分特性方面,应具有较好的透水性、较低的向蒸发表面的移动性、较高的持水能力和较宽的有效水范围。改善土壤水分状况的最有效措施是发展科学灌溉,要根据土壤水分季节性动态和作物需水规律来制定科学节水的灌溉制度,以防止土壤淀积、板结、节约用水。土壤水分的调节不仅是单纯为了满足作物生理需水或抗旱保产,而且还是达到改善土壤、以水控肥、以水控温,促控作物生长、实现作物高产的有效手段。

由于土壤是一种可更新资源,应该在合理利用的基础上,做好保护和管理的工作,对土壤的干预不要超过它的负载能力,以使其不断更新,为人类永续利用。

15-8　简述土壤污染的概念。

15-9　土壤污染的防治方法有哪些?

四、居室污染及其防治

居室环境与人体健康息息相关,控制和消除居室污染,合理安排居室,使居室净化、清新和美化,对人体健康至关重要。

现代室内空气污染物来源广、危害大,由于居室的容积小,即使污染源的排放量很小,也可使居室内的有害物质浓度很大。调查表明,室内空气污染的严重程度常是室外空气的2～3倍,在某些情况下甚至可高达100倍。因此已将其与大气污染、工作间有毒化学品污染和水污染并列为对公众健康危害最大的四种环境因素。室内污染特点是污染物多,易积累,污染源杂,污染持久,不易察觉。

（一）室内污染物

室内污染物主要为气体,可多达数十种乃至数百种。据测定主要有:一氧化碳、二氧化碳,挥发性有机化合物如甲醛、苯、甲苯、二甲苯、乙苯、苯乙烯等,多环芳烃、氨、二氧化氮、四氯乙烯、四氯化碳、三氯乙烯、1,1,1-三氯乙烷、二氯乙烷、二氯苯、硫化氢、二氧化硫、3-甲基吲哚等。

室内污染还有致病细菌、病毒、螨虫、蟑螂、臭虫、跳蚤、白蚁、苍蝇、蚊子、老鼠等生物污染,以及家庭饲养的狗、猫、鸟、鸽子、兔子以及蝈蝈、蛐蛐、金鱼、乌龟等产生的污染。

其他的如飘尘、花粉、石棉等以及放射性污染物等也是室内的污染物。

（二）室内污染源

室内污染源与居室建筑装修、居室主人的生活方式、室外环境等有密切关系。

1. 生存污染　人通过呼吸道、皮肤汗腺排出大量污染物,不断向周围空间辐射热量,呼出二氧化碳、水蒸气以及散发出多种病原菌及各种有味的气体,每天都产生排泄物、排遗物。据研究报道,人的肺可排出20多种有害物质。在许多公共场所,人群聚集,有限空间污染严重,人长时间逗留会出现头晕、困倦、注意力涣散、免疫力下降等症状。

各种宠物会产生寄生虫、病菌等大量污染物。室内潮湿的卫生间、厨房、冰箱,容易滋生细菌、霉菌和致病性微生物。真菌在繁殖的过程中,散发出大量恶臭。炎热的夏季人们关闭门窗,使用空调,空调只交换少量的室内空气,造成空气污浊,负离子匮乏,导致空调综合征,使人产生头痛、肌肉痛、关节痛、嗜睡、呼吸道阻塞、咳痰、哮喘等症状。

室内人抽烟、烹调、家庭装修、使用新家具、家务清洁排放大量污染物。室内地毯、家用电器、衣物等也使得室内污染物增加。

2. 厨房污染　烹调过程中的炸、炒、熏、烤等,液化石油气、煤气、天然气、煤油、煤等燃料的燃烧,尤其在不完全燃烧时,会排放大量的多环芳烃、杂环芳烃、氮氧化物、硫氧化物、一氧化碳、甲醛等有害气体。厨房中还有老鼠、蟑螂、蚂蚁、各种食品蛀虫,它们污染食品、传播疾病。喷洒或熏蒸杀虫剂、投放灭鼠药,又造成厨房内新的污染。

3. **卫生间污染**　室内的卫生间也是主要的污染区。便池、下水道会散发出臭气,不仅刺激人体的感官,引起呕吐和食欲降低,而且带有毒性。卫生间的臭气主要是人体排泄物和洗涤下水中的有机物质,经微生物的作用而产生的硫化氢、硫醇、二甲硫醇、乙胺、吲哚等。卫生间潮湿、温暖、阴暗,是致病细菌、致病原虫、蟑螂等繁衍的温床。在卫生间使用的各种化妆品、除臭剂、消毒液、洗涤剂等也产生各种污染。

4. **家庭装修、建筑材料、室内设施污染**　现代化的建筑材料、装饰材料和各种家具、设施对居室常会产生污染。工业生产的甲醛 50% 以上用于生产建筑材料和绝缘材料。各种胶合板材、中密度板材的生产都使用甲醛树脂作为黏合剂。有些建筑还使用脲甲醛泡沫树脂作为室内墙体保温隔热板材。这些板材在室内连续、长期释放甲醛,遇热和潮解释放量更大。

室内装修材料、家具、油漆、涂料、黏合剂、腻子不仅含有甲醛,还含有苯及苯的同系物、多环芳烃、臭氧等以及重金属如铅、钡、铬、镍等有毒元素。建筑物的防水施工通常使用沥青,混凝土施工常用铅盐作为防冻剂,它们可释放大量苯类、多环芳烃、氨气等有毒气体。

建筑物中的石材、瓷砖、混凝土等建筑材料可产生无色无味的放射性气体氡(^{222}Rn)。石棉制品在建筑上用作保温、防火、绝缘、管道材料,它们经过长时间的磨损,可产生石棉粉尘,被人吸入体内,引发石棉肺、肺气肿、肺癌等。

家庭装修引起的"新居综合征"常会使人出现憋闷、恶心、头昏目眩、咳嗽、打喷嚏、嗓子有异物感、呼吸不畅、皮肤过敏等症状,有的甚至产生免疫力下降、不孕、胎儿畸形等严重后果。

(三) 居室污染的防治

通风换气保持室内空气清新是排除室内空气污染物最有效的措施之一。可在厨房、卫生间安装抽油烟机、排气扇,进行强制性的空气对流,加快空气交换速度。居室冬天要适当开窗户,夏天开空调也应注意换气。在交通要道、工业污染源附近,室内通风换气时间要尽量避开室外污染高峰。利用日光对室内致病性微生物进行杀灭。冰箱要防止异味,垃圾应及时清倒,地毯须定期吸尘,脏衣、脏袜等及时洗涤。经常清洗地面、擦抹家具,保持室内清洁,不仅减少室内飘尘,也可增加室内空气湿度,减少空气中负氧离子的消失。

适当养些绿色花卉吸收二氧化碳、吸附飘尘;选择绿色装修材料施工,采取绿色家装,力求简洁,重装饰、轻装修,尽量挑选刺激气味小的家具,装修好的新居应开窗通风,监测合格后再入住。

厨房尽量选用电饭煲、微波炉、电磁炉、电热水器。提倡使用太阳能热水器。排气扇在关闭炉灶后继续运转数分钟,彻底排尽污染气体。改变污染大的传统烹调方式。

卫生间下水道应加装回水弯头和防臭器,避免臭气散发到室内。合理选择化妆品、杀虫剂、空气清新剂、除味剂和净化剂等,防止卫生间内的空气污染加剧。

15-10　家庭装修引起的"新居综合征"有哪些症状?

环境污染对人体的危害

环境污染对人体的危害主要有三个方面。(1)急性危害:污染物在短期内浓度很高,或者几种污染物联合进入人体对人体造成急性危害。(2)慢性危害:慢性危害主要指小剂量的污染物持续的作用于人体产生的危害。如大气污染对呼吸道慢性炎症发病率的影响等。(3)远期危害:环境污染对人体的危害,一般是经过一段较长的潜伏期后才表现出来,如环境因素的致癌作用等。

环境中致癌因素主要有物理、化学和生物学因素。物理因素,如放射线体外照射或吸入放射性物质引起的白血病、肺癌等。化学因素,根据动物实验证明,有致癌性的化学物质达1 100余种。生物学因素,如热带性恶性淋巴瘤,已经证明是由吸血昆虫传播的一种病毒引起的。另外,污染物对遗传有很大影响。环境污染往往具有使人或哺乳动物致癌、致突变和致畸的作用,统称"三致作用"。"三致作用"的危害,一般需要经过比较长的时间才显露出来,有些危害甚至影响到后代。

知识点归纳

知 识 点	知 识 内 容
环境的概念	环境是指影响人类生存和发展的各种天然的和经过人工改造的自然因素的总体
自然环境的概念	自然环境是指人类生活和生产必需的自然条件与自然资源的总称
社会环境的概念	社会环境是指人类在自然环境的基础上,为了提高自身的物质与精神生活水平,通过不断提高科研和生产力而营造的人工环境
环境污染的概念	环境污染是指由于人为和自然的因素,环境受到有害物质的破坏,使生物的生长繁殖和人类的正常生活受到有害影响的现象
环境污染的原因	化学原因、物理原因、生物原因
环境保护的概念	环境保护是指人类为解决现实的或潜在的环境问题,协调人类与环境的关系,保障经济社会的持续发展而采取的各种行动的总称
环境保护的重要意义	环境保护不仅是治理污染的技术问题和保护人类的生存问题,而且环境保护更为重要的是经济问题和政治问题
水体污染物的分类	微生物污染、有机污染、富营养化、恶臭、酸碱污染、地下水硬度升高、毒污染、油污染、热污染、放射性污染
水体污染物的防治	物理处理法、化学处理法、物理化学法、生物处理法
大气污染物的类型	颗粒物、硫氧化物、碳氧化物、氮氧化物、碳氢化合物
大气污染的防治	颗粒污染物控制方法、气态污染治理方法

知　识　点	知　识　内　容
土壤污染源的分类	化肥对土壤的污染、农药对土壤的污染、固体废弃物对土壤的污染、不适当的污灌对土壤的污染、酸雨对土壤的污染
土壤污染的防治	控制土壤污染源、不断调节土壤的肥力、注意土壤水分的调节
室内污染源	生存污染、厨房污染、卫生间污染、家庭装修污染、建筑材料污染、室内设施污染
居室污染的防治	通风换气、适当养些绿色花卉、厨房尽量选用电炊具、卫生间下水道加装回水弯头和防臭器

1. 试述水污染的途径及其对人类的危害。

2. 废水的处理方法有哪几大类？

3. 大气污染有哪些危害？

4. 如何防治大气污染？

5. 什么是温室效应？

6. 酸雨有什么危害？

7. 土壤的污染物有哪些？污染源有哪些？

8. 室内空气污染的特点有哪些？

9. 室内空气污染物有哪些？

10. 卫生间的臭味由哪几种气体引起？对人有何危害？

11. 装修可引起哪些污染？

12. 如何防止室内污染？

绿色化学

绿色化学是利用新的工艺和方法，减少或消除有害物质的使用，避免有害产物、副产物的产生，从而保护人类健康和生态环境的化学。绿色化学的理想目标是不再使用有毒、有害的物质，不再产生废物。

当今，可持续发展观是世人普遍认同的发展观。可持续发展观强调人口、经济、社会、环境和资源的协调发展，既要发展经济，又要保护自然资源和环境，使子孙后代能永续发展。绿色化学

正是基于人与自然和谐发展的可持续发展理论。通过使用自然能源，从而可以避免给环境造成负担，利用太阳能为目的的光触媒、氢能源的制造和储藏技术的开发，并考虑节能节省资源，减少废弃物排放量，达到可持续发展的目的。绿色化学涉及有机合成、催化、生物化学、分析化学等多种学科，内容广泛。绿色化学的最大特点是在始端就采取预防污染的科学手段，在获得物质的转化过程中充分利用每个原料原

子,因此既可以充分利用资源,又不产生污染,因而过程和终端均为零排放或零污染。世界上很多国家已把"化学的绿色化"作为新世纪化学发展的主要方向之一。

绿色化学不但有重大的社会、环境和经济效益,而且说明化学的负面效应是可以避免的。绿色化学体现了化学科学、技术与社会的相互联系和相互作用,是化学科学高度发展以及社会对化学科学发展的作用的产物,对化学本身而言是一个新阶段的到来。

化学实验概述

化学是以实验为基础的一门自然科学,化学实验是医用化学课的重要组成部分。化学发展的历史就是人们不断地通过实验探索、发现、研究和创造的历史。实验中,可以亲眼所见大量生动、有趣的化学实验现象,从而了解许多物质变化的事实,提高学习化学的兴趣。通过实验不仅可以验证和巩固课堂教学所学的基本理论知识,加深对理论知识的理解,而且可以正确地掌握化学实验的基本操作方法和技能,了解化学科学的探索之路。化学实验对于培养学生独立观察问题、分析问题和解决问题的能力,对于培养学生理论联系实际的学风和实事求是、严格认真、一丝不苟的科学态度以及探讨问题的科学方法都有重要的意义。因此,必须重视和加强实验教学,不断提高实验教学的质量。

一、化学实验室规则

为了确保实验的正常进行,培养严谨的科学态度,收到良好的实验效果,实验时必须严格遵守下列各项规则。

(一) 实验规则

1. 上实验课前,要复习教材的相关知识,认真预习实验内容,明确实验目的与要求,熟悉实验器材,弄清实验内容、步骤、操作方法、有关原理和注意事项,牢记操作要领,做到心中有数。

2. 实验开始前,应先检查实验用品是否齐全,如有缺损,及时报告老师并予以补齐。桌上的实验用品应摆放整齐有序,以便取用。做实验前,要认真听取老师对本次实验的有关说明。如果对试剂的性能、仪器的使用方法有不明确的,应请教老师或同学,否则不能开始实验,以免发生意外事故。

3. 实验过程中,必须严格按照实验教材规定的步骤和方法进行操作。若有创意或建议,需改变实验步骤和方法时,应在征得老师同意后,方可执行。

4. 要自觉遵守纪律,保持实验室的安静。做实验时要集中精力,认真操作,仔细观察各种实验现象,积极思考,及时、如实地做好实验记录。

5. 要精心爱护公物和仪器设备,注意节约试剂和水电。实验室里的一切物品,不得擅自拿出实验室。仪器若有损坏要报告老师,办理有关补领手续,并按规定赔偿。

6. 实验过程中,要注意保持实验台面和地面的整洁。实验完毕,应对实验室进行全面整理清扫,在老师的指导下,妥善处理污物和垃圾。

7. 实验结束后,要根据实验教材和老师的要求并综合分析原始记录,如实、认真地写出实验报告。

（二）试剂使用规则

1. 取用试剂时,应看清瓶签上试剂的名称、规格和浓度,切忌用错。绝不允许将试剂随意混合,以免发生危险。

2. 试剂不得与手或皮肤接触;未经指导老师许可,不得品尝试剂的味道。

3. 试剂应按规定的量取用。若未规定用量,应以够用为原则。已取出的试剂不得倒回原瓶,应倒入老师指定的容器内。

4. 公用试剂用毕应放回原处,不准随意移动其位置。

5. 取用固体试剂时,要用清洁、干燥的药匙,用过的药匙须用干净的纸擦净后才可再次使用。试剂用后应立即盖好,以免盖错或被污染。

6. 液体试剂要用滴管或吸管取用,试剂瓶的瓶盖、滴管不可乱盖、乱插。滴管应保持垂直,不可倒立或平放。滴管不得触及容器壁。同一吸管在未洗净前,不得在不同的试剂瓶中吸取试剂。

7. 要求回收的试剂,应放入指定的回收容器里。

（三）实验室安全规则

化学实验室里所用的药品,有许多是易燃、易爆、有腐蚀性或有毒的药品。因此,在使用时一定要严格按照有关规定和操作规程,确保安全。

1. 使用易燃、易爆试剂时,应远离火源和高温物体,防止灾害发生。

2. 产生有毒气体或有恶臭物质的各种实验,均应在通风橱中或通风处进行。

3. 加热试管内的液体时,要进行预热,液体体积一般不超过试管容积的 $1/3$。加热过程中,不可把试管口对着自己或他人,也不要俯视正在加热的液体,以防被溅出的液体伤害。

4. 凡需嗅气体的气味时,可用手扇闻,切忌用鼻直接对着容器口闻。

5. 易挥发的可燃性废液不得倒入废物缸中,应倒入水槽并立即用水冲走。

6. 若因汽油、苯、酒精等引起着火时,勿用水灭火,应立即用沙土或湿布覆盖。如遇电器设备着火,应立即切断电源,用二氧化碳灭火器或四氯化碳灭火器灭火,禁止用水或泡沫灭火器灭火。

7. 如果酸洒到实验台上,应立即用适量的碳酸氢钠溶液冲洗;如果碱洒到实验台上,应立即用适量的稀醋酸冲洗;再用抹布擦干。若只是少量酸或碱溶液滴到实验台上,立即用湿抹布擦净,再用水冲洗抹布。

8. 稀释浓硫酸时,应将浓硫酸缓慢注入水中,并不断搅拌。切勿将水注入浓硫酸中,以防引起局部过热,使酸液溅出,引起灼伤。若稀释大量浓硫酸时,应分次进行。

9. 若不慎将强酸沾到皮肤或衣物上,立即用较多的水冲洗,再用 $3\%\sim5\%$ 的碳酸氢钠溶液冲洗。若强碱溶液沾到皮肤上,要用较多的水冲洗,再用 2% 醋酸液冲洗。万一眼睛里溅进了酸或碱溶液,要立即用水冲洗(切不要用手揉眼睛)。

10. 实验完毕,应洗净双手。离开实验室前,必须关好水、电、门、窗。

二、化学实验常用仪器简介

仪器名称与图形	主　要　用　途	使用方法及注意事项
试管	1. 盛放少量试剂; 2. 进行简单的、少量物质间的化学反应; 3. 制取或收集少量气体	1. 可直接用火加热,加热前试管外壁要擦干,用试管夹(或铁夹)夹持在试管全长 1/4~1/3 的近口处; 2. 加热固体时,管口略向下倾斜,先均匀加热,后固定部位加热; 3. 加热液体时,管口不能对人,试管与桌面成 45 度,所盛液体体积不超过试管总容量的 1/3; 4. 拿取试管时要用中指、食指、拇指捏住其上部,振荡,应使试管下部左右摆动; 5. 加热后不能骤冷(以免炸裂),将其放在试管架上
烧杯	1. 用作溶解、配制、浓缩、稀释溶液; 2. 接收滤液; 3. 进行较大量物质间的化学反应; 4. 加热较大量的液体;用作给试管水浴加热的盛水器	1. 不可直接用火加热,需垫石棉网,使受热均匀; 2. 加热前揩干烧杯底部的水滴; 3. 反应液体不能超过烧杯容积的 2/3; 4. 用玻璃棒搅拌时,只能轻轻搅动,以免触碰损坏烧杯
蒸发皿	1. 反应容器; 2. 灼烧固体;焙干物质; 3. 溶液的蒸发、浓缩、结晶	1. 可放在铁圈等上直接加热,蒸发溶液时可垫上石棉网; 2. 盛液量应少于容积的 2/3,加热后不能骤冷; 3. 加热时应不断搅拌,加快蒸发; 4. 快蒸干时,降温或停止加热,利用余热蒸干
烧瓶 圆底烧瓶　平底烧瓶 锥形烧瓶	1. 用作试剂量较大的加热反应; 2. 装配气体发生装置; 3. 圆底烧瓶常用作加热条件下的反应器,耐压大; 4. 平底烧瓶常用于不需加热的反应器,耐压小; 5. 锥形烧瓶振荡方便,常用于滴定	1. 烧瓶加热需垫石棉网,并固定在铁架台上; 2. 盛放液体量不超过容积的 1/2,也不能太少; 3. 平底烧瓶不宜长时间加热

仪器名称与图形	主　要　用　途	使用方法及注意事项
表面皿	1. 用来盖在蒸发皿、烧杯、漏斗等容器上，以免液体溅出或灰尘落入； 2. 作为称量试剂的容器； 3. 作极少量药品的反应容器	1. 不能用火直接加热； 2. 作盖用，其直径应略大于被盖容器口； 3. 用作称量时，应洗净烘干
滴瓶	1. 用于分装各种液体试剂； 2. 分无色和棕色两种，需要避光保存时用棕色瓶	1. 不能加热； 2. 滴管与滴瓶应配套，用后滴管要插入原滴瓶； 3. 取用试剂时，滴管要保持垂直； 4. 不能长时间存放碱液，以免滴管与瓶颈发生反应而黏结
滴管	1. 吸取或滴加少量（数滴或1～2 mL）液体； 2. 吸取沉淀上部的清液	1. 必须专用，不可一支多用，保持滴管清洁； 2. 溶液不得吸进橡皮头； 3. 滴加时不要与其他容器器壁接触，滴管要自然下垂
试剂瓶	1. 广口瓶用于盛放固体试剂；容量较大的广口瓶常用于贮存大量液体试剂； 2. 细口瓶用于盛放液体试剂和溶液	1. 不能加热； 2. 取用试剂，瓶盖应倒放在桌子上，不能弄脏、互换； 3. 不能用作反应容器； 4. 盛放碱液用橡皮塞，防止瓶塞被腐蚀黏牢； 5. 不用时应洗净并在磨口塞与瓶颈间垫上纸条； 6. 有色瓶用于盛放见光易分解或不太稳定的物质
集气瓶 玻璃片	1. 用于收集和贮存少量气体； 2. 用于气体燃烧实验	1. 上口为平面磨砂，内侧不磨砂，玻璃片要涂凡士林油，以免漏气； 2. 进行燃烧实验且有固体生成时，应在瓶底放少量沙子或水
坩埚	用于灼烧固体，使其反应	1. 可直接加热至高温，灼烧时放在泥三角上； 2. 用坩埚钳夹取，应避免骤冷

仪器名称与图形	主　要　用　途	使用方法及注意事项
量筒 	用于较粗略地量取一定体积的液体	1. 不能作为反应容器,不能加热,不可量热的液体; 2. 读数时应将视线与液体弯月面最低处持平
托盘天平 	用于称量药品的质量	药品不可直接放在托盘内,左物右码,一般精确至 0.1 g,详见实验一
容量瓶 	用于准确配制一定浓度、一定体积的溶液	1. 溶质先在烧杯内溶解,然后移入容量瓶; 2. 不能加热,不能用毛刷刷洗,不宜存放溶液,要在所标志的温度下使用; 3. 不能作反应器,瓶塞不可互换,不能放在烘箱内烘干; 4. 颈上有标线,表示在所指温度下液体凹液面与容量瓶颈部的标线相切时,溶液体积恰好与瓶上标注的体积相等
滴定管 酸式滴定管　碱式滴定管	1. 用于中和滴定(也可用作其他滴定); 2. 准确量取液体的体积	1. 用前洗净,装液前用预装溶液淋洗 3 次; 2. 酸式管滴定时,用左手开启旋塞;碱式管用左手轻捏橡皮管内玻璃珠,溶液即可放出; 3. 酸式管装酸液,碱式管装碱液,不能对调; 4. 用后应立即洗净,不能加热及量取热的液体,不能用毛刷刷内壁
吸量管　移液管	1. 用于准确移取一定体积的液体; 2. 吸量管刻有刻度,又叫刻度吸管;移液管中间膨大,只有一个标线,又叫肚形吸管	1. 用时先用少量所移取液淋洗 3 次(每次 2～3 mL); 2. 吸管用后立即清洗干净,置于吸管架(板)上备用,以免沾污; 3. 有精确刻度的量器不能放在烘箱中烘干,不能加热; 4. 一般吸管残留的最后一滴液体不要吹出,但管上标有"吹"字的要吹出

仪器名称与图形	主　要　用　途	使用方法及注意事项
酒精灯 	用作热源,产生的火焰温度为 500～600 ℃	1. 用前先检查灯芯棉线长度,若长度不够,要更换新的;若烧焦变黑,要剪去,再用镊子调整灯芯的高度; 2. 灯内酒精量应在容积的 1/4～2/3 之间,可通过小漏斗添加酒精; 3. 用火柴点燃,禁止双灯对点,禁止向燃着的酒精灯内添加酒精; 4. 酒精灯火焰分为外焰、内焰、焰心三部分。外焰燃烧充分,温度最高;内焰燃烧不充分,温度较低;焰心是未燃的酒精蒸气,温度最低,加热时要用外焰; 5. 不用时,用灯帽盖灭,禁止用嘴吹灭
酒精喷灯	用作热源,产生的火焰温度高达 1 000 ℃左右	需要强热的实验用此加热,如煤的干馏、碳还原氧化铜等
药匙 	取用固体药品	1. 取用一种药品后,必须洗净擦干后才能取另一种药品,取量大时用大端,取量小时用小端; 2. 不能取灼热的药品; 3. 保持清洁、干燥
研钵 	1. 研细固体物质; 2. 混合固体物质	1. 放入量不能超过容积的 1/3; 2. 易爆、易燃物不能研磨,只能轻轻压碎,不能将易爆物混合研磨; 3. 大块固体只能压碎、挤压,不能敲击; 4. 不能加热,不能做反应器
石棉网 	加热玻璃仪器等时使用,使其受热均匀	1. 用前检查石棉网是否完好,石棉脱落的不能使用,根据需要选用适当大小的石棉网; 2. 不能卷折,不能与水接触,以免石棉脱落和铁丝锈蚀
漏斗、漏斗架 	1. 过滤使用; 2. 引导溶液入小口径容器中; 3. 漏斗架用于放置漏斗	1. 漏斗不能加热; 2. 过滤前要洗净漏斗,漏斗架应无尘; 3. 过滤时,漏斗颈尖端必须紧靠承接滤液的容器壁

仪器名称与图形	主 要 用 途	使用方法及注意事项
试管夹	试管加热时,夹持试管	1. 加热时,夹住距管口约 1/3 处; 2. 要从试管底部套上或取下试管夹,不能把拇指按在夹的活动部分,手握试管夹的长把柄; 3. 要防止烧损和锈蚀
试管刷	洗刷试管等玻璃仪器	1. 用前检查顶部竖毛是否完整; 2. 刷时不能用力过大,以免试管刷顶端戳破试管
点滴板	1. 按凹穴多少分为四穴、六穴、十二穴等; 2. 用作同时进行多个不需分离的少量沉淀和颜色反应,进行点滴反应,观察沉淀和颜色变化	1. 一般用白色点滴板; 2. 有白色沉淀的用黑色点滴板; 3. 试剂用量一般为 2~3 滴; 4. 不能加热,不能用于含氢氟酸溶液和浓碱液的反应
铁架台、铁夹、铁圈 铁夹 铁圈 铁架台	1. 用于固定反应容器; 2. 用于支持仪器; 3. 铁圈可代替漏斗架用于过滤	1. 先将铁夹、铁圈的距离和高度调好,并旋紧螺丝,使之牢固后再进行实验; 2. 不可用铁夹或铁圈敲打其他硬物,以免折断; 3. 在铁夹上夹持玻璃器具时,要在夹与玻璃器具间垫纸和布,不宜夹得过紧,以免夹碎
玻璃棒	实验时用于搅拌、引流或蘸取试液	1. 搅拌时切勿碰击器壁,以免碰破容器; 2. 要注意随时洗涤、擦净,以免沾污试液

实验一　化学实验基本操作

【实验目的】

1. 熟悉并自觉遵守化学实验的各项规则。

2. 进行药品取用的操作,学会试管、烧杯等玻璃仪器的洗涤、干燥方法。

3. 学会使用托盘天平、量筒、研钵、漏斗等仪器,进行称量、研磨、溶解、搅拌、加热、蒸发、过滤等实验操作。

4. 初步形成正确使用化学仪器的习惯,养成严谨求实的科学作风。

【实验用品】

1. 仪器:试管、烧杯、漏斗、量筒、滴管、试管夹、试管刷、试管架、托盘天平及砝码、研钵、铁架台、酒精灯、滤纸、药匙、玻璃棒、蒸发皿、石棉网。

2. 试剂:粗食盐、蒸馏水、去污粉、铬酸洗液。

【实验内容与步骤】

1. 药品的取用

(1)固体药品的取用:取用粉末状或小颗粒的药品,要用干净的药匙,药匙的两端分别为大、小药匙。取固体药品,量大时用大匙,量小时用小匙。有些块状的药品(如石灰石、金属固体等),可用干净的镊子夹取。用过的药匙或镊子要立刻用干净的纸擦干净,以备下次使用。

向试管里装入固体粉末时,为防止药品沾在试管口和管壁上,要先使试管倾斜或平放,把盛有药品的药匙(或用小纸条折叠成的纸槽)小心地送到试管底部,然后把试管缓慢竖起来,使药品全部落到试管底部。(实验图 1-1)

将块状的药品放入试管、烧杯等玻璃仪器时,应先把容器平放,将块状药品放进容器后,再把容器缓慢竖起来,使其慢慢滑向底部,以免撞破玻璃容器。

实验图 1-1　向试管里送入固体粉末

(2)液体药品的取用:滴管是用来吸取和滴加少量试剂的仪器。使用滴管时,用手指捏紧橡胶乳头,赶出滴管内的空气,再把滴管伸入试剂瓶中,放开手指,试剂即被吸入,取出滴管,向试管或烧杯等玻璃容器中加试剂时,要悬空不能触器壁(以免玷污滴管造成试剂污染),然后轻压橡胶乳头,试剂便可滴入容器。取液后的滴管,要保持橡胶乳头朝上插入滴管,不能平放或倒置,否则试液倒流会腐蚀橡胶乳头(实验图 1-2)。

量筒是用于粗略地量取一定体积液体常用的有刻度的量器,可根据实验需要选用不同规格的量筒。

使用量筒量取液体时,量筒必须放平,用左手持量筒,并以大拇指指示所量体积的刻度处,右手持试剂瓶(瓶签对准手心处),瓶口紧挨着量筒口的边缘,慢慢注入液体到所指刻度。读取刻度时,量筒需放平稳,视线应与量筒内液体的凹液面的最低处保持在一个水平面上

（实验图 1－3）。若量筒内液体少许过量或不足时,可改用胶头滴管移弃或添加。

实验图 1－2　用滴管滴加试剂

实验图 1－3　视线与量筒的关系

2. 托盘天平的使用

托盘天平又叫粗天平,它由托盘、指针、标尺、调节零点的平衡螺母、游码、分度盘等组成,是常用的称量器具,用于精确度要求不高的称量,一般能称准到 0.1 g。托盘天平附有一套砝码,放在砝码盒内。砝码的总重量等于天平的最大载重量。砝码须用镊子夹取。托盘天平的使用方法及步骤如下。

（1）称量前:称量前先将天平放平,把游码放在标尺的零刻度处,检查天平是否平衡。如果平衡,指针恰指零点或左右摆动格数相等。如果天平未达平衡,可调节左边或右边的平衡螺母,使其平衡。

（2）称量中:称量时不可直接将药品放在天平盘内,可在两盘内放等重的纸片或用已称过重量的小烧杯盛放药品。称量物放左盘,砝码放右盘(左物右码)。如果要称取一定质量的药品,应先在右盘放置固定的砝码,在左盘增或减药品,直至天平平衡。加减砝码要用镊子夹取,应先加质量大的砝码,后加质量小的砝码。若天平附有游码时,游码标尺上每一大格表示 1 g,称少量药品时可直接用游码(实验图 1－4)。

实验图 1－4　托盘天平

（3）称量后:称量完毕,应把砝码放回砝码盒中,把游码移回零处,并将天平两盘重叠放在左边或右边,以免天平摆动磨损刀口。

3. 食盐的提纯

（1）研磨:取约 10 g 粗食盐放入研钵中,研成粉末状。

（2）称量:用托盘天平称取已研成粉末状的粗食盐 5 g。

（3）溶解:把称量好的粗食盐粉末放入小烧杯中,加蒸馏水约 20 ml,搅拌使其全部溶解。

（4）过滤:根据漏斗大小取一张圆形滤纸,对折两次,打开成圆锥形,把滤纸尖端朝下放进漏斗,滤纸的边缘要比漏斗口稍低,用水使滤纸湿润,使其紧贴在漏斗壁上,中间不要有气泡(实验图1-5)。

实验图1-5　滤纸的折叠和叠放

　　把漏斗固定在铁架台的铁圈上,另取一干净烧杯放在漏斗下方接收滤液,调整漏斗高度,使下端的管口紧贴烧杯内壁。将粗食盐溶液沿玻璃棒缓慢倾入漏斗内进行过滤,倾倒时液面要始终低于滤纸的边缘,玻璃棒下端要朝向滤纸的重叠层。先倾入上面清液,后倒入沉渣,如滤液仍混浊,应把滤液再过滤一次,直到滤液澄清(实验图1-6)。

实验图1-6　过滤

　　(5)蒸发:把澄清的滤液倒入干净的蒸发皿内,放在铁架台的铁圈上,用酒精灯加热蒸发。在加热过程中,用玻璃棒不断搅动,防止局部过热,造成液滴飞溅。蒸发皿内固体即将干涸时再用漏斗将蒸发皿罩住,并继续加热,直到水全部蒸发。将制得的白色精制食盐冷却后称量,同时计算食盐的提纯率。

$$提纯率 = \frac{精盐的质量(g)}{粗盐的质量(g)} \times 100\%$$

　　4. 玻璃仪器的洗涤和干燥

　　为了使实验结果正确,化学实验所用的玻璃仪器(如试管、烧杯、量筒和漏斗等)都应该是洁净的。玻璃仪器的干净程度直接影响实验结果正确与否。不同的化学实验对仪器的干净程度有着不同的要求。实验完毕应把用过的玻璃仪器洗净放置,以备下次使用。因此,要掌握玻璃仪器的洗涤和干燥方法。

　　(1)洗涤方法:一般玻璃仪器可用自来水冲洗,再用试管刷刷洗。刷洗时,将试管刷在器皿内上下刷或左右旋转刷,然后用自来水冲洗,再用少量蒸馏水淋洗2~3次。要注意不能用秃顶试管刷,也不能用力过猛,以免戳破仪器。若用水洗不干净,可用毛刷蘸少量去污粉或洗衣粉刷洗,然后用自来水、蒸馏水分别冲洗,洗涤时应遵循"少量多次"的原则。玻璃仪器刷洗干净的标准是液体流过玻璃表面后,内壁上只附着一层均匀的水膜,不应有水珠存在。

如果仪器污染较重,用上述方法仍洗不干净时,可用铬酸洗液(重铬酸钾的浓硫酸溶液)洗涤。将少量洗液倒入器皿里,转动器皿使其内壁充分被洗液湿润(或用洗液浸泡器皿),然后将洗液倒回原处,再把洗液洗过的器皿依次用自来水、蒸馏水冲洗干净。

铬酸洗液的清洁效果很好,但腐蚀性很强且有毒,使用时应十分小心,切勿溅在皮肤或衣物上。洗液可重复使用,新配制的洗液为橙褐色,经多次使用后直至变绿色才失效。

(2)干燥方法:玻璃仪器的干燥常用晾干和烘干两种方法。洗净后不急用的玻璃仪器倒置在实验柜内或仪器架上自然晾干。洗净后急用的仪器,在倒尽水分后放入电烘箱或红外干燥箱内烘干。常用的烧杯、蒸发皿等可置于石棉网上用小火烘干;试管可将管口朝下直接用火烤干,烤时应不断来回移动试管,至不见水珠后,将管口朝上除尽水蒸气。量筒等带刻度的仪器不能用高温烘烤,可用电吹风迅速干燥。

【问题讨论】

1. 使用量筒量取液体时要注意哪些事项?

2. 在进行过滤和蒸发时应注意哪几点?

3. 玻璃仪器怎样才算洗涤干净?

实验二　同周期、同主族元素性质的递变

【实验目的】

1. 学会进行钠、镁、铝金属活动性比较和氯、硫非金属活动性比较的实验,掌握同周期元素性质递变的规律。

2. 学会进行钾、钠金属活动性比较和氯、溴、碘非金属活动性比较实验,掌握同主族元素性质的递变规律。

3. 增强观察问题和分析问题的能力,培养实事求是的科学态度。

【实验用品】

1. 仪器:试管、试管夹、试管架、量筒、小烧杯、镊子、胶头滴管、酒精灯、点滴板、滤纸、砂纸、玻璃片、小刀、火柴。

2. 试剂:钠、钾、镁条、铝片、氯水(新制的)、溴水、2 mol/L NaOH 溶液、3 mol/L 硫酸溶液、NaCl 溶液、NaBr 溶液、2 mol/L $MgCl_2$ 溶液、2 mol/L $AlCl_3$ 溶液、0.2 mol/L Na_2S 溶液、1 mol/L 盐酸、酚酞试液。

【实验内容与步骤】

1. 同周期元素性质的递变

(1)取 1 个小烧杯,注入 40 mL 水,用镊子取绿豆大小金属钠 1 块,用滤纸吸干表面的煤油,放入烧杯中,观察现象。向反应后的溶液中加入 3 滴酚酞试液,观察颜色变化。

(2)取 2 小段镁条,用砂纸擦去表面的氧化膜,放入试管中。向试管中加入 3 mL 水,并滴入 3 滴酚酞试液,观察现象。然后,加热试管至水沸腾,观察现象。

(3)取 1 小段镁条和 1 小块铝片,用砂纸擦去表面的氧化膜,分别放入两支试管中,再各

加 2 mL 1 mol/L 盐酸,观察现象。

(4) 取试管 2 支,分别加入 2 mol/L $MgCl_2$ 溶液和 2 mol/L $AlCl_3$ 溶液 2 mL,然后各滴入 2 mol/L NaOH 溶液 6 滴,观察现象。将 $AlCl_3$ 溶液中产生的 $Al(OH)_3$ 沉淀分盛在两支试管中,然后分别加入 3 mol/L H_2SO_4 溶液和 2 mol/L NaOH 溶液 6 滴,观察现象。

(5) 取 1 支试管,加入 0.2 mol/L Na_2S 溶液 3 mL,再滴加氯水数滴,观察现象。

解释上面的实验现象,比较钠、镁、铝的金属活动性和氯、硫的非金属活动性,并写出有关的化学方程式。

2. 同主族元素性质的递变

(1) 取 1 个小烧杯,注入 40 mL 水,用镊子取绿豆大小金属钾 1 块,用滤纸吸干表面的煤油,放入烧杯中,观察反应发生的剧烈程度并与金属钠进行比较。向反应后的溶液中加入 3 滴酚酞试液,观察颜色变化。

(2) 取 3 支试管,分别加入少量氯化钠、溴化钠、碘化钾晶体,加适量蒸馏水使其溶解。然后分别加入新制的氯水 1 mL,观察现象。

(3) 取 3 支试管,分别加入少量氯化钠、溴化钠、碘化钾晶体,加适量蒸馏水使其溶解。然后分别加入溴水 1 mL,观察现象。

解释上面的实验现象,比较钠、钾的金属活动性和氯、溴、碘的非金属活动性,并写出有关的化学方程式。

【问题讨论】

1. 金属钠、钾为何须保存在煤油中?取用金属钠、钾时,为何要用镊子夹取而不能用手直接拿?

2. 镁条、铝片在反应前为何要用砂纸擦去表面的氧化膜?

3. 实验中所用的氯水为什么需要新制的?

4. 通过比较钠、镁、铝金属活动性及氯、硫非金属活动性,可得出同周期元素金属性和非金属性有何递变规律?

5. 通过比较钾、钠金属活动性及氯、溴、碘非金属活动性,可得出同主族元素金属性和非金属性有何递变规律?

实验三　溶液的配制和稀释

【实验目的】

1. 熟悉有关溶液浓度的计算。

2. 初步学会吸量管和容量瓶的使用方法。

3. 学会进行质量浓度、物质的量浓度溶液的配制和溶液稀释的实验操作。掌握主要的操作步骤。

4. 养成严谨求实的学习态度。

【实验用品】

1. 仪器:托盘天平及砝码、100 mL 量筒、药匙、50 mL 烧杯、玻璃棒、100 mL 容量瓶、500 mL 容量瓶、10 mL 吸量管、洗耳球、胶头滴管。

2. 试剂:氯化钠晶体、浓盐酸、2 mol/L 乳酸钠溶液、95% 乙醇、蒸馏水。

【实验内容与步骤】

1. **溶液的配制**

(1) 质量浓度溶液的配制　配制 9 g/L NaCl 溶液 500 mL。

①计算：计算配制 9g/L NaCl 溶液 500 mL 所需 NaCl 的质量 ＿＿＿＿g。

②称量：用托盘天平称取所需 NaCl 的质量，放入 50 mL 烧杯中。

③溶解：用量筒量取 30 mL 蒸馏水倒入烧杯中，用玻璃棒不断搅拌使 NaCl 完全溶解。

④转移：用玻璃棒将烧杯中的 NaCl 溶液引流入 500 mL 容量瓶中，然后用少量蒸馏水洗涤烧杯 2～3 次，每次的洗涤液都注入容量瓶中。

⑤定容：向容量瓶中继续加入蒸馏水，当加到离标线 2～3 cm 处时，改用胶头滴管滴加蒸馏水至溶液凹液面最低处与标线相切。盖好瓶塞，将容量瓶倒转摇动数次使溶液混匀。

把配制好的溶液倒入指定的回收瓶内（或将配好的溶液倒入配有橡皮塞的试剂瓶中，贴上标签，标上试剂名称、浓度，备用）。

(2) 物质的量浓度溶液的配制　用浓盐酸配制 1 mol/L 盐酸 100 mL。

①计算：计算配制 1 mol/L 盐酸 100 mL 需要密度为 1.19 kg/L、质量分数为 37%（或 0.37）的浓盐酸的体积 ＿＿＿＿mL。

②移取：用 10 mL 吸量管吸取需要的浓盐酸的体积后移至 100 mL 容量瓶中。

③定容：向容量瓶中加入蒸馏水，当加到离标线 2～3 cm 处时，改用胶头滴管滴加蒸馏水至溶液凹液面最低处与标线相切（平视）。盖好瓶塞，将容量瓶倒转摇动数次使溶液混匀。

把配制好的溶液倒入指定的回收瓶内（或将配好的溶液倒入配有橡皮塞的试剂瓶中，贴上标签，标上试剂名称、浓度，备用）。

2. **溶液的稀释**

(1) 将 2 mol/L 乳酸钠溶液稀释为 1/6 mol/L 乳酸钠溶液 100 mL。

①计算：计算配制 1/6 mol/L 乳酸钠溶液 100 mL 所需 1 mol/L 的乳酸钠溶液的体积 ＿＿＿＿mL。

②移取：用 10 mL 吸量管吸取所需的 1 mol/L 乳酸钠溶液的体积，同时移至 100 mL 容量瓶中。

③定容：向容量瓶中加入蒸馏水，当加到离标线 2～3 cm 处时，改用胶头滴管滴加蒸馏水至溶液凹液面最低处与标线相切（平视）。盖好瓶塞，将容量瓶倒转摇动数次使溶液混匀。

把配制好的溶液倒入指定的容器内（或将配好的溶液倒入配有橡皮塞的试剂瓶中，贴上标签，标上试剂名称、浓度，备用）。

(2) 将体积分数 $\varphi = 0.95$ 的市售酒精稀释为体积分数 $\varphi = 0.75$ 的消毒酒精 95 mL。

①计算：计算配制 $\varphi = 0.75$ 的消毒酒精 95 mL 需用 $\varphi = 0.95$ 的酒精的体积 ＿＿＿＿mL。

②量取：用 100 mL 量筒量取所需的 $\varphi = 0.95$ 的酒精的体积。

③定容：向量筒中加蒸馏水稀释至离 95 mL 刻度线 2～3 cm 时，改用胶头滴管滴加蒸馏水至溶液凹液面最低处与 95 mL 刻度线相切（平视）。用玻璃棒搅匀即可。

把配制好的溶液倒入指定的容器内（或将配好的溶液倒入配有橡皮塞的试剂瓶中，贴上标签，标上试剂名称、浓度，备用）。

【问题讨论】

1. 配制 9 g/L NaCl 溶液时，为什么每次用少量蒸馏水洗涤烧杯的洗涤液都要注入容量瓶中?

2. 读取刻度时,为什么视线要与液体的凹液面最低处保持在同一水平面上? 若俯视或仰视分别会产生怎样的误差?

实验四　化学反应速率和化学平衡

【实验目的】

1. 学会进行改变反应条件(浓度、温度和催化剂)对化学反应速率影响的实验操作。

2. 学会进行改变反应条件(浓度和温度)对化学平衡影响的操作。

3. 养成严谨细致的工作作风。

【实验用品】

1. 仪器:烧杯、试管、试管夹、试管架、滴管、量筒、酒精灯、铁架台、火柴、石棉网、温度计、秒表、装有 NO_2 和 NO 混合气体的平衡装置、玻璃棒。

2. 试剂:0.1 mol/L $Na_2S_2O_3$ 溶液、0.1 mol/L H_2SO_4、3‰ H_2O_2 溶液、0.1 mol/L $FeCl_3$ 溶液、0.1 mol/L KSCN 溶液、MnO_2 粉末、冷水、热水。

【实验内容与步骤】

1. 影响化学反应速率的因素

(1) 浓度对化学反应速率的影响:取 3 支试管,编号为 1、2、3 号,按照下表从左到右的顺序,把各物质分别加到 3 支试管中,并准确记录出现浑浊的时间。

编号	0.1 mol/L $Na_2S_2O_3$ 溶液	蒸馏水	0.1 mol/L H_2SO_4 溶液	出现浑浊的时间
1	1 mL	3 mL	2 mL	
2	2 mL	2 mL	2 mL	
3	4 mL	0	2 mL	

说明实验原理,写出 $Na_2S_2O_3$ 与 H_2SO_4 反应的化学方程式。

(2) 温度对化学反应速率的影响:在两只烧杯中分别盛温水和热水半杯。取 3 支试管,编号为 1、2、3 号,各加入 2 mL 0.1 mol/L $Na_2S_2O_3$ 溶液和 2 mL 0.1 mol/L H_2SO_4 溶液。将试管 1 放在室温下,试管 2 放在温水中,试管 3 放在热水中,并准确记录出现浑浊的时间。

编号	0.1 mol/L $Na_2S_2O_3$ 溶液	0.1 mol/L H_2SO_4 溶液	温度	出现浑浊的时间
1	2 mL	2 mL	室温	
2	2 mL	2 mL	温水	
3	2 mL	2 mL	热水	

(3) 催化剂对化学反应速率的影响:取试管 2 支,分别加入 3‰ H_2O_2 2 mL,室温下,在其中一支中加入少量的 MnO_2 粉末。观察气体产生的先后顺序,用带火星的火柴放在两支试管口检验生成的气体。比较 H_2O_2 的分解速率。说明实验原理,写出 H_2O_2 分解的化学方程式。

2. 影响化学平衡的因素

（1）浓度对化学平衡的影响：在盛有 10 mL 蒸馏水的小烧杯中加入 0.1 mol/L FeCl$_3$ 溶液和 0.1 mol/L KSCN 溶液各 1 mL，混匀，观察溶液的颜色。

将上述混匀后的溶液等量分装入 3 支试管，编号为 1、2、3 号。

在 1 号试管中滴入 FeCl$_3$ 溶液 2 滴，在 2 号试管中滴入 KSCN 溶液 2 滴，观察溶液的颜色变化，并与 3 号试管进行对比。解释颜色变化的原因。

（2）温度对化学平衡的影响：把 NO$_2$ 和 N$_2$O$_4$ 的混合气体盛在两个连通的烧瓶里，然后用夹子夹住橡皮管，把一个烧瓶放进热水里，把另一个烧瓶放进冰水（或冷水）里，如实验图 4-1 所示。观察混合气体的颜色变化，并与常温时盛有相同混合气体的烧瓶中的颜色进行对比。解释颜色变化的原因。

实验图 4-1　温度对化学平衡的影响

【问题讨论】

1. 增大或减小反应物的浓度，化学反应速率如何变化？

2. 升高或降低温度，化学反应速率如何变化？

3. 催化剂对化学反应速率有何影响？

4. 反应物浓度的大小、温度的升降对化学平衡的移动有何影响？

实验五　电解质溶液

【实验目的】

1. 学会用实验区别强电解质和弱电解质。

2. 能进行离子反应、同离子效应、盐类水解、缓冲溶液的实验操作。

3. 掌握酸碱指示剂及 pH 试纸测定溶液酸碱性的方法。

4. 养成严谨细致的工作作风。

【实验用品】

1. 仪器：试管、白色点滴板、量筒、试管架。

2. 试剂：广泛 pH 试纸、1 mol/L 盐酸、1 mol/L CH$_3$COOH、0.5 mol/L 盐酸、0.5 mol/L Na$_2$CO$_3$ 溶液、1 mol/L NH$_3$·H$_2$O、0.5 mol/L ZnSO$_4$ 溶液、1 mol/L NaOH 溶液、大理石、锌粒、酚酞试液、NH$_4$Cl 晶体、甲基橙试液、CH$_3$COONa 晶体。

【实验内容及步骤】

1. 强电解质和弱电解质

（1）在白色点滴板凹穴内分别滴入 4 滴 1 mol/L 盐酸和 1 mol/L CH$_3$COOH，用广泛 pH 试纸分别测定其溶液的 pH。说明两溶液的浓度相同而 pH 不同的原因。书写盐酸和 CH$_3$COOH 的电离方程式。

（2）取 2 支试管，分别加入 1 mol/L 盐酸和 1 mol/L CH$_3$COOH 各 3 mL，再投入同样大小的大理石各 1 块。观察两试管中反应的快慢，解释原因。

2. 同离子效应

（1）取 2 支试管,各加入 1 mol/L NH$_3$·H$_2$O 2 mL 和酚酞试液 1 滴,在其中一支试管里加入少许 NH$_4$Cl 晶体,振荡后比较 2 支试管中溶液的颜色,解释原因。

（2）取 2 支试管,各加入 1 mol/L CH$_3$COOH 2 mL 和甲基橙试液 1 滴,在其中一支试管里加入少许 CH$_3$COONa 晶体,振荡后比较两试管中溶液的颜色,解释原因。

3. 盐类水解

在白色点滴板凹穴内分别滴入 0.5 mol/L NaCl 溶液、0.5 mol/L Na$_2$CO$_3$ 溶液、0.5 mol/L ZnSO$_4$ 溶液各 3 滴,用广泛 pH 试纸分别测出它们的 pH,填入下表,并说明原因。

溶液名称	pH	溶液酸碱性	原　因
0.5 mol/L NaCl 溶液			
0.5 mol/L Na$_2$CO$_3$ 溶液			
0.5 mol/L ZnSO$_4$ 溶液			

4. 缓冲溶液的制备和性质

（1）取 4 支试管,编为 1、2、3、4 号。

（2）按下表步骤分别在试管中加蒸馏水、1 mol/L CH$_3$COOH、1 mol/L CH$_3$COONa 溶液。

（3）用广泛 pH 试纸分别测出 4 支试管内液体的近似 pH,并填入表中。

（4）在 1、3 号试管中各加入 1 mol/L 盐酸 1 滴,在 2、4 号试管中各加入 1 mol/L NaOH 溶液 1 滴,振荡后再用广泛 pH 试纸分别测出 4 支试管内液体的近似 pH,并填入表中。

（5）比较加入少量酸或碱后溶液 pH 的变化情况,填入表中。

（6）写出 1、2 号两试管中缓冲溶液抗碱、抗酸的离子方程式。

试管号	加入试剂的量	pH	加酸或加碱后的 pH	加酸或加碱前后 pH 的变化
1	蒸馏水 2 mL CH$_3$COOH 1 mL CH$_3$COONa 溶液 1 mL		加 1 滴 HCl 后 pH=	
2	蒸馏水 2 mL CH$_3$COOH 1 mL CH$_3$COONa 溶液 1 mL		加 1 滴 NaOH 后 pH=	
3	蒸馏水 4 mL		加 1 滴 HCl 后 pH=	
4	蒸馏水 4 mL		加 1 滴 NaOH 后 pH=	

【问题讨论】

1. 浓度相同的 HCl 和 CH$_3$COOH 溶液 pH 是否相同? 为什么?

2. 如何鉴别 AgNO$_3$ 溶液,有何现象?

3. ZnSO$_4$、Na$_2$CO$_3$、NaCl 都是正盐,它们的水溶液是否都显中性? 请按 pH 由小到大的顺序进行排列。

4. 在蒸馏水中加入少许强酸或强碱溶液与在 CH$_3$COOH—CH$_3$COONa 溶液中加入少许强酸或强碱溶液,它们的 pH 变化有何不同? 为什么?

实验六 烃、醇、酚的性质

【实验目的】

1. 验证饱和烃、不饱和烃、芳香烃、醇和酚的主要化学性质,掌握它们的鉴别方法。

2. 学会实验室制备乙炔、硝基苯的方法。

3. 在实践中培养仔细观察、严肃认真的科学态度。

【实验用品】

1. 仪器:试管、滴管、烧杯、平底烧瓶、分液漏斗、表面皿、玻璃管、玻璃棒、橡皮塞、铁架台、酒精灯、石棉网、温度计、镊子、角匙、滤纸、铜丝。

2. 试剂:液体石蜡(饱和烃)、松节油(不饱和烃)、电石、溴水、苯、甲苯、无水乙醇、金属钠、甘油、苯酚、浓 H_2SO_4、浓 HNO_3、1 g/L $KMnO_4$ 溶液、2 mol/L H_2SO_4、2 mol/L 盐酸、50 g/L $CuSO_4$ 溶液、100 g/L NaOH 溶液、10 g/L $FeCl_3$ 溶液、饱和食盐水、饱和苯酚溶液。

【实验内容与步骤】

1. 饱和烃和不饱和烃的性质

(1) 氧化反应:取试管 2 支,各滴加 2 mL 1 g/L $KMnO_4$ 溶液和 2 滴 2 mol/L H_2SO_4,混合均匀。在一支试管中加入 3 mL 液体石蜡,充分振荡;在另一支试管中加入 3 mL 松节油,充分振荡。观察 2 支试管中溶液颜色有无改变。解释原因。

(2) 加成反应:取试管 2 支,各滴加 2 mL 溴水。在一支试管中加入 1 mL 液体石蜡,充分振荡;在另一支试管中加入 1 mL 松节油,充分振荡。观察 2 支试管中溶液颜色有无改变。解释原因。

2. 乙炔的制取和性质

(1) 乙炔的制取:取几小块电石放入平底烧杯内,在瓶塞上安装分液漏斗和导气管,按实验图 6-1 装置连接好。关闭分液漏斗的活塞,在其中加入饱和食盐水。旋开活塞,食盐水遇电石即反应生成乙炔气体,可通过调节食盐水的滴加速度来控制反应速度。

实验图 6-1 乙炔的制取

(2) 氧化反应:将导气管插入装有 2 mL 1 g/L $KMnO_4$ 溶液和 2 滴 2 mol/L H_2SO_4 溶液的试管中,观察试管中溶液颜色有无改变。解释原因。

(3) 加成反应:将导气管插入装有 2 mL 溴水的试管中,观察试管中溶液颜色有无改变。解释原因。书写化学反应式。

(4) 可燃性:在导气管口点燃制得的气体,观察现象。

3. 苯和甲苯的性质

(1) 氧化反应:取 2 支试管,各加入 1 mL 1 g/L KMnO₄ 溶液和 2 滴 2 mol/L H₂SO₄,混合均匀。在一支试管中加入 1 mL 苯,充分振荡;在另一支试管中加入 1 mL 甲苯,充分振荡。观察 2 支试管中溶液颜色有无改变。解释原因。

(2) 硝化反应:取 1 支大试管,加入浓 H₂SO₄ 和浓 HNO₃ 各 2 mL,混合均匀,冷却后加入 1 mL 苯,充分振荡,然后放入 60 ℃水浴中加热 10 分钟,将生成物倒入盛有 20 mL 水的小烧杯中,观察生成物的颜色、状态,嗅其气味。书写化学反应式。

4. 醇的性质

(1) 与金属钠的反应:取 1 支干燥试管,滴入 1 mL 无水乙醇,用镊子放入 1 粒用滤纸吸干的绿豆大小的金属钠,观察实验现象;用拇指堵住试管口,待反应结束,将试管口移向酒精灯火焰,松开拇指,是否听到爆鸣声?生成的是何种气体?书写化学反应式。

(2) 氧化反应:取 1 支小试管,滴入 2 mL 无水乙醇,将一端弯曲成螺旋状的铜丝放在酒精灯火焰上烧灼红热,迅速插入无水乙醇中,如此反复操作几次,观察铜丝表面的变化,同时闻生成物的气味。书写化学反应式。

(3) 甘油铜的生成:取 1 支小试管,滴入 50 g/L CuSO₄ 溶液和 100 g/L NaOH 溶液各 1 mL,观察生成的 Cu(OH)₂ 沉淀的颜色,静置,用滴管吸去上层清液弃之,在沉淀中加入甘油 10 滴,充分振荡。观察并解释实验现象。书写化学反应式。

同法,另取 1 支试管,用乙醇代替甘油进行实验操作,观察有否上述实验现象。为什么?

5. 酚的性质

(1) 溶解性和酸性:取 1 支试管,加入少许固体苯酚,再加入 1 mL 水,充分振荡后加热,再冷却。观察先后有何现象发生。说明所发生的一系列现象的原因。

在上述试管中再滴入 100 g/L NaOH 溶液,边滴边振荡至澄清止。解释原因。书写化学反应式。

在已变澄清的反应液中滴入 2 mol/L 盐酸,振荡,观察并解释发生的现象。书写化学反应式。

(2) 显色反应:取 1 支试管,滴入 1 mL 饱和苯酚溶液,再滴入 2 滴 10 g/L FeCl₃ 溶液,振荡,观察实验现象。说明原因。

(3) 取代反应:取 1 支试管,滴入 1 mL 饱和苯酚溶液,再逐滴滴入溴水,振荡,观察实验现象。书写化学反应式。

【问题讨论】

1. 比较饱和烃和不饱和烃、苯和苯的同系物的化学性质,总结它们之间的鉴别方法。

2. 乙醇和钠反应为什么必须使用无水乙醇?

3. 鉴别醇与酚可选用哪些方法?

4. 如何鉴别一元醇与多元醇?

实验七 醛、酮、羧酸的性质

【实验目的】
1. 用实验来验证醛的还原性、丙酮的显色反应和羧酸、尿素的重要性质。
2. 熟练进行水浴加热操作。
3. 独立完成酯化反应装置的安装和实验操作。
4. 养成耐心细致、严谨求实的学习态度。

【实验用品】
1. 仪器：试管、试管架、试管夹、酒精灯、火柴、水浴锅、量筒、点滴板、广泛 pH 试纸、蓝色石蕊试纸、红色石蕊试纸。
2. 试剂：$0.1\ mol/L\ AgNO_3$ 溶液、$1\ mol/L\ NaOH$ 溶液、$2\ mol/L\ NH_3 \cdot H_2O$、费林试剂（甲、乙）、希夫试剂、$0.05\ mol/L$ 亚硝酰铁氰化钠溶液、$1\ mol/L$ 醋酸、$1\ mol/L$ 草酸、浓 H_2SO_4、乙醇、乙醛、丙酮、冰醋酸、草酸、苯甲酸固体、无水碳酸钠、澄清石灰水、饱和碳酸钠溶液、蒸馏水。

【实验内容和步骤】

一、醛、酮的性质

（一）醛的还原性

1. **银镜反应**　在一支洁净试管中加入 $0.1\ mol/L\ AgNO_3$ 溶液 2 mL，再滴加 $2\ mol/L$ 氨水，边加边振荡，直至生成的沉淀刚好溶解（切勿过量），即得土伦试剂。将土伦试剂等分于 2 支洁净试管中，在第一支试管中加乙醛 5 滴，第二支试管中加丙酮 5 滴。把 2 支试管置于 60 ℃ 水浴上加热数分钟，观察试管内壁各有何现象。说明原因。

2. **费林反应**　取试管 1 支加入费林试剂甲、乙各 2 mL，混匀，所得深蓝色溶液即为费林试剂。将费林试剂分于 2 支试管中，在第一支试管中加乙醛 5 滴，第二支试管中加丙酮 5 滴，把 2 支试管在沸水浴上加热 2 分钟，观察各有何现象？说明原因。

（二）与希夫试剂的反应

取试管 2 支，各加入希夫试剂 1 mL，再向第一支试管中加入乙醛 5 滴，第二支试管中加丙酮 5 滴，观察两支试管中溶液的颜色有何不同。说明原因。

（三）丙酮的显色反应

取试管 1 支，加入丙酮 2 mL 和 $0.05\ mol/L$ 亚硝酰铁氰化钠溶液 10 滴，再加 $1\ mol/L$ NaOH 溶液 5 滴，有何现象？

二、羧酸的性质

（一）羧酸的酸性

1. **与酸碱指示剂作用**　在点滴板的凹穴中，分别滴入 $1\ mol/L$ 醋酸和 $1\ mol/L$ 草酸各 3 滴，用广泛试纸和蓝色石蕊试纸，观察试纸颜色变化，测其近似 pH。

2. **与碱反应**　取试管 1 支，盛苯甲酸晶体少许，加蒸馏水 1 mL 振荡，在苯甲酸浑浊液中,滴入 1 mol/L NaOH 数滴至溶液澄清。写出化学反应式。

3. 与碳酸盐反应,取试管 1 支,加少量无水碳酸钠,再滴入 1 mol/L 醋酸数滴。有何现象? 写出化学反应式。

（二）羧酸的酯化

在一支干燥的大试管中加无水乙醇 2 mL 和冰醋酸 1 mL,边振荡边滴加浓硫酸 5 滴,混匀后按实验图 7-1 所示装置连接,注意导管口距饱和 Na_2CO_3 溶液 2~3 cm,切记导管不能伸入 Na_2CO_3 溶液。用小火加热数分钟,当生成的蒸汽通入 Na_2CO_3 溶液 3~5 min 后,有 Na_2CO_3 溶液经导管中慢慢上升,此时表明乙酸乙酯基本蒸发完毕,可以移去导管后停止加热,观察饱和碳酸钠液面上生成物的状态、颜色和气味,写出化学反应方程式。

实验图 7-1　乙酸乙酯的制备

实验图 7-2　草酸的脱羧

（三）草酸的脱羧

取干燥试管 1 支,加入草酸 3 g,按实验图 7-2 把装置连接好。另取试管 1 支,盛 4 mL 澄清石灰水,将导管通入石灰水。加热盛草酸的试管,当石灰水变浑浊后,移去盛石灰水的试管,停止加热,写出化学反应式。

【问题讨论】

1. 醛和酮的化学鉴别方法有哪些?

2. 银镜反应实验应注意什么?

3. 土伦试剂和费林试剂的主要成分是什么?

实验八　糖类、蛋白质的性质

【实验目的】

1. 学会进行葡萄糖的还原性及蔗糖、淀粉水解的实验操作。

2. 熟练进行蛋白质盐析和变性的实验操作。

3. 熟悉糖类化合物和蛋白质的鉴别。

4. 了解葡萄糖的银镜反应、蛋白质的颜色反应的意义。

5. 培养认真操作、仔细观察实验现象的学习习惯。

【实验用品】

1. 仪器:试管、试管夹、试管架、酒精灯、石棉网、铁架台、白瓷点滴板、10 mL 量筒、烧杯、红色石蕊试纸、滤纸、剪刀、恒温水浴锅。

2. 试剂：100 g/L 葡萄糖溶液、100 g/L 蔗糖溶液、50 g/L 淀粉溶液、班氏试剂、2 mol/L $NH_3 \cdot H_2O$、100 g/L NaOH 溶液、碘试液、3 mol/L H_2SO_4、药用酒精、浓 H_2SO_4、鸡蛋清溶液、鸡蛋清 NaCl 溶液、10 g/L $CuSO_4$ 溶液、20 g/L $Pb(Ac)_2$ 溶液、浓 $NH_3 \cdot H_2O$、浓 HNO_3、饱和$(NH_4)_2SO_4$溶液、$(NH_4)_2SO_4$ 晶体、10 g/L $AgNO_3$ 溶液、茚三酮试剂。

【实验内容与步骤】

1. 葡萄糖的还原性

(1) 与班氏试剂反应：在一支试管中分别加入班氏试剂和 100 g/L 葡萄糖溶液 2 mL，在沸水中加热 2~3 min，观察何现象。解释原因。

(2) 与土伦试剂反应：取 1 支洁净的试管，加入 10 g/L $AgNO_3$ 溶液 2 mL，再逐滴加入氨水，边加边振荡，直到沉淀溶解为止，加入 100 g/L 葡萄糖溶液 2 mL，在 60 ℃~80 ℃ 热水浴中加热，观察现象。说明原因。

2. 蔗糖的水解

(1) 在试管中加入 2 mL 班氏试剂，再加入 100 g/L 蔗糖溶液 2 mL，在沸水中加热 2~3 min，观察有无沉淀。说明原因

(2) 取 1 支洁净的大试管，加入 100 g/L 蔗糖 3 mL，并滴加 8 滴 3 mol/L H_2SO_4，煮沸 3~5 min，冷却后，加 100 g/L NaOH 溶液至红色石蕊试纸变蓝，再加入班氏试剂 1 mL，加热。观察有何现象发生。说明原因。

3. 淀粉遇碘的显色反应和淀粉的水解

(1) 遇碘的显色：取 1 支试管，滴加 50 g/L 淀粉溶液 10 滴，再滴加碘液 2 滴，充分混和，观察并解释发生的现象。

(2) 淀粉的水解：取 1 支试管，加入 50 g/L 淀粉液 5 mL，加入 4~5 滴浓 H_2SO_4，水浴加热，每隔 1~2 min 从试管中用玻璃棒蘸取 1 滴水解液，放入点滴板的凹穴里，滴入碘试液 1 滴并注意观察，直至不发生碘的显色，停止加热。冷却后，先用 100 g/L NaOH 溶液中和，至红色石蕊试纸变蓝为止，取此溶液 2 mL 再加 1 mL 班氏试剂，加热，观察并解释发生的现象。

4. 蛋白质的性质

(1) 蛋白质的盐析：在盛有 4 mL 鸡蛋清 NaCl 溶液的试管中加入 4 mL 饱和 $(NH_4)_2SO_4$ 溶液。振荡后静置 5 min，观察现象，说明原因。取此浑浊液 1 mL，加入蒸馏水 3 mL，振荡，观察析出球蛋白是否重新溶解，解释原因。

将剩下的浑浊液过滤，并在滤液中加入$(NH_4)_2SO_4$ 晶体至饱和，清蛋白沉淀析出，然后加入 2 倍的蒸馏水稀释，振荡，观察析出的清蛋白能否溶解，说明原因。

(2) 蛋白质的变性

①重金属盐对蛋白质的作用：在盛有 1 mL 鸡蛋清的 3 支试管中，分别滴入 10 g/L $CuSO_4$ 溶液、20 g/L $Pb(Ac)_2$ 溶液、10 g/L $AgNO_3$ 溶液各 5 滴，观察现象，说明原因。再往上述溶液中各加蒸馏水 3 mL，振荡，观察沉淀是否溶解。说明原因。②乙醇对蛋白质的作用：取 1 支试管，加入鸡蛋清溶液 1mL，沿试管壁滴加乙醇 1 mL，观察两液界面处是否有浑浊。为什么？③加热对蛋白质的作用：取 1 支试管，加入 2 mL 鸡蛋清溶液，用酒精灯加热，观察现象，解释原因。

(3) 蛋白质的颜色反应

①蛋白质的缩二脲反应：取 1 支试管，加入 1 mL 鸡蛋白溶液和 1 mL 100 g/L NaOH 溶液后，再滴加 3 滴 10 g/L $CuSO_4$ 溶液，振荡，观察并解释现象。②黄蛋白反应：在试管中加

入鸡蛋清溶液 1 mL,再加 5 滴浓 HNO_3,观察现象。加热煮沸,观察现象。冷却后,加入 1 mL 浓 $NH_3 \cdot H_2O$,观察颜色的变化。③茚三酮反应:在 1 支试管中加入鸡蛋清溶液 1 mL 和茚三酮试剂 2～3 滴,沸水浴中加热 10～15 min,观察并解释发生的现象。

【问题讨论】

1. 如何证明淀粉已经完全水解?

2. 怎样鉴别葡萄糖和蔗糖?

3. 如何区分盐析蛋白质和变性蛋白质?

4. 用缩二脲反应,能否鉴别氨基酸和蛋白质?

实验九 化学实验技能考核

【实验目的】

1. 进一步巩固所学的理论知识和实验操作技能。

2. 培养设计简单实验及解决问题的能力。

3. 养成独立思考、勇于探索的精神,不断提高分析问题和解决问题的能力。

【实验用品】

1. 仪器:试管、试管夹、烧杯、火柴、酒精灯、石棉网、三脚架、药匙、滤纸、玻璃棒、镊子。

2. 试剂:蒸馏水、乙醇、甘油、丙醛、丙酮、石蕊试液、碘水、水杨酸固体、土伦试剂、班氏试剂、$NaHCO_3$ 固体、2 mol/L NaOH 溶液、5 g/L $CuSO_4$ 溶液、50 g/L $FeCl_3$ 溶液、1 mol/L HCOOH 溶液、1 mol/L CH_3COOH 溶液、苯酚溶液、50 g/L 葡萄糖溶液、50 g/L 蔗糖溶液、马铃薯、金属钠。

【实验技能考核】

1. 区别下列各组物质

(1) 甘油和乙醇

(2) 苯酚和乙醇

(3) 丙醛和丙酮

(4) 丙醛和乙酸

(5) 甲酸和乙酸

(6) 葡萄糖和蔗糖

2. 实验设计

(1) 验证马铃薯中含有淀粉成分。

(2) 证明甲酸分子中既含有醛基又含有羧基。

(3) 验证水杨酸分子中既含有酚羟基又含有羧基。

教学基本要求

一、课程性质和任务

化学是研究物质的组成、结构、性质及其变化规律的科学。"医用化学"是五年制高职卫生职业教育护理、临床医学、助产、医学检验技术、口腔、医学影像、眼视光技术、医学营养、医疗美容等专业的一门专业基础课程，与医学和护理学等有着紧密的联系，医用化学的理论与技术对医学有重要作用。其主要任务是使学生在具有一定科学文化素质的基础上，使学生掌握本学科的基本理论知识和常用操作技能，为后续医学课程的学习、全面素质的提高奠定基础。

二、课程教学目标

（一）知识教学目标

1. 了解化学课程的性质和任务、化学和医学及护理学的关系。

2. 掌握化学的基本概念、基础理论和基本知识，熟悉化学知识在医学上的应用。

（二）能力培养目标

1. 学会化学实验的基本技能和操作方法，正确使用常用仪器和试剂进行化学实验，并规范地书写实验报告。

2. 通过实验和实训教学，使学生具备规范、熟练的基本操作技能。

3. 培养学生用医用化学基本知识解释日常生活和临床护理等问题的能力。

4. 培养学生举一反三、融会贯通的能力；发现问题、分析问题、解决问题的能力；终身学习的能力。

（三）思想教育目标

1. 培养学生运用化学知识分析和解决实际问题的能力，形成实事求是的科学作风。

2. 通过对化学现象的认识，树立热爱化学、实事求是的科学态度。

3. 具有良好的职业道德、人际沟通能力和团队合作精神。

4. 具有严谨的学习态度、敢于创新的精神、勇于创新的能力。

三、教学内容和要求

教学内容	教学要求			教学活动参考
	了解	理解	掌握	
绪论				
（一）化学研究的对象		√		理论讲授
（二）化学发展简史	√			研讨
（三）化学与医学的关系		√		多媒体展示
（四）学好化学的方法			√	
一、化学基本知识				
（一）分子、原子和离子				
1. 分子			√	
2. 原子			√	
3. 离子			√	理论讲授
（二）元素和化学式				研讨
1. 元素、元素符号			√	多媒体展示
2. 化学式、相对分子质量		√		
（三）化学方程式				
1. 质量守恒定律		√		
2. 化学方程式		√		
二、物质结构和元素周期律				
（一）原子				
1. 原子的组成			√	
2. 同位素		√		
3. 原子核外电子排布的表示法		√		理论讲授
4. 原子结构与元素性质的关系			√	研讨
（二）元素周期律和元素周期表				多媒体展示
1. 元素周期律	√			
2. 元素周期表		√		
（三）化学键				
1. 离子键		√		
2. 共价键			√	
三、溶液				
（一）物质的量				
1. 物质的量及其单位			√	
2. 物质的量与基本单元数的关系			√	
3. 摩尔质量		√		
4. 有关物质的量的计算	√			
（二）溶液的浓度				理论讲授
1. 溶液的概念		√		研讨
2. 溶液浓度的表示方法和计算			√	多媒体展示
3. 溶液浓度的换算		√		
4. 溶液的配制和稀释		√		
（三）溶液的渗透压				
1. 渗透现象和渗透压		√		
2. 渗透压与溶液浓度的关系		√		
3. 渗透浓度与溶液浓度的关系			√	
4. 渗透压在医学上的意义			√	

教学内容	教学要求			教学活动参考
	了解	理解	掌握	
四、化学反应速率和化学平衡				
（一）化学反应速率				
1. 化学反应速率的概念	√			理论讲授
2. 影响化学反应速率的因素		√		研讨
（二）化学平衡				多媒体展示
1. 可逆反应与化学平衡		√		
2. 化学平衡的移动	√			
五、电解质溶液				
（一）弱电解质的电离平衡				
1. 强电解质与弱电解质		√		
2. 弱电解质的电离平衡、电离度		√		
3. 同离子效应	√			
（二）水的电离和溶液的酸碱性				
1. 水的电离	√			理论讲授
2. 溶液的酸碱性和 pH			√	研讨
（三）盐类的水解				多媒体展示
1. 盐类水解的概念		√		
2. 盐类水解的类型	√			
（四）缓冲溶液				
1. 缓冲溶液的概念		√		
2. 缓冲溶液的组成	√			
3. 缓冲作用原理	√			
六、烃				
（一）有机化合物概述				
1. 有机化合物和有机化学		√		
2. 有机化合物的特性	√			
3. 有机化合物的结构特点			√	
4. 有机化合物的分类	√			
（二）烷烃				
1. 烷烃的结构		√		
2. 烷烃的同系物和通式		√		
3. 碳原子的类型	√			理论讲授
4. 烷烃的命名			√	研讨
5. 烷烃的性质	√			多媒体展示
（三）烯烃和炔烃				
1. 烯烃的概念和结构			√	
2. 炔烃的概念和结构			√	
3. 烯烃和炔烃的命名			√	
4. 烯烃和炔烃的性质	√			
（四）闭链烃				
1. 脂环烃		√		
2. 芳香烃		√		

续表

教学内容	教学要求			教学活动参考
	了解	理解	掌握	
七、醇酚醚				
（一）醇				
1. 醇的概念、结构和分类		✓		
2. 醇的命名			✓	
3. 醇的性质	✓			
4. 重要的醇	✓			理论讲授
（二）酚				研讨
1. 酚的概念、结构和分类		✓		多媒体展示
2. 酚的命名			✓	
3. 酚的性质	✓			
4. 重要的酚	✓			
（三）醚				
1. 醚的概念、结构和命名		✓		
2. 重要的醚	✓			
八、醛和酮				
（一）醛和酮的概念、结构、分类和命名				
1. 醛和酮的概念		✓		
2. 醛和酮的结构			✓	
3. 醛和酮的分类	✓			理论讲授
4. 醛和酮的命名			✓	研讨
（二）醛、酮的化学性质和重要的醛、酮				多媒体展示
1. 加成反应	✓			
2. 醛的特殊性质		✓		
3. 重要的醛、酮	✓			
九、羧酸和取代羧酸				
（一）羧酸				
1. 羧酸的概念、结构和分类			✓	
2. 羧酸的命名			✓	理论讲授
3. 羧酸的性质	✓			研讨
4. 重要的羧酸	✓			多媒体展示
（二）取代羧酸				
1. 取代羧酸的结构和命名		✓		
2. 重要的羟基酸和酮酸	✓			
十、酯和油脂				
（一）酯				
1. 酯的结构和命名		✓		理论讲授
2. 酯的性质	✓			研讨
（二）油脂				多媒体展示
1. 油脂的组成和结构		✓		
2. 油脂的性质	✓			

教学内容	教学要求			教学活动参考
	了解	理解	掌握	
十一、糖类				
（一）单糖				
1. 单糖的结构		√		
2. 单糖的性质		√		
3. 重要的单糖	√			
（二）双糖				理论讲授
1. 蔗糖		√		研讨
2. 麦芽糖		√		多媒体展示
3. 乳糖	√			
（三）多糖				
1. 淀粉		√		
2. 糖原		√		
3. 纤维素	√			
十二、胺和酰胺				
（一）胺				
1. 胺的概念和分类		√		
2. 胺的命名		√		理论讲授
3. 胺的性质	√			研讨
4. 季铵盐和季铵碱	√			多媒体展示
（二）酰胺				
1. 酰胺的概念和命名		√		
2. 酰胺的性质	√			
十三、杂环化合物和生物碱				
（一）杂环化合物				
1. 杂环化合物的概念		√		
2. 杂环化合物的分类和命名		√		理论讲授
3. 常见的杂环化合物	√			研讨
（二）生物碱				多媒体展示
1. 生物碱的结构特点和作用	√			
2. 生物碱的性质	√			
3. 常见的生物碱	√			
十四、氨基酸和蛋白质				
（一）氨基酸				
1. 氨基酸的结构、分类和命名		√		理论讲授
2. 氨基酸的性质	√			研讨
（二）蛋白质				多媒体展示
1. 蛋白质的元素组成和结构		√		
2. 蛋白质的性质	√			

教学内容	教学要求			教学活动参考
	了解	理解	掌握	
十五、化学与环境（选学）				
（一）人类与环境				
1. 环境与环境污染的概念	√			
2. 环境保护的重要意义	√			理论讲授
（二）环境污染与防治				研讨
1. 水污染及其防治	√			多媒体展示
2. 大气污染及其防治	√			
3. 土壤污染及其防治	√			
4. 居室污染及其防治	√			

四、教学大纲说明

（一）适用对象与参考学时

本教学大纲供五年制高职护理、助产、医学检验技术、口腔修复工艺、医学影像技术、眼视光技术、营养与保健、美容美体等专业使用；也可供医药卫生类中职护理等专业使用，总学时为 72，其中理论教学 58 学时，实践教学 14 学时。

（二）教学要求

1. 本课程对理论教学部分的要求有掌握、理解、了解三个层次。掌握是指对医用化学中所学的基本知识、基本理论具有深刻的认识，并能灵活地应用所学知识分析、解释生活现象和临床问题。理解是指能够解释、领会概念的基本含义并会应用所学技能。了解是指能够简单理解、记忆所学知识。

2. 本课程突出以培养能力为本位的教学理念，在实践技能方面分为熟练掌握和学会两个层次。熟练掌握是指能够独立娴熟地进行正确的实践技能操作。学会是指能够在教师指导下进行实践技能操作。

（三）教学建议

1. 在教学过程中要积极采用现代化教学手段，加强直观教学，充分发挥教师的主导作用和学生的主体作用。注重理论联系实际，并组织学生开展必要的临床案例分析讨论，以培养学生的分析问题和解决问题的能力，使学生加深对教学内容的理解和掌握。

2. 实践教学要充分利用教学资源，以及案例分析讨论等教学形式，充分调动学生学习的积极性和主观能动性，强化学生的动手能力和专业实践技能操作。

3. 教学评价应通过课堂提问、布置作业、单元目标测试、案例分析讨论、期末考试等多种形式，对学生进行学习能力、实践能力和应用新知识能力的综合考核，以期达到教学目标提出的各项任务。

五、学时分配方案

序号	教学内容	学时数		
		理论	实践	合计
0	绪论	2		2
1	化学基本知识	4	2	6
2	物质结构和元素周期律	6	2	8
3	溶液	8	2	10
4	化学反应速率和化学平衡	2	1	3
5	电解质溶液	6	1	7
6	烃	8		8
7	醇、酚、醚	4	1	5
8	醛和酮	2		2
9	羧酸和取代羧酸	3		3
10	酯和油脂	2		2
11	糖类	5		5
12	胺和酰胺	1	2	3
13	杂环化合物和生物碱	1		1
14	氨基酸和蛋白质	4	3	7
合计		58	14	72

各章复习检测题答案

绪　论

一、名词解释

答案:略

二、填空题

1. 机械运动　物理运动　化学运动　生物运动　社会运动

2. 自然规律　社会规律　思维规律　自然规律

3. 自然科学　社会科学　思维科学　同属于自然科学

4. 普通文化课　专业基础课

5. 培养浓厚的学习兴趣　养成良好的学习习惯　掌握科学的学习方法

三、简答题

1. 化学是研究物质的组成、结构、性质及其变化规律的自然科学。

2. 第一,制订计划。第二,课前预习。第三,专心上课。第四,及时复习。第五,独立作业。第六,解决疑难。第七,系统小结。第八,课外学习。

第一章　化学基本知识

一、名词解释

答案:略

二、选择题

1. C　2. D　3. A　4. A　5. D　6. B　7. D

三、填空题

1. (2)、(3)、(4)、(6)、(8)、(9)、(10);(1)、(5)、(7)、(11)、(12)。

2. C、H、N、O　41

3. 2∶4∶3

4. (1) ②　(2) ③　(3) ②　(4) ①　(5) ④

四、简答题

（1）分子和原子的比较

	分 子	原 子
相似点	质量和体积都很小,处于永恒运动中,分子间有间隔	质量和体积都很小,处于永恒运动中,原子间有间隔
	同种分子化学性质相同,不同种分子化学性质不同	同种原子化学性质相同,不同种原子化学性质不同
不同点	在化学反应中,分子可分解为原子	原子是化学变化中的最小粒子,在化学反应中不可再分,只能重新组合成新物质的分子
联系	分子是由原子构成的,分子是构成物质的一种粒子	原子是构成分子的粒子,原子也是构成物质的一种粒子

（2）原子和离子的比较

	原 子	离 子
相似点	质量和体积都很小,处于永恒运动中,原子间有间隔	质量和体积都很小,处于永恒运动中,离子间有间隔
	构成物质的一种粒子,同种原子化学性质相同,不同种原子化学性质不同	构成物质的一种粒子(构成离子化合物),同种离子化学性质相同,不同种离子化学性质不同
不同点	原子是电中性的,原子最外层电子一般为不稳定结构	离子是带有电荷的,离子最外层电子一般为稳定结构
联系	阳离子 $\xrightarrow[\text{失电子}]{\text{得电子}}$ 原子 $\xrightarrow[\text{失电子}]{\text{得电子}}$ 阴离子	

（3）元素与原子的比较

	元 素	原 子
区 别	元素是宏观概念,只表示种类,不论个数	原子是微观概念,既表示种类,又表示数量含义
	化学变化中元素种类不变,但形态可能变化	化学变化中,原子种类数量不变,但最外层电子数可能变化
联 系	元素是同一类原子的总称,原子是构成元素的基本单元	

第二章　物质结构和元素周期律

一、名词解释

答案:略

二、选择题

1. C　2. A　3. C　4. B　5. D　6. A　7. D　8. B　9. D　10. B　11. D　12. C　13. B　14. B

三、填空题

1. 原子核　电子　质子　中子

2. 质量数　A　Z　^A_ZX

3. 填写下表中的空白

原子或离子组成	原子序数	质子数	中子数	电子数	质量数
$^{27}_{13}$Al	13	13	14	13	27
$^{40}_{20}$Ca^{2+}	20	20	20	18	40
$^{28}_{14}$Si	14	14	14	14	28
$^{80}_{35}$Br$^-$	35	35	45	36	80

4. 填表

元素符号	原子序数	原子结构示意图	在周期表中的位置	是金属还是非金属	最高价氧化物的水化物的化学式及酸碱性	气态氢化物的化学式
N	7	(+7) 2 5	第2周期 第ⅤA族	非金属	HNO$_3$　酸性	NH$_3$
S	16	(+16) 2 8 6	第3周期 第ⅥA族	非金属	H$_2$SO$_4$　酸性	H$_2$S
P	15	(+15) 2 8 5	第3周期 第ⅤA族	非金属	H$_3$PO$_4$　酸性	PH$_3$

5. (1) ①钠 Na　②钾 K　③镁 Mg　④铝 Al　⑤碳 C　⑥氧 O　⑦氯 Cl　⑧溴 Br　⑨氩 Ar　氩钾氧　(2) 氢氧化钠 NaOH　(3) 钾　钠　镁　(4) H$_2$O　2Na+2H$_2$O $\xrightarrow{\text{冷水}}$ 2NaOH+H$_2$↑　(5) NaBr

6. 电子层数　非金属性　金属性

7. 最外层电子数　电子层数　逐渐增大　逐渐增强　逐渐减弱

8. 共价键　共用电子对　一个原子　另一个原子

四、用电子式表示下列化合物

1. K$^+$[∶Cl∶]$^-$　2. H×Br∶　3. Ca^{2+}[×O∶]$^{2-}$　4. H∙S∙H

五、简答题

答案:略

第三章　溶液

一、名词解释

答案:略

二、选择题

1. C　2. B　3. D　4. D　5. C　6. D　7. B　8. B　9. C　10. D　11. B　12. C　13. D　14. A

三、填空题

1. 4 2

2. 58.5 g/mol 29.25 g

3. 40 g/mol 0.5 mol

4. 100 g $12.04×10^{23}$

5. $12.04×10^{23}$ 73 g

6. 20 40

7. 物质的量浓度 质量浓度 mol/L g/L

8. 由纯溶剂进入溶液(或由稀溶液进入浓溶液)

9. 正常人血浆的渗透浓度

10. 略

四、判断题

1. × 2. √ 3. × 4. √ 5. × 6. ×

五、简答题

1. 产生渗透现象必须具备两个条件：一是有半透膜存在；二是半透膜两侧溶液有浓度差。

2. (1) 50 g/L葡萄糖溶液的物质的量浓度为0.278 mol/L，50 g/L蔗糖溶液的物质的量浓度为0.146 mol/L。渗透方向由低渗的50 g/L蔗糖溶液向高渗的50 g/L葡萄糖溶液渗透。

(2) 1 mol/L葡萄糖溶液与1 mol/L蔗糖溶液是等渗溶液，不发生渗透。

(3) 渗透方向由低渗的0.1 mol/L葡萄糖溶液向高渗的0.1 mol/LNaCl溶液渗透。

(4) 渗透方向由低渗的0.2 mol/L NaCl溶液向高渗的0.2 mol/L CaCl₂溶液渗透。

六、计算题

1. 解：∵ $w_B=37\%=0.37$ $\rho=1.19$ g/cm³=1 190 g/L $M(HCl)=37$ g/mol

$c_2=0.10$ mol/L $V_2=1 000$ mL

$$c_1=\frac{w_B\rho}{M_B}=\frac{0.37×1 190 \text{ g/L}}{37 \text{ g/mol}}=11.9 \text{ mol/L}$$

$$V_1=\frac{c_2V_2}{c_1}=\frac{0.10 \text{ mol/L}×1 000 \text{ mL}}{11.9 \text{ mol/L}}=8.4 \text{ mL}$$

答：需要密度为1.19 g/cm³，质量分数为37%的浓盐酸8.4 mL。

2. 解：设需用 x 支100g/L KCl针剂(每支10 mL)加到葡萄糖溶液中静脉滴注。

∵ $M(KCl)=74.5$ g/mol $n(KCl)=n(K^+)=4.0×10^{-2}$ mol 每支10 mL=0.01 L

$m=x×0.01 \text{ L}×100 \text{ g/L}$

由 $n=\frac{m}{M}$ 得 $m=nM$

∴ $x×0.01 \text{ L}×100 \text{ g/L}=4.0×10^{-2} \text{ mol}×74.5 \text{ g/mol}$

$x=3$

答：需用3支100 g/L KCl针剂(每支10 mL)加到葡萄糖溶液中静脉滴注。

3. 解：∵ $m=10$ mg=0.01 g $M(Ca^{2+})=40.0$ g/mol $V=100$ mL=0.1 L

∴ $c_B=\frac{n_B}{V}=\frac{m_B}{M_BV}=\frac{0.01 \text{ g}}{40.0 \text{ g/mol}×0.1 \text{ L}}=2.50×10^{-3} \text{ mol/L}=2.50 \text{ mmol/L}$

答：正常人血清中 Ca^{2+} 的渗透浓度为2.50 mmol/L。

4. 解：∵ $\rho_{NaCl}=1.17$ g/L $M_{NaCl}=58.5$ g/mol

∴ $c_{NaCl}=\frac{\rho_{NaCl}}{M_{NaCl}}=\frac{1.17 \text{ g/L}}{58.5 \text{ g/mol}}=0.02 \text{ mol/L}$

若葡萄糖溶液与NaCl溶液产生的渗透压相等，则

$c(葡萄糖)=2c(NaCl)=2×0.02 \text{ mol/L}=0.04 \text{ mol/L}$

又 $\because$ $M_{C_6H_{12}O_6}=180$ g/mol

$\rho_{C_6H_{12}O_6}=c_{C_6H_{12}O_6}\cdot M_{C_6H_{12}O_6}=0.04$ mol/L $\times 180$ g/mol $=7.2$ g/L

答:1.17 g/L的氯化钠溶液所产生的渗透压与质量浓度为7.2 g/L的葡萄糖溶液产生的渗透压相等。

5.(1)解:$\because\rho_B=56$ g/L　　$M_B=112$ g/mol　　$c_B=\dfrac{\rho_B}{M_B}=\dfrac{56\ g/L}{112\ g/mol}=0.5$ mol/L

又 $\because$ $C_3H_5O_3Na\!=\!=\!=\!C_3H_5O_3^-+Na^+$

$\therefore$ 渗透浓度 $=2\times 0.5$ mol/L $=1$ mol/L

(2)解:$\because\rho_B=21$ g/L　　$M_B=84$ g/mol

$c_B=\dfrac{\rho_B}{M_B}=\dfrac{21\ g/L}{84\ g/mol}=0.25$ mol/L

又 $\because$ $NaHCO_3\!=\!=\!=\!Na^++HCO_3^-$

$\therefore$ 渗透浓度 $=2\times 0.25$ mol/L $=0.5$ mol/L

第四章　化学反应速率和化学平衡

一、名词解释

答案:略

二、选择题

1.B　2.D　3.A　4.B　5.D　6.B　7.B　8.B　9.A

三、填空题

1.单位时间内反应物浓度的减少或生成物浓度的增加

2.浓度　压强　温度　催化剂　增大反应物的浓度　增大压强　升高温度　加入催化剂

3.2~4

4."等"、"定"、"动"

5.变深　右　变浅　左

6.左　右　右

7.$m+n<p+q$　　$m+n=p+q$

8.大于　不　左　不

9.吸热　气　液　固　减小　增大

10.浓度　血红蛋白(Hb)　氧合血红蛋白(HbO2)　氧合血红蛋白(HbO2)　O2

四、简答题

1.答:影响化学反应速率的主要因素有浓度、压强、温度和催化剂。

(1)当其他条件不变时,增大反应物的浓度,化学反应速率加快;减小反应物的浓度,化学反应速率减慢。

(2)在其他条件不变时,增大压强,气体的体积缩小,反应物的浓度增大,化学反应速率加快;减小压强,气体的体积扩大,反应物的浓度减小,化学反应速率减慢。

(3)当其他条件不变时,升高温度,可以增大化学反应速率;降低温度,可以减小化学反应速率。

(4)加入催化剂能增大化学反应速率,加入负催化剂能减小化学反应速率。

2.答:因反应条件的改变,使可逆反应从一种平衡状态向另一种平衡状态转变的过程,称为化学平衡的移动。影响化学平衡移动的主要因素有浓度、压强和温度。

3.答:对可逆反应,催化剂能同等程度地改变正反应和逆反应速率,化学平衡不会发生移动。但使用催化剂能缩短反应到达平衡所需的时间,在化工生产中,常使用催化剂来加快化学反应速率,缩短生产周期,提高生产效率。

第五章　电解质溶液

一、名词解释

答案:略

二、选择题

1. D　2. B　3. C　4. B　5. B　6. A　7. C　8. A　9. A

三、填空题

1. 电解质　非电解质

2. NaCl、NaOH、HCl、CaCO$_3$、NaNO$_3$;CH$_3$COOH、HCN、NH$_3$·H$_2$O、H$_2$CO$_3$。

3. 完全　部分

4. 平衡　电离度

5. 增大　增大

6. 减小　同离子效应

7. 等于　大于　小于

8. 酸性　1.0×10^{-9}　5

9. CH$_3$COONa　CH$_3$COOH

10. H$_2$CO$_3$－MHCO$_3$ 缓冲对　7.35~7.45

11. 中性　中性　碱性　碱性　酸性

四、计算下列各溶液的 pH

1. 解:∵盐酸是强酸,HCl 在水溶液中完全电离,$c(\text{H}^+) = 0.001$ mol/L

∴pH$= -\lg c(\text{H}^+) = -\lg 0.001 = 3$

答:0.001 mol/L HCl 溶液的 pH 为 3。

2. 解:∵NaOH 是强碱,NaOH 在水溶液中完全电离,$c(\text{OH}^-) = 0.001$ mol/L $= 10^{-3}$ mol/L

$$c(\text{H}^+) = \frac{K_{\text{w}}}{c(\text{OH}^-)} = \frac{10^{-14}}{10^{-3}} = 10^{-11}$$

∴pH$= -\lg c(\text{H}^+) = -\lg 10^{-11} = 11$

答:0.001 mol/L NaOH 溶液的 pH 为 11。

第六章　烃

一、名词解释

答案:略

二、选择题

1. D　2. A　3. D　4. B　5. B　6. C　7. D　8. C　9. B　10. A　11. C　12. B　13. D　14. A　15. C　16. B

三、填空题

1. 可燃性　熔点低　难溶于水　稳定性差　反应缓慢　产物复杂

2. 单　双　叁　σ　σ　π　σ　π　稳定、不易断裂　不稳定、易断裂

3. 开链化合物　闭链化合物　脂肪族化合物　碳环化合物　杂环化合物

4. 伯碳原子　仲碳原子　叔碳原子　季碳原子

5. σ键(共价单键)　强酸　强碱　强氧化剂　二氧化碳　水　热量

6. 碳碳双键　碳碳叁键　碳碳双键　碳碳叁键　碳碳双键　碳碳叁键　选主链　编号　定名称

7. C_nH_{2n+2}　C_nH_{2n}　C_nH_{2n-2}　C_nH_{2n}　烯烃　C_nH_{2n-6}

8. 苯环结构的化合物　苯　特殊结构　稳定　不反应　卤代反应　硝化反应　磺化反应　加成反应　环己烷

9. 碳　氢和卤素　氧和硫　氮和磷

四、用系统命名法命名下列化合物

1. 2,3-二甲基丁烷

2. 壬烷

3. 2,4-二甲基己烷

4. 3-甲基-1-丁烯

5. 2-戊炔

6. 1,3-二甲苯(间-二甲苯)

7. 硝基苯

8. 4-甲基-2-苯基己烷

9. 2-甲基-4-乙基己烷

10. 甲基环己烷

五、根据名称写结构简式

1. $CH_3-CH_2-CH=CH-CH_2-CH_3$

2. $CH_3-C\equiv C-CH_2-CH_3$

3. $CH_3-\overset{\overset{\displaystyle CH_3}{|}}{\underset{\underset{\displaystyle CH_3\ CH_3}{|\ \ |}}{C}}-CH-CH_2-CH_3$

4. 〔环戊烷〕　5. 〔苯环 CH_3 / CH_2CH_3〕　6. 〔CH_3 / CH_3 环己烷〕　7. 〔CH_3 / Cl 苯环〕

六、完成下列化学反应式

1. $CH_2=CH-CH_3+HCl\longrightarrow CH_3-\underset{\underset{\displaystyle Cl}{|}}{CH}-CH_3$

2. $CH\equiv CH+2H_2\xrightarrow{\text{铂粉}}CH_3-CH_3$

3. 〔苯环〕$+HNO_3(浓)\xrightarrow[\triangle]{\text{浓 }H_2SO_4}$〔苯环 NO_2〕$+H_2O$

七、推断题

1. A：$CH_3-CH=CH_2$ 丙烯　B：$CH_3-\underset{\underset{\displaystyle Br}{|}}{CH}-CH_3$　2-溴丙烷

2. 〔苯环 CH_3〕甲苯

第七章　醇酚醚

一、名词解释

答案:略

二、选择题

1. C　2. A　3. D　4. A　5. B　6. C　7. D　8. B

三、填空题

1. 酒精　甲

2. R—OH　R—O—R′

3. $\varphi_B = 0.75$

4. —OH　芳环

5. 邻-甲苯酚　间-甲苯酚　对-甲苯酚　煤酚　来苏儿

6. 碳　氢　氧　含氧衍生物

四、判断题

1. ×　2. ×　3. √　4. ×

五、完成下列化学反应式

1. $2CH_3—CH_2—OH + 2Na \longrightarrow 2CH_3—CH_2—ONa + H_2\uparrow$

2. $CH_3—\overset{\displaystyle CH_3}{\underset{}{CH}}—OH \xrightarrow{Pt} CH_3—\overset{\displaystyle O}{C}—CH_3 + H_2$

3. ⬡—OH + NaOH ⟶ ⬡—ONa + H_2O

4. $2CH_3—CH_2—OH \xrightarrow[140℃]{浓\ H_2SO_4} CH_3CH_2—O—CH_2CH_3 + H_2O$

六、写出下列物质的名称或结构简式

1. 3-甲基-2-丁醇　2. 3-甲基苯酚(间-甲苯酚)　3. 甲乙醚　4. 邻-苯二酚　5. 苯乙醚

6. $CH_3—CH_2—OH$　7. ⬡—OH　8. $CH_3CH_2—O—CH_2CH_3$

9. $CH_3—CH_2—\overset{\displaystyle CH_3}{CH}—\overset{\displaystyle CH_3}{CH}—\overset{\displaystyle OH}{CH}—CH_3$

七、用化学方法鉴别下列各组物质

1. 乙醇 / 苯酚 ——加饱和溴水振荡——→ { 无沉淀生成的是乙醇 / 有白色沉淀生成的是苯酚 }

2. 苯酚 / 乙醚 ——加饱和溴水振荡——→ { 无沉淀生成的是乙醚 / 有白色沉淀生成的是苯酚 }

3. 酒精 / 甘油 ——加新配制的氢氧化铜——→ { 不溶解沉淀的是酒精 / 溶解沉淀生成深蓝色溶液的是甘油 }

第八章　醛和酮

一、名词解释

答案:略

医用化学 / YI YONG HUA XUE

二、选择题

1. C 2. A 3. B 4. B 5. D 6. A

三、填空题

1. (1) $-\overset{\overset{\displaystyle O}{\|}}{C}-H$ 或 $-CHO$ (2) $-\overset{\overset{\displaystyle O}{\|}}{C}-$ 或 $-CO-$

2. CH_3-CH_2-CHO 或 $CH_3-\overset{\overset{\displaystyle O}{\|}}{C}-CH_3$

3. 甲醛 福尔马林 消毒 防腐 丙酮 亚硝酰铁氰化钠 氢氧化钠 鲜红色

四、判断题

1. √ 2. √ 3. × 4. ×

五、完成下列化学反应式

1. $CH_3-\overset{\overset{\displaystyle O}{\|}}{C}-CH_3+H_2 \xrightarrow{Ni} CH_3-\overset{\overset{\displaystyle OH}{|}}{CH}-CH_3$

2. $CH_3-CH_2-CHO+H_2 \xrightarrow{Ni} CH_3-CH_2-CH_2-OH$

3. $CH_3-CH_2-CHO+2HO-CH_3 \xrightarrow{干燥\ HCl(加成)} CH_3-CH_2-\overset{\overset{\displaystyle OH}{|}}{\underset{\underset{\displaystyle OCH_3}{|}}{C}}-H +H_2O$

六、写出下列物质的名称或结构简式

1. 2,3-二甲基丁醛 2. 2-戊酮 3. 苯乙醛 4. 苯乙酮

5. 2,3-二甲基戊醛 6. 间-甲基苯甲醛(3-甲基苯甲醛) 7. 5-甲基-3-乙基-2-己酮

8. $CH_3-\overset{\overset{\displaystyle CH_3}{|}}{\underset{\underset{\displaystyle CH_3}{|}}{C}}-CH_2-\overset{\overset{\displaystyle O}{\|}}{C}-CH_3$ 9. CH_3-CHO 10. $CH_3-\overset{\overset{\displaystyle O}{\|}}{C}-CH_3$ 11. $H-CHO$

12. $CH_3-CH_2-CH_2-\overset{\overset{\displaystyle CH_2-CH_3}{|}}{CH}-\overset{\overset{\displaystyle }{}}{\underset{\underset{\displaystyle CH_3}{|}}{CH}}-CHO$ 13. (结构式) 14. (结构式)

七、用化学方法鉴别下列各组物质

1. 丙醛／丙酮 —银氨溶液 50～60℃水浴加热→ 有银镜产生的是丙醛／无银镜产生的是丙酮

2. 甲醛／乙醛 —费林试剂 加热→ 有铜镜产生的是甲醛／有砖红色沉淀产生的是乙醛

3. 乙醛／苯甲醛 —费林试剂 加热→ 有砖红色沉淀产生的是乙醛／无沉淀产生的是苯甲醛

第九章 羧酸和取代羧酸

一、名称解释

答案:略

二、选择题

1．C　2．B　3．D　4．D　5．A　6．B　7．C　8．A　9．D　10．A

三、命名下列化合物

1．3-甲基丁酸(β-甲基丁酸)　2．2-甲基戊酸(α-甲基戊酸)　3．癸酸

4．2-戊烯酸(α-戊烯酸)　5．2-羟基丁二酸(α-羟基丁二酸)　6．苯乙酸

7．对-甲基苯甲酸(4-甲基苯甲酸)　8．2-羟基丁酸(α-羟基丁酸)

9．3-戊酮酸(β-戊酮酸)　10．3-苯基丁酸(β-苯基丁酸)

四、写出下列物质的结构简式

1． $\begin{matrix} COOH \\ | \\ COOH \end{matrix}$　2． $CH_3 \overset{OH}{\underset{|}{-}CH} - COOH$　3． 邻苯 $\begin{matrix} COOH \\ OH \end{matrix}$　4． $CH_3 \overset{O}{\overset{\|}{-}C} - COOH$

5． $CH_3 \overset{}{\underset{\underset{O}{\|}}{-C}} - CH_2 - COOH$　6． 邻苯 $\begin{matrix} COOH \\ COOH \end{matrix}$　7． $CH_3 \overset{}{\underset{\underset{OH}{|}}{-CH}} - CH_2 - COOH$

8． $CH_2 = CH - COOH$

五、完成下列化学反应式

1． $CH_3 - CH_2 - COOH + NaOH \longrightarrow CH_3CH_2COONa + H_2O$

2． $CH_3 - CH_2 - COOH + NaHCO_3 \longrightarrow CH_3CH_2COONa + H_2O + CO_2 \uparrow$

3． $CH_3 - CH_2 - COOH + CH_3 - CH_2OH \underset{\triangle}{\overset{浓 H_2SO_4}{\rlap{\rule[0.3em]{3em}{0.05em}}\rule[-0.1em]{3em}{0.05em}}} CH_3CH_2COOCH_2CH_3 + H_2O$

4． $\begin{matrix} COOH \\ | \\ COOH \end{matrix} \underset{\triangle}{\overset{>150℃}{\longrightarrow}} HCOOH + CO_2 \uparrow$

六、用化学方法鉴别下列各组物质

1． $\left.\begin{matrix} 甲酸 \\ 乙酸 \end{matrix}\right\} \underset{加热}{\overset{土伦试剂}{\longrightarrow}} \left\{\begin{matrix} 有银镜产生的是甲酸 \\ 无银镜产生的是乙酸 \end{matrix}\right.$

2． $\left.\begin{matrix} 苯甲酸 \\ 水杨酸 \end{matrix}\right\} \overset{FeCl_3 溶液}{\longrightarrow} \left\{\begin{matrix} 有紫色现象产生的是水杨酸 \\ 无紫色现象产生的是苯甲酸 \end{matrix}\right.$

3． $\left.\begin{matrix} 甲酸 \\ 甲醛 \end{matrix}\right\} \overset{NaHCO_3 溶液}{\longrightarrow} \left\{\begin{matrix} 有气体产生的是甲酸 \\ 无气体产生的是甲醛 \end{matrix}\right.$

4． $\left.\begin{matrix} 石炭酸 \\ 醋酸 \end{matrix}\right\} \overset{Br_2(水)}{\longrightarrow} \left\{\begin{matrix} 有白色沉淀的是石炭酸(苯酚) \\ 无沉淀的是醋酸 \end{matrix}\right.$

七、(1) $C_5H_{10}O_2$　(2) $\underset{戊酸}{CH_3CH_2CH_2CH_2COOH}$　$\underset{2,2-二甲基丙酸}{CH_3 \overset{CH_3}{\underset{\underset{CH_3}{|}}{-\overset{|}{C}-}}COOH}$

$\underset{2-甲基丁酸}{CH_3 - CH_2 \overset{}{\underset{\underset{CH_3}{|}}{-CH}} - COOH}$　$\underset{3-甲基丁酸}{CH_3 \overset{}{\underset{\underset{CH_3}{|}}{CHCH_2}}COOH}$

第十章　酯和油脂

一、名词解释

答:略

二、选择题

1. A　2. D　3. C　4. B　5. D

三、填空题

1. $R-\overset{\overset{O}{\parallel}}{C}-O-R_1$ 或 RCOOR'　苯甲酸乙酯

2. 高级脂肪酸　甘油　脱水

$$CH_2-O-\overset{\overset{O}{\parallel}}{C}-R_1$$
$$CH-O-\overset{\overset{O}{\parallel}}{C}-R_2$$
$$CH_2-O-\overset{\overset{O}{\parallel}}{C}-R_3$$

3. 油　不饱和　脂肪　饱和

4. 氧化　水解　低级醛　酮　脂肪酸

5. $CH_3-CH_2-\overset{\overset{O}{\parallel}}{C}-O-\underset{\underset{CH_3}{|}}{C}H-CH_3$　丙酸异丙酯

四、推断题

A. CH_3CH_2COOH　B. $HCOOCH_2CH_3$　C. CH_3COOCH_3

第十一章　糖类

一、名词解释

答案:略

二、选择题

1. C　2. D　3. B　4. B　5. D　6. B　7. A　8. D

三、填空题

1. 醛糖　酮糖　丙糖　丁糖　戊糖　己糖

2. 班氏试剂

3. 糖　非糖

4. 葡萄糖　果糖

5. 直链淀粉　支链淀粉

6. 肌糖原　肝糖原

四、用化学方法鉴别下列各组化合物溶液

1. 葡萄糖　果糖　$\xrightarrow{\text{溴水}}$　红棕色褪去的是葡萄糖　红棕色不褪的是果糖

2. 核糖
   葡萄糖甲苷 } 土伦试剂 → { 产生银镜现象的是核糖
                        没银镜现象发生的是葡萄糖甲苷

3.（1）蔗糖
     麦芽糖 } 班氏试剂 → { 产生砖红色沉淀的是麦芽糖
     淀粉   无沉淀的是蔗糖或淀粉

（2）淀粉
    蔗糖 } I₂ → { 产生蓝色的是淀粉
               无蓝色产生的是蔗糖

第十二章　胺和酰胺

一、名词解释

答案：略

二、选择题

1. B　2. C　3. D　4. D　5. C　6. A

三、填空题

1. 伯胺　仲胺　叔胺

2. 2,4,6-三溴苯胺　白色

3. 一分子水　缩二脲　紫红色　缩二脲反应

四、用系统命名法命名下列化合物

1. 甲乙胺　2. 二苯胺　3. 三甲胺　4. N,N-二甲基苯胺　5. 对-甲基苯甲胺

6. 乙酰苯胺　7. 乙酰甲胺（N-甲基乙酰胺）　8. N-甲基-N-乙基乙酰胺

五、完成下列化学反应式

1. （苯环）—NH₂ + HCl → （苯环）—NH₃⁺Cl⁻

2. CH₃—NH—CH₃ + Cl—CO—（苯环） → CH₃—N(CH₃)—CO—（苯环） + HCl

3. （苯环）—NH—CO—CH₃ + H₂O $\xrightarrow[\triangle]{NaOH}$ （苯环）—NH₂ + CH₃COONa

4. NH₂—CO—NH₂ + H₂O $\xrightarrow{尿素酶}$ CO₂↑ + 2NH₃↑

六、用化学方法鉴别下列化合物

1. 苯酚
   苯胺 } FeCl₃溶液 → { 呈现紫色的是苯酚
                    没有紫色呈现的是苯胺

2. 尿素
   乙酰胺 } 草酸溶液 → { 产生沉淀的是尿素
                    没有沉淀的是乙酰胺

第十三章 杂环化合物和生物碱

一、名词解释

答案:略

二、选择题

1. A 2. B 3. C 4. C 5. D 6. A

三、填空题

1. 氮 氧 硫

2. 生物体内 明显 碱性 生理活性 含氮

3. 苦 水 乙醇 乙醚 氯仿

4. 弱碱性 沉淀反应 显色反应

四、用化学方法鉴别

1. 吗啡
   苯胺 }—甲醛-浓硫酸溶液→{ 呈紫色的是吗啡
                         没有紫色产生的是苯胺

2. 吡啶
   可待因 }—甲醛-浓硫酸溶液→{ 呈蓝色的是可待因
                           不呈蓝色的是吡啶

3. 葡萄糖
   呋喃 }—班氏试剂→{ 产生砖红色沉淀的是葡萄糖
                   没有沉淀的是呋喃

第十四章 氨基酸和蛋白质

一、名词解释

答案:略

二、选择题

1. D 2. B 3. B 4. D 5. A 6. B 7. C 8. A 9. D

三、填空题

1. 羧基 氨基 两性

2. 小于 大于

3. 羧基 氨基 中性氨基酸 两性氨基酸 碱性氨基酸

4. 多肽 二肽 α-氨基酸

5. 羧基 氨基 两性

6. C H O N

7. 多肽链 排列顺序

8. 盐析 变性

9. 阴离子

四、简要回答下列问题

1. 食物中蛋白质被摄入后,最终会被消化成 α-氨基酸。

2. 在 $\varphi_B = 0.70 \sim 0.75$ 的酒精溶液中,细菌中的蛋白质会发生变性,从而杀死细菌。

3. 因为重金属盐可与牛奶、豆浆或生鸡蛋清等结合发生变性反应,避免重金属盐和人体组织的蛋白质作用,从而减少重金属盐的毒性。

4. 通过盐析使蛋白质从溶液中沉淀析出。

5. 沾有浓硝酸的手指甲会变黄,是因为发生了黄蛋白反应。

6. 以阴离子形式存在,带负电荷。

五、用化学方法鉴别

1. 丙氨酸 $\Big\}$ —稀硫酸铜溶液和氢氧化钠溶液→ $\Big\{$ 呈紫色的是蛋白质
   蛋白质 不显色的是丙氨酸

2. 淀粉 $\Big\}$ —碘试剂→ $\Big\{$ 呈蓝色的是淀粉
   蛋白质 不显色的是蛋白质

第十五章　化学与环境(选学)

答案:略

附　　录

附录一　一些常见元素的中英文名称对照表

元素符号	中文名称（拼音）	英文名	元素符号	中文名称（拼音）	英文名
Al	铝（lǚ）	aluminum	Na	钠（nà）	sodium
Ag	银（yín）	silver	Ne	氖（nǎi）	neon
Ar	氩（yà）	argon	Ni	镍（niè）	nickel
Au	金（jīn）	gold	O	氧（yǎng）	oxygen
B	硼（péng）	boron	P	磷（lín）	phosphorus
Ba	钡（bèi）	barium	Pb	铅（qiān）	lead
Be	铍（pí）	beryllium	Pt	铂（bó）	platinum
Br	溴（xiù）	bromine	Ra	镭（léi）	radium
C	碳（tàn）	carbon	Rn	氡（dōng）	radon
Ca	钙（gài）	calcium	S	硫（liú）	sulfur
Cl	氯（lǜ）	chlorine	Sc	钪（kàng）	scandium
Co	钴（gǔ）	cobalt	Se	硒（xī）	selenium
Cr	铬（gè）	chromium	Si	硅（guī）	silicon
Cu	铜（tóng）	copper	Sn	锡（xī）	tin
F	氟（fú）	fluorine	Sr	锶（sī）	strontium
Fe	铁（tiě）	iron	Ti	钛（tài）	titanium
Ga	镓（jiā）	gallium	U	铀（yóu）	uranium
Ge	锗（zhě）	germanium	V	钒（fán）	vanadium
H	氢（qīng）	hydrogen	W	钨（wū）	tungsten
He	氦（hài）	helium	Xe	氙（xiān）	xenon

元素符号	中文名称(拼音)	英文名	元素符号	中文名称(拼音)	英文名
Hg	汞(gǒng)	mercury	Zn	锌(xīn)	zinc
I	碘(diǎn)	iodine	K	钾(jiǎ)	potassium
Kr	氪(kè)	krypton	Li	锂(lǐ)	lithium
Mg	镁(měi)	magnesium	Mn	锰(měng)	manganese
N	氮(dàn)	nitrogen			

附录二　化学特定用字注音表

用字	拼音体	同音字	用字	拼音体	同音字
氨	ān	安	胑	shì	示
氰	qíng	情	胺	àn	按
氕	piē	撇	腈	jīng	睛
氘	dāo	刀	脲	niào	尿
氚	chuān	川	肼	jǐng	井
铵	ǎn	俺	胩	kǎ	卡
磷	lǐn	凛	脒	mǐ	米
砷	shēn	申	胍	guā	瓜
巯	liú	柳	脎	sà	萨
烃	tīng	听	膦	lìn	吝
烷	wán	完	胂	shèn	慎
烯	xī	希	腙	zōng	宗
炔	quē	缺	肟	wò	握
羟	qiǎng	抢	胲	hǎi	海
羧	suō	梭	肽	tài	太
羰	tāng	汤	胨	dòng	洞
羑	yōu	悠	萘	nài	耐
醇	chún	纯	苝	běi	北
醚	mí	迷	萜	tiē	贴
醛	quán	全	蒈	kǎi	楷
酮	tóng	同	蒎	pài	派
酯	zhǐ	旨	莰	kǎn	砍
酚	fēn	分	莕	shǒu	守

用字	拼音体	同音字	用字	拼音体	同音字
酰	xiān	先	苄	biàn	变
酞	tài	太	苯	běn	本
醌	kūn	昆	蒽	ēn	恩
醋	cù	促	菲	fēi	非
酐	gān	干	芰	jì	忌
酶	méi	梅	茚	yìn	印
酊	dīng	丁	芴	wù	物
胨	tián	田	苉	pǐ	匹
酆	fèng	奉	哒	dá	达
菁	jīng	精	噻	sāi	塞
苷	gān	甘	吩	fēn	分
蓲	qū	屈	嗪	qín	秦
苊	è	扼	吡	pī	批
蓋	mèng	梦	咪	mī	眯
芘	pī	批	唑	zuò	坐
嘧	mì	密	啶	dìng	定
哌	pāi	拍	啡	fēi	非
吗	mǎ	马	噁	è	恶
啉	lín	林	喃	nán	南
嘌	piào	票	呋	fū	夫
呤	lìng	令	磺	huáng	黄
吲	yǐn	引	砜	fēng	风
哚	duǒ	朵	矾	fán	凡
喹	kuí	葵	甙	dài	代
咔	kǎ	卡	甾	zāi	灾
吖	yā	呀	巯	qiú	球
呫	zhān	沾	辚	liǎng	两
卟	bǔ	补	晶	léi	雷

附录三　部分酸、碱和盐的溶解性表

阳离子	阴离子								
	OH⁻	NO₃⁻	Cl⁻	SO₄²⁻	S²⁻	SO₃²⁻	CO₃²⁻	SiO₃²⁻	PO₄³⁻
H^+	—	溶、挥	溶、挥	溶	溶、挥	溶、挥	溶、挥	微	溶
NH_4^+	溶、挥	溶	溶	溶	溶	溶	溶	溶	溶
K^+	溶	溶	溶	溶	溶	溶	溶	溶	溶
Na^+	溶	溶	溶	溶	溶	溶	溶	溶	溶
Ba^{2+}	溶	溶	溶	不	—	不	不	不	不
Ca^{2+}	微	溶	微	微	—	不	不	不	不
Mg^{2+}	不	溶	溶	溶	—	微	微	不	不
Al^{3+}	不	溶	溶	溶	—	—	—	不	不
Mn^{2+}	不	溶	溶	溶	不	不	不	不	不
Zn^{2+}	不	溶	溶	溶	不	不	不	不	不
Cr^{3+}	不	溶	溶	溶	—	—	—	不	不
Fe^{2+}	不	溶	溶	溶	不	不	不	不	不
Fe^{3+}	不	溶	溶	溶	—	不	—	不	不
Sn^{2+}	不	溶	溶	溶	不	—	—	—	不
Pb^{2+}	不	溶	微	不	不	不	不	不	不
Cu^{2+}	不	溶	溶	溶	不	不	不	不	不
Bi^{3+}	不	溶	—	溶	不	不	不	—	不
Hg^+	—	溶	不	微	不	不	不	—	不
Hg^{2+}	—	溶	溶	溶	不	—	不	—	不
Ag^+	—	溶	不	微	不	不	不	不	不

　　说明："溶"表示该物质可溶于水；"不"表示不溶于水；"微"表示微溶于水；"挥"表示挥发性；"—"表示该物质不存在或在水中即分解。

附录四　化学上常用法定计量单位及换算表

量的名称	量的符号	单位名称	单位符号	与基本单位的换算关系
长度	l,L	米	m	SI 基本单位
		厘米	cm	百分之一米　$1\ cm=10^{-2}\ m$
		毫米	mm	千分之一米　$1\ mm=10^{-3}\ m$
		微米	μm	百万分之一米　$1\ \mu m=10^{-6}\ m$
		纳米	nm	十亿分之一米　$1\ nm=10^{-9}\ m$
质量	m	千克	kg	SI 基本单位
		克	g	千分之一千克　$1\ g=10^{-3}\ kg$
		毫克	mg	千分之一克　$1\ mg=10^{-3}\ g$
时间	t	秒	s	SI 基本单位
		分	min	$1\ min=60\ s$
		小时	h	$1\ h=60\ min$
绝对温度	T	开(尔文)	K	SI 基本单位
体积(容积)	V	升	L(l)	$1\ L=10^{-3}\ m^3$
		毫升	mL	$1\ mL=10^{-3}\ L$
物质的量	n	摩(尔)	mol	SI 基本单位
B的物质的量浓度	c_B	摩(尔)每升	mol/L	
摩尔质量	M	克每摩(尔)	g/mol	
摩尔体积	V_m	升每摩(尔)	L/mol	
密度	ρ	克每立方厘米	g/cm^3	
		千克每立方米	kg/m^3	
		千克每升	kg/L	
能量	$E(W)$	焦(耳)	J	SI 导出单位
		千焦	kJ	
压强(压力)	p	帕(斯卡)	Pa	SI 导出单位
		千帕(斯卡)	kPa	
质量浓度	ρ_B	克每升	g/L	
体积分数	φ_B	—	1	
质量分数	w_B	—	1	

注:①(　)内的字是在不致混淆的情况下可以省略的字。
　　②量的符号一律用斜体,单位的符号一律用正体。

附录五　希腊字母读音表

序号	大写	小写	英文注音	中文注音
1	A	α	alpha	阿尔法
2	B	β	beta	贝塔
3	Γ	γ	gamma	伽马
4	Δ	δ	delta	德尔塔
5	E	ε	epsilon	伊普西龙
6	Z	ζ	zeta	截塔
7	H	η	eta	艾塔
8	Θ	θ	theta	西塔
9	I	ι	iota	约塔
10	K	κ	kappa	卡帕
11	Λ	λ	lambda	兰布达
12	M	μ	mu	缪
13	N	ν	nu	纽
14	Ξ	ξ	xi	克西
15	O	o	omicron	奥密克戎
16	Π	π	pi	派
17	P	ρ	rho	肉
18	Σ	σ	sigma	西格马
19	T	τ	tau	套
20	Υ	υ	upsilon	宇普西龙
21	Φ	φ	phi	佛爱
22	X	χ	chi	西
23	Ψ	ψ	psi	普西
24	Ω	ω	omega	欧米伽

主要参考文献

1. 丁宏伟、宋海南. 医用化学. 2 版. 南京：东南大学出版社，2012.

2. 丁宏伟. 医用化学. 南京：东南大学出版社，2006.

3. 丁宏伟. 化学. 3 版. 北京：科学出版社，2018.

4. 丁宏伟. 化学学习指导与实验. 2 版. 北京：科学出版社，2018.

5. 曾崇理. 有机化学. 北京：人民卫生出版社，2010.

6. 黄刚. 医用化学基础. 北京：人民卫生出版社，2008.

7. 薛金星. 中考总复习全解（化学）. 西安：陕西人民教育出版社，2004.

8. 牛彦辉. 化学. 北京：人民卫生出版社，2004.

9. 刘斌. 医用化学. 北京：人民卫生出版社，2003.

10. 张友楚. 医用化学. 西安，陕西科学技术出版社，2003.

11. 徐伟亮. 有机化学. 北京：人民卫生出版社，2003.

12. 黄南珍. 无机化学. 北京：人民卫生出版社，2003.

13. 曾崇理. 化学. 北京：人民卫生出版社，1999.

元 素 周 期 表

图例：

原子序数 → 92 U ← 元素符号，红色指放射性元素
元素名称 注*的是人造元素 → 铀 5f³6d¹7s² ← 价层电子排布，括号指可能的电子排布
238.0 ← 相对原子质量（加括号的数据为该放射性元素半衰期最长同位素的质量数）

非金属元素　金属元素　过渡元素　稀有气体元素

注：相对原子质量录自2001年国际原子量表，并全部取4位有效数字。

主表：

周期 \ 族	IA	IIA	IIIB	IVB	VB	VIB	VIIB	VIII	VIII	VIII	IB	IIB	IIIA	IVA	VA	VIA	VIIA	0
1	1 H 氢 1s¹ 1.008																	2 He 氦 1s² 4.003
2	3 Li 锂 2s¹ 6.941	4 Be 铍 2s² 9.012											5 B 硼 2s²2p¹ 10.81	6 C 碳 2s²2p² 12.01	7 N 氮 2s²2p³ 14.01	8 O 氧 2s²2p⁴ 16.00	9 F 氟 2s²2p⁵ 19.00	10 Ne 氖 2s²2p⁶ 20.18
3	11 Na 钠 3s¹ 22.99	12 Mg 镁 3s² 24.31											13 Al 铝 3s²3p¹ 26.98	14 Si 硅 3s²3p² 28.09	15 P 磷 3s²3p³ 30.97	16 S 硫 3s²3p⁴ 32.06	17 Cl 氯 3s²3p⁵ 35.45	18 Ar 氩 3s²3p⁶ 39.95
4	19 K 钾 4s¹ 39.10	20 Ca 钙 4s² 40.08	21 Sc 钪 3d¹4s² 44.96	22 Ti 钛 3d²4s² 47.87	23 V 钒 3d³4s² 50.94	24 Cr 铬 3d⁵4s¹ 52.00	25 Mn 锰 3d⁵4s² 54.94	26 Fe 铁 3d⁶4s² 55.85	27 Co 钴 3d⁷4s² 58.93	28 Ni 镍 3d⁸4s² 58.69	29 Cu 铜 3d¹⁰4s¹ 63.55	30 Zn 锌 3d¹⁰4s² 65.41	31 Ga 镓 4s²4p¹ 69.72	32 Ge 锗 4s²4p² 72.64	33 As 砷 4s²4p³ 74.92	34 Se 硒 4s²4p⁴ 78.96	35 Br 溴 4s²4p⁵ 79.90	36 Kr 氪 4s²4p⁶ 83.80
5	37 Rb 铷 5s¹ 85.47	38 Sr 锶 5s² 87.62	39 Y 钇 4d¹5s² 88.91	40 Zr 锆 4d²5s² 91.22	41 Nb 铌 4d⁴5s¹ 92.91	42 Mo 钼 4d⁵5s¹ 95.94	43 Tc 锝 4d⁵5s² (98)	44 Ru 钌 4d⁷5s¹ 101.1	45 Rh 铑 4d⁸5s¹ 102.9	46 Pd 钯 4d¹⁰ 106.4	47 Ag 银 4d¹⁰5s¹ 107.9	48 Cd 镉 4d¹⁰5s² 112.4	49 In 铟 5s²5p¹ 114.8	50 Sn 锡 5s²5p² 118.7	51 Sb 锑 5s²5p³ 121.8	52 Te 碲 5s²5p⁴ 127.6	53 I 碘 5s²5p⁵ 126.9	54 Xe 氙 5s²5p⁶ 131.3
6	55 Cs 铯 6s¹ 132.9	56 Ba 钡 6s² 137.3	57~71 La~Lu 镧系	72 Hf 铪 5d²6s² 178.5	73 Ta 钽 5d³6s² 180.9	74 W 钨 5d⁴6s² 183.8	75 Re 铼 5d⁵6s² 186.2	76 Os 锇 5d⁶6s² 190.2	77 Ir 铱 5d⁷6s² 192.2	78 Pt 铂 5d⁹6s¹ 195.1	79 Au 金 5d¹⁰6s¹ 197.0	80 Hg 汞 5d¹⁰6s² 200.6	81 Tl 铊 6s²6p¹ 204.4	82 Pb 铅 6s²6p² 207.2	83 Bi 铋 6s²6p³ 209.0	84 Po 钋 6s²6p⁴ (209)	85 At 砹 6s²6p⁵ (210)	86 Rn 氡 6s²6p⁶ (222)
7	87 Fr 钫 7s¹ (223)	88 Ra 镭 7s² (226)	89~103 Ac~Lr 锕系	104 Rf 𬬻* (6d²7s²) (261)	105 Db 𬭊* (6d³7s²) (262)	106 Sg 𬭳* (266)	107 Bh 𬭛* (264)	108 Hs 𬭶* (277)	109 Mt 鿔* (268)	110 Ds 𰚚* (281)	111 Rg 𬬭* (272)	112 Uub 鿔* (285)	113 Nh 鿭* (284)	114 Fl 𫓧* (289)	115 Mc 镆* (288)	116 Lv 𫟼* (293)	117 Ts 鿬* (294)	118 Og 鿫* (294)

镧系:

57 La 镧 5d¹6s² 138.9	58 Ce 铈 4f¹5d¹6s² 140.1	59 Pr 镨 4f³6s² 140.9	60 Nd 钕 4f⁴6s² 144.2	61 Pm 钷 4f⁵6s² (145)	62 Sm 钐 4f⁶6s² 150.4	63 Eu 铕 4f⁷6s² 152.0	64 Gd 钆 4f⁷5d¹6s² 157.3	65 Tb 铽 4f⁹6s² 158.9	66 Dy 镝 4f¹⁰6s² 162.5	67 Ho 钬 4f¹¹6s² 164.9	68 Er 铒 4f¹²6s² 167.3	69 Tm 铥 4f¹³6s² 168.9	70 Yb 镱 4f¹⁴6s² 173.0	71 Lu 镥 4f¹⁴5d¹6s² 175.0

锕系:

89 Ac 锕 6d¹7s² (227)	90 Th 钍 6d²7s² 232.0	91 Pa 镤 5f²6d¹7s² 231.0	92 U 铀 5f³6d¹7s² 238.0	93 Np 镎 5f⁴6d¹7s² (237)	94 Pu 钚 5f⁶7s² (244)	95 Am 镅 5f⁷7s² (243)	96 Cm 锔 5f⁷6d¹7s² (247)	97 Bk 锫 5f⁹7s² (247)	98 Cf 锎 5f¹⁰7s² (251)	99 Es 锿 5f¹¹7s² (252)	100 Fm 镄 5f¹²7s² (257)	101 Md 钔 5f¹³7s² (258)	102 No 锘 5f¹⁴7s² (259)	103 Lr 铹 (5f¹⁴6d¹7s²) (262)

0族电子数 / 电子层：

族 0 电子数	电子层
2	K
8, 2	L, K
8, 8, 2	M, L, K
8, 18, 8, 2	N, M, L, K
8, 18, 18, 8, 2	O, N, M, L, K
8, 18, 32, 18, 8, 2	P, O, N, M, L, K
8, 18, 32, 32, 18, 8, 2	Q, P, O, N, M, L, K